U0352250

张树泉中医脑肾理论与实践

主编　郭延林　葛　菁　肖　贺　赵　蕊

辽宁科学技术出版社
LIAONING SCIENCE AND TECHNOLOGY PUBLISHING HOUSE

拂石医典
FU SHI MEDBOOK

图书在版编目（CIP）数据

张树泉中医脑肾理论与实践/郭延林等主编. -- 沈阳:辽宁科学技术出版社，2024. 8. -- ISBN 978-7-5591-3711-1

I. R259.4; R277.73; R256. 5

中国国家版本馆CIP数据核字第2024ZX6892号

出版发行：辽宁科学技术出版社
　　　　　北京拂石医典图书有限公司
地　　址：北京海淀区车公庄西路华通大厦 B 座 15 层
联系电话：010-57262361/024-23284376
E-mail：fushimedbook@163.com
印 刷 者：三河市春园印刷有限公司
经 销 者：各地新华书店

幅面尺寸：145mm×210mm
字　　数：263 千字　　　　　印　张：10.875
出版时间：2024 年 8 月第 1 版　印刷时间：2024 年 8 月第 1 次印刷

责任编辑：陈　颖　臧兴震　　责任校对：梁晓洁
封面设计：君和传媒　　　　　封面制作：王东坡
版式设计：天地鹏博　　　　　责任印制：丁　艾

如有质量问题，请速与印务部联系　联系电话：010-57262361

定　　价：56.00 元

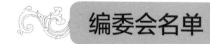

编委会名单

主　审　张树泉

主　编　郭延林　葛　菁　肖　贺　赵　蕊

副主编　王小亮　王　强　张　烁　吴文峰

编　委　侯　斌　刘　强　张丽丽　吴慧慧
　　　　黄　硕

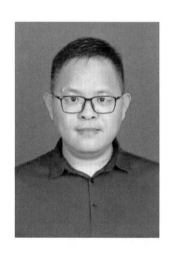

郭延林 泰安市中医医院脑病科副主任医师，山东中医药大学硕士研究生导师，医学硕士，山东中医药大学博士研究生在读。第七批全国老中医药专家学术经验继承工作学术继承人，全国名老中医药专家传承工作室骨干成员，齐鲁卫生与健康杰出青年人才，山东省中医临床优秀人才培养对象，泰安市高层次人才。现任山东中医药学会眩晕病专业委员会秘书、常务委员，山东中医药学会内科专业委员会委员，山东中西医结合学会慢病管理委员会委员。积极总结名老中医药专家学术思想和临床经验，结合国内外最新医学研究进展，针对临床常见病、多发病及部分疑难杂症提出了新的思路和治疗方法。擅长中西医结合治疗脑梗死、脑出血、头痛病、眩晕病、高血压病、失眠、帕金森病、重症肌无力、周围神经病变、多发性硬化及颅内感染性疾患。近年来，积极开展临床研究和理论挖掘创新，参与完成临床实践密切相关的科研项目7项，在研省市级科研项目2项，获泰安市科技进步二等奖3项，泰安市科技进步三等奖2项，山东省中医药科技进步三等奖1项，在国家级、省级学术期刊发表学术论文20余篇。

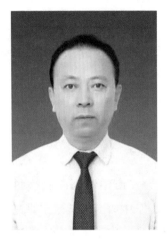

葛 菁 研究生学历，现任泰安市中医医院党委副书记、院长。泰安市政协委员、山东省行政管理学会医院行政管理分会第一届副会长、中国民族医药学会康复分会常务理事、山东中医药学会编辑出版工作委员会副主任委员、山东省基层卫生协会第一届医院文化发展专业委员会副主任委员；荣获《国家卫生健康委"十三五"规划全国重点课题》科研成果一等奖，山东省"中医药+"新产品创意大赛二等奖、最优文化传承奖；在《中国卫生事业管理》《介入放射学杂志》等核心期刊发表论文数篇，以第一主编出版著作2部。

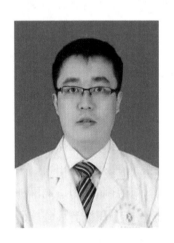

肖 贺 硕士研究生，主治医师。研究方向：中西医结合治疗脑梗死、脑出血、头痛病、眩晕病、高血压病、失眠、帕金森病、重症肌无力、周围神经病变、多发性硬化及颅内感染性疾患。近年来，积极开展临床研究和理论挖掘创新，参与在研相关的科研项目3项，其中市级科研项目2项、省级科研项目1项，在科技核心、国家级学术期刊发表学术论文3篇。

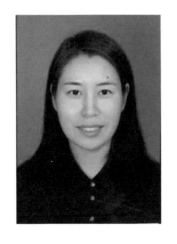

赵　蕊　泰安市中医医院脑病科主治医师，医学硕士，现任山东中医药学会脉学专业委员会委员、张树泉全国名老中医药专家传承工作室成员。2008年毕业于南京中医药大学中医临床基础专业，研究方向为中医四大经典之一《金匮要略》。2016年在首都医科大学附属宣武医院神经内科进修学习一年，重点学习了急性脑卒中急诊绿道处理、卒中单元管理，以及癫痫、运动障碍系疾病、脱髓鞘疾病、周围神经病等常见病及罕见病的诊断与处理。2022年作为"全国名老中医药专家传承工作室家"成员，积极学习运用张树泉主任医师临床治验，总结其学术思想和成果，挖掘传统理论与治法，运用于临床，开展中医药特色疗法。擅长脑血管病、帕金森病、周围神经病、脱髓鞘疾病(如多发性硬化、视神经脊髓炎)、癫痫及癫痫持续状态、中枢神经系统感染、长期慢性头晕、失眠、头痛等多种疾病的中西医诊治。荣获泰安市科技奖二等奖、山东中医药科学技术奖三等奖、自主立项科研1项，参编著作3部。

祖国医学源远流长，在中医药学几千年发展的历史长河中，齐鲁文化在中医药理论形成、发展、成熟的过程中起到重要作用，上至伊尹创制汤液，继而孔孟所创儒家文化，再者稷下学宫百家争鸣，齐鲁大地中医药名医辈出，涌现出很多如扁鹊、淳于意、钱乙、成无己、黄元御等名医大家，学界影响颇大。张树泉主任医师是泰安市中医医院原副院长，二级教授，一级主任医师，在中医脑病乃至内科疾病的诊治方面，具有独到的临床经验，在省内外学术界具有很大影响。

张树泉主任医师是享受国务院特殊津贴专家，第六批、第七批全国名老中医药专家学术经验继承工作指导老师（博导），全国名老中医药专家传承工作室专家，山东省名中医，山东省省级师承指导老师，山东省名老中医药传承工作室专家，山东省"西学中"高端培训班临床指导老师。张老师在研读历代医家古籍、跟师学习的基础上，结合自身临床体会，逐渐形成了"以传统中医辨证论治为主线，充分利用现代科技，以取象比类的思维方式，全面实现中医现代化"的学术思想。在此思想指导下，把传统中医病机与现代病理结合，传统中药功效与现代药理结合，传统中医宏观辨证与现代微观辨证结合，指导中医脑病临床实践,取得了很好的临床疗效。在总结先贤关于脑、肾的认识及相关理论探讨的基础上，张树泉教授创新性地提出了"中医脑肾理论"的概念，并基于此形成了一系列中医脑病治疗新思路、新方法和特色诊疗方案，在临床实践中取得了很好的临床疗效。

在全国名老中医药专家传承工作室建设项目的支持下，作为张老师学术传承人，我们收集、整理了张老师关于"中医脑肾理论"的相关论述，并附部分临床研究、中医诊疗方案和临证医案。本书在编写过程中，对收集的病案尽量保持原貌，以求真实性。通过总结整理，分类编排成书。由于我们才疏学浅，学识有限，或者理解有误，加之时间仓促，本书在匆忙之中完成，实在未能全面反映张树泉主任医师在诊治疾病方面的学术水平和临床经验，难免存在不足之处，有待以后加以补充。另外，书中疏误之处估计在所难免，敬请专家和读者批评指正。

最后，对参与编写及指导编写本书的各位专家表示衷心感谢！

目录

第一章 》张树泉教授学术思想概述

一、张树泉教授学术渊源

（一）张树泉教授简介

张树泉，一级主任医师，二级教授，硕士生导师，师承博士研究生导师，享受国务院政府特殊津贴专家；泰安市中医药学会副会长，泰安市中医医院脑病科学术带头人，原副院长、脑病科主任，第六批、第七批全国名老中医药专家学术经验继承工作指导老师，全国名老中医药专家传承工作室专家，山东省名中医，泰安市专业技术拔尖人才；山东省省级师承指导老师，省名老中医药传承工作室专家，山东省"西学中"高端培训班临床指导老师；国家中医重点专科脑病科学科带头人，国家中医重点专科脑病协作组头痛组副组长，山东省首批中医药重点学科带头人；中华中医药学会脑病分会常委，中国中医药研究促进会脑病学分会副会长、山东中医药学会眩晕病专业委员会主任委员，脑病专业委员会副主任委员，山东省医师协会中医分会脑病专业委员会副主任委员，泰安市中医药学会脑病专业委员会主任委员；并荣获"全国五一劳动奖章""全国卫生系统先进工作者""中国好医生""齐鲁最美医生"等荣誉称号。

临床工作近40年，力倡中医现代化，特别注重中医药在抢救急危重症中的作用。开展了《调气溶栓法治疗超早期脑梗死的临床研究》，提出了补肾活血化痰法是中风病急性期的基本治法等一系列新理论；对治疗脑梗死、脑出血、老年期痴呆、脑动脉狭窄、头痛、眩晕、癫痫、睡眠障碍、焦虑、抑郁、多发性硬化、重症肌无力、帕金森病、面瘫、多系统萎缩、运动神经元病、抽动症、耳鸣、周围神经病及神经内科杂病等方面积累了丰富的临床经验，取得显著疗效；对心血管病、消化系统疾病、呼吸系统疾病、肾病、糖尿病、颈肩腰腿疼等也进行了深入的探索；带领科室开展脑脊液置换术、微创颅内血肿清除术、脑血管造影术、脑动脉支架成形术、动脉溶栓及机械取栓术、脑动脉瘤弹簧圈填塞术。开创的"脑病一体化诊疗"创新诊疗模式得到国家局、省局领导及专家充分肯定，被确定为全国示范推广单位，2020年11月被国家脑防委确定为"国家高级卒中中心"，并建立了省级脑病会诊基地及前庭平衡实验室，承担国家、省、市级课题10余项，获奖7项，发表学术论文30余篇，出版专著4部。

（二）张树泉教授学术渊源概述

1. 研读经典，牢固中医理论基础

张树泉教授通过在山东中医学院的系统理论学习以及临床工作后对中医经典及历代医家经验的深入研读，打下了扎实深厚的中医理论基础，如《黄帝内经》的"整体观念"、《伤寒论》的"辨证论治"、《金匮要略》的脏腑辨证论治等、以及"温病学派"的三焦辨证和卫气营血辨证，为张树泉教授学术思想奠定了坚实的理论基础。

2. 开拓创新，根植临床业务

张树泉老师自八十年代进入泰安市中医二院，根植于传统中医浓郁的杏林沃土，20世纪九十年代入选山东省名中医师承项目，跟随山东省名中医苗香圃教授师承学习三年，耳濡目染中医药博大精深，屡起沉疴，志为良医，发奋求学，开拓了临床思路，为中医内科杂病的临床诊治积累了丰富的临床经验。在《中医杂志》发表《茴香圃治疗脑梗塞的经验》，在《山东中医杂志》发表《论补肾活血化痰是脑梗塞的基本治法》等学术论文，在学术界产生巨大影响，被引用超百次。曾先后前往山东大学齐鲁医院、首都医科大学北京天坛医院进修神经内科，系统学习现代医学诊疗技术；精心临床实践，研究现代医学研究进展，注重急危重症的临床抢救和治疗，并积极使用中医药方法，逐步形成了中医现代化的学术思想；"以传统中医辨证论治为主线，充分利用现代科技，以取象比类的思维方式，将传统中医病机与现代病理结合，传统中药功效与现代药理结合，全面实现中医现代化"思路，先后完成《调气溶栓法治疗超早期脑梗死临床研究》《补肾活血化痰方治疗急性脑出血临床研究》《慢性紧张型头痛风火候、气血亏虚候中医综合治疗方案临床研究》《益肾通脉方治疗急性脑梗死临床研究》等科研项目，来源于临床，服务于临床。

二、张树泉教授学术思想概述

张树泉教授擅长诊治中医内科杂病，尤其擅长中风病、中风先兆病、眩晕病、颤证、痿病、不寐、郁证、温病等脑病的诊疗，从中医古籍及最新中西医研究进展中提取精炼古方验方，潜心钻研，形成了自己独特的学术思想和临床风格，主要包括以下几个方面。

（一）强调整体观念、四诊合参

张教授诊病最强调整体观念、四诊合参，他认为整体观念是中医理论的主要特点，是祖国医学诊断和治疗的重要思路，整体观念就是具有统一性和完整性的想法。中医学历来重视整体观念，人体本身具有统一性和整体性，构成人体的诸脏腑器官、四肢百骸在组成方面不可分割，在功能方面相互协调、相互为用，在病理变化方面则相互影响、互为因果。人体与自然也是和谐统一的，人本身就是大自然的一部分，自然界的四时五气的变换时时刻刻对人体产生着影响，人类在顺应自然界规律的基础上发挥主观能动性，适应着自然、改造着自然，并维持着正常的生命活动。所以，整体观念就是人体自身整体性和人与自然和谐统一的思想的总和。整体观念是我国古代朴素的唯物论和辩证法观点在中医学的集中体现；整体观念贯穿于中医学解释机体生理功能、病理变化、四诊合参、辨证论治等全流程。

人体自身的整体性认为，人体正常的生理功能、生命活动的维持一方面依靠所有脏腑器官正常的完成自己的功能，另一方面需要脏腑组织之间相辅相成和相反相成，才能保持人体在生理方面的和谐。五脏六腑各自具有不同的功能，同时又在整体观念指导下的分工协作、互相配合，这就是人体局部性和整体性的和谐统一。病理状态下，中医学重视局部病变引发的整体病理变化并体现在外的异常征象，将局部脏腑的病理变化与人体整体的异常变化统一起来。机体某一脏腑的病机变化，均和整体的脏腑盛衰、气血变化、阴阳转换密切相关。五脏六腑、经络气血在生理、病理方面的相互联系和相互影响决定了临床分析、诊疗疾病时可以通过表现在外的面色、形体、舌苔脉象等获取相关信息，从而可以判断机体的内在的病变，以给予正确的诊疗。

中医四诊是中医学获取疾病信息四种不同的方法，各具特色和作用，应该互为辅助、诊法互参，而不能厚此薄彼、相互取代。望、闻、问、切之间是互为补充、不可分离、不能单列，在临床获取疾病信息时，需要将其有机地参合起来，此即为"四诊合参"。如此才能全面、系统地获取疾病信息，了解病情变化，从而准确地诊断。单方面强调突出某种诊法，忽略其他的诊法应用的操作都不符合临床实践。始于《脉经》，舌诊和脉诊均有了极大的发展，导致部分医生出现偏重于舌诊或者偏重脉诊的情况，忽视四诊合参法，主张充分利用现代科技，以取象比类的思维方式将现代科技逐渐纳入到中医理论的系统中，从而提出了中医现代化的学术思想。中医现代化是不同于传统、经典的中医学的一种特殊概念，其特点也是在中医学传统经典理论指导下，在分析疾病、诊断疾病、选方用药等模块流程中充分应用现代科学技术的发展成果，在当代的中医诊疗活动中发展、开拓、创新，理论与实践反复验证和完善，是祖国医学在现阶段发展的一种科学的创新和尝试。目前，以现代科学技术发展促进的实验医学也可以作为中医学理论和临床经验发掘和验证的重要方法，阴阳五行、脏腑经络、精神气血、三因病机、四性五味等依然是中医学理论不可或缺的部分。此外，理论验证主要是用实验方法。现代医学和现代科学技术的发展逐步应用到中医理论的研究和验证之中，为中医学的发展起到了特殊作用。

临床诊疗疾病时，在传统中医四诊合参、辨证论治的基础上配合应用现代科学诊疗技术和手段，可以更加全面地认识疾病、认识证候，指导中医临床实践。具体操作中，张树泉教授强调将传统中医辨证与现代微观辨证相结合，在传统中医四诊收集疾病征象进行辨证，确立治法的前提下，完善现代检验、检查项目，一方面可以更早期地发现、认识某些疾病，另一方面可以更加深入地认识疾病指导辨证，从而做到早期诊断、早期治疗。张树泉老师指示：在中医现代化的过程中一定要注意坚持中医特色，中医现代化仍处于初级阶段，仍需要多年、众多医家的努力和研究方可实现。

（四）选方用药衷中参西

张树泉老师认为，"欲求选药精当，首应熟识药性"，历代医家传承下来的古方、经方是中医学前辈的理论体现和经验总结，其配伍和剂量均是经历了上千年临床实践，有其科学性、合理性，如果经过辨病、辨证后病证契合，不宜大增大减。因为随意加减使原方面目全非，混淆了原方自身配伍的规律性，则会主治不明，难于中的。张树泉教授临证数十载，积累了丰富的临证诊疗经验，精通方药的四气五味以及一些独特用法。临床选方用药契合理法方药，以"识方深入、选药灵活、调方有度"见长，而取得很好地临床疗效。

近年来，现代医学对中药药理研究取得了很大的成就，故张树泉老师主张"传统中药功效与现代药理结合"，其认为全面地认识方药和熟练地掌握方药，不拘泥于传统的四气五味，配合现代药理研究结果的证据，在中医学理论的指导下灵活准确选用处方，调配方剂，将中药功效和现代药理有机结合，遵循理法方药、君臣佐使，注重研读现代医学研究进展，更加全面地认识中药的功效、药理，遣方用药方可明了，才可桴鼓相应。

第二章

》中医脑肾理论的基本内容

　　张树泉教授在研读历代医家古籍、跟师学习的基础上，结合自身临床体会，逐渐形成了"以传统中医辨证论治为主线，充分利用现代科技，以取象比类的思维方式，全面实现中医现代化"思路。在此指导下，将传统中医病机与现代病理结合，传统中药功效与现代药理结合，传统中医宏观辨证与现代微观辨证结合，指导中医脑病临床实践，取得了很好的临床疗效。

　　在总结先贤关于脑、肾的认识及相关理论探讨的基础上，张树泉教授结合临床实践，创新性地提出了"中医脑肾理论"的概念，并基于此形成了一系列中医脑病治疗新思路、新方法和特色诊疗方案，在临床实践中取得了很好的临床疗效。

　　中医脑肾理论是基于历代中医学家对脑肾解剖结构、生理病理特性、功能活动特点的研究认识，在中医基础理论指导下，采用中医学独特的思维方式，将二者之间密切联系及临床应用的研究成果加以概括、总结而得出的理论研究及临床实践。

第一节　中医脑肾理论的源流

一、中医"脑""肾"的概念界定

（一）中医基础理论对"脑"的认识

1. "脑"的字义溯源

殷商时期并没有"脑"字，在阜阳汉简《万物》及长沙马王堆《五十二病方》中始见"脑"。"匘"字是"脑"早期的字形。《说文解字》曰：匘，头髓也。髓者，骨中脂也。头髓者，头骨中脂也。从匕。匕，相比箸也。发象髪，囟象囟形。头髓不可象，故言其比箸于髪与囟，以三字合意。

2. 脑的内涵和外延

（1）解剖直观之脑结构

《灵枢·骨度》记载成人头围为二尺六寸，前发际至后发际为一尺二寸，即"头之大骨围二尺六寸""髪所覆者，颅至项尺二寸；髪以下至颐长一尺。"《素问·骨空论》曰："髓孔在脑后五分，颅际锐骨之下，一在龈基下，一在风府上。脊骨上孔，在项后中复骨下；脊骨下孔，在尻骨下空"。髓孔也就是藏髓之骨空，即言明脊柱骨内藏有脊髓，其上端于"风府"穴（枕骨和第1颈椎之间）处与脑相连，下端直至尾骶部。

除观察测量头部的骨度分寸之外，古人在开颅解剖的过程中发现，脑组织质地柔软如脂膏，与骨腔中的骨髓相似，故将其称为"脑髓"。《五十二病方》中称之为"头脂"。在《内经》中称脑为"髓海"。《素问·五藏生成论》谓"诸髓皆属于脑"。《灵枢·海论》曰："脑为髓之海，其输上在于其盖，下在风府"。

"泥丸"是古人对脑髓形成认识的又一表述用语。这一柔软脂膏状的物质外观呈半圆形，故《颅囟经》中称其为"泥丸"。这一命名说明人们不但对脑髓外形进行了观察，而且用手进行了触摸，感觉起来很柔软。"泥丸"一词在汉代是用于表述浑圆柔软之意，并非脑髓之专称。

道家医学则认识到"泥丸"(脑)有九宫，《道藏》中记述人脑分为"九宫"，"四方四隅，并中央"。《金丹正理》谓："头有九宫，脑有九瓣"，其中中间的一宫为元神所居之处。古人在解剖中认识到了脑与脊髓的联系，如唐代崔希范所著的《入药镜》中有"贯尾闾，通泥丸"之说。宋代邵康节在《观物外篇》中曰"今视藏象，其脊骨中髓，上至于脑，下至于尾骶，其两旁附肋骨，每节两向，皆有细络，一道内连腹中，与心肺缘及五脏相通"。明·李梴在《医学入门》中指出："脑者髓之海，诸髓皆属于脑，故上至脑，下至尾骶，皆精髓升降之道路也"。

脑与神经的关系是在解剖观察的基础上结合临床实践得出的，如《灵枢·经筋》中对"维筋相交"之左右交叉的描绘，以及《医林改错·脑髓说》中所言："人左半身经络上头面从右行，右半身上头面从左行，有左右交互之义"。又云："两目系如线，长于脑，所见之物归于脑"，这一说法与现代神经解剖对脊髓传导通路的研究相吻合。清·刘思敬在《彻剩八编内镜·头面脏腑形色观》中云："脑之皮分内外层，内柔外坚，既以保身气，又以肇始诸筋，筋自脑中者六偶，独一偶逾颈至胸，下垂胃口之前……又从脊髓出筋十三偶，各有细路旁分，无肤不及。其以皮肤接处，于脑，以脑与周身之楷约"，这段话对脑膜、迷走神经、六对脑神经和十三对脊神经做了形象地描述。

（2）脑功能的"司外揣内"

脑的功能虽不可见，但可以通过对人体外部征象的观察进行推测，这就是"五脏之象，可以类推"。如《素问·刺禁论》曰"刺头，中脑户，入脑立死"，可知脑是生命的中枢。《灵枢·海论》曰："髓海不足，则脑转耳鸣，胫酸眩冒，目无所见，懈怠安卧"。《灵枢·口问》曰："上气不足，脑为之苦满，耳为之苦鸣，头为之苦倾，目为之眩"。可知古代医家正是从这一系列证候表现中推测出脑与感官、知觉、睡眠、运动等功能关系密切，并意识到气的升降出入运动是脑髓发挥正常生理功能的基本形式。

脑与神明相关的认识可推到公元前十一世纪。早在《书经·尧典》中就有"钦明文思安安"的字句，对此"思"字，郑玄解为"虑深通敏谓之思"。许慎《说文解字》在论说"思"字的字形时曰："从心从囟"，即"思"字是由"囟"字和"心"字组成，其中"囟"代表头脑。脑具与神明相关的功能。与《内经》同一时代的丹道养生家在内养功的锻炼中对"脑"的功能也有较深刻的认识，如道家著作《黄庭内景经》云："脑神精根字泥丸""一面之神宗泥丸""泥丸百节皆有神"等。

《颅囟经》曰："元神在头曰泥丸，总众神也"。《修真十书》认为脑为一身之宗，百神之会。脑不仅主神明，而且是头面身形诸神之主。

《黄帝内经》以降，历代医家对脑神的重要地位和作用多有论述。唐代医家孙思邈在《千金要方》中曰："头者人之元首，人神之所注"。宋代陈言在《三因极一病证方论》中说："头者诸阳之会，上丹产于泥丸宫，百神所聚"。明代王惠源在《医学原始》中指出"耳目口鼻之所导入，最近于脑，必以脑先受其象明而觉之，而寄之，而存之也"。明代朱棣在《普济方》中指出："头者诸阳之会，脑者物所受命"，李时珍在《本草纲目》中更是明确提出了"脑为元神之府"的著名论断。清代医家对脑主元神有了更进一步的认识。如汪昂《本草备要·卷三》辛夷条云："人之记性皆在脑中。小儿善忘者，脑未满也；老人健忘者，脑渐空也。凡人外见一物，必有一形留于脑中。"清·王学权《重庆堂随笔》说："人之记忆含藏在脑"水髓充足，则元神精湛而强记不忘"。《医林改错·脑髓说》所言："所以小儿无记性者，脑髓未满。高年无记性者，脑髓渐空"。

脑寓元神，神明出也；脑御众神，主运动感觉。脑具有感觉、记忆、思维等多种功能。张觉人教授认为脑是"'精明之府'神易病"。张学文教授认为脑是"元神之府，神易伤"。《中医脑病学》认为脑具有主持思维、发生感情、产生智慧、控制行为、支配感觉、统帅全身的作用，因而脑是人体生命活动的根本所在，是人体至为重要的脏器。

（3）脑的意象思维特性

中医意象思维是以"象"为中介参照，以"意"为思虑揣测推理的认知活动，最后达到把握人体的生理功能和病理变化的规律。意象模式实际上是人们在长期实践中所发现的宇宙、社会和人体的同构现象和全息现象。《黄帝内经》基于对人体解剖结构的一定认识和通过对"头倾视深，精神将夺矣"等临床征象的观察和总结，构想出脑主神明的功能模型。如《素问·本病论》云："心为君主之官，神明出焉。神失守位，即神游上丹田，在帝太一帝君泥丸宫下"。后世医家在《灵枢·邪气脏腑病形》中"经络血气皆上于面而走空窍"以及"诸阳之会，皆在于面"等理论的指导下，比之于"清阳为天，浊阴为地"的自然现象，体悟到脑为纯阳之藏，至清至灵的特性。如《成方切用·祛风门》曰："头为六阳之位，其象为天，乃清空之位也"。《证治准绳·诸痛门》曰："盖头象天，三阳六腑之精气，皆会于此；三阴五脏精华之血，亦皆注于此。"程杏轩《医述》引《会心录》曰："六腑清阳之气，五脏藏精华之血，皆会于头，为至清至高之处……至清而不可犯也。"

道家在修炼服气之术的过程中，通过调整呼吸，食纳天地间朝霞夜露、日月光芒等赋含生机之气入胃肠内，令之布行全身，就能够抗病延年，静而生慧，继而从中体会到脑性清灵，喜静恶扰等特性。《奇效良方》云："脑喜静谧而恶动扰，静谧清明内持，动扰则掉摇散乱。"从养生角度则需要顺应脑的特性，静以养神。正如《素问·上古天真论》所言："恬淡虚无，真气从之，精神内守，病安从来"。近年来的科学实验表明，当人脑充分入静，进入气功态时，大脑前额区 X 节律呈现优势化，大脑有序化程度提高，这就是"静生慧"的物质基础。头脑进入气功态时，产生一种平常状态下所不能达到的一种新的平衡状态，使机体处于特殊保护性抑制状态，从而使体内能量消耗减少，五脏功能处在最佳协调状态。

脑功能的正常发挥依赖于脑髓的滋养，同时也离不开头部之气的作用。头部之气四通八达，是人体四大"气街"之一。"气在头者，止之于脑"见于《灵枢·卫气》对"气街"的描述。

"街"在《灵枢·动输》中解释为"四街者，气之径路也。"径路，只是街的基本意思。《说文解字》释为："街，四通道也。"《一切经音义》："街，交道也。"《难经集注·三十一难》："气街者，气之道路也……街，衢也，衢者，四达之道焉。"所以，"街"是通达四方之路，即现在所说的十字路（交道）。这里指多向之通路，以说明"气"能够通达，而发挥作用的机制。

脑为精髓之气汇聚之处，营养脑髓的气血来源十分广泛而丰富，故张介宾曰："诸髓者皆属于脑，乃至高之气所聚，此头之气街也"（《类经·经络类》）。头面五官的功能活动皆通过头气街与脑直接相关。从经络循行联系讲，阳经直接循行至头面，阴经通过与经别的相合联系到头面，而联系到头面部的经络最终都要汇聚到脑。脑与"十二经脉、三百六十五络"都存在密切关联，因而可以通过全身的经络和腧穴，对人体五脏六腑和四肢百骸都起到调控作用。

头之气街蓄积气血，营养脑髓，以应元神进行思维活动时对气血之所需，并通过元神御气、统五脏神而调控脏腑的功能活动。

（二）中医基础理论对"肾"的认识

1. "肾"的字义溯源

《说文解字》曰："肾，水藏也，从肉臤声，时忍切"。臤，坚固之义。《释名》云："肾，引也，肾属水，主引水气灌注诸脉也"。引，导也，导引水气灌注诸脉。汉《释名》曰"肾，引也，肾属水，主引水气灌注诸脉也。"西汉《淮南子·精神训》云："肾为雨，又引也。"《尔雅·释亲》曰："肾，坚也。"明《正字通》曰："肾当胃下两旁，与脐平直，筋外有脂裹，表白裹黑。"从这些对肾的字义解释中可以发现，肾属水，基于解剖直观基础之上，认为肾对全身水液代谢具有重要作用的观点是对肾较早的认识。

后世文字学的考证，认为"肾，生也。"肾的深层隐义是一种维系着生命的时间流，并以先天的方式释放。肾从坚（坚省声）从肉。从坚的字族（如紧、贤）多有恒久、牢靠之义。因此，肾的字象隐义蕴含着生命活动所依赖的本质存在，人体生命的基石，维持生命的过程等意义，即肾代表着人体中生命的坚实依靠和生命的恒久延续等方面。

2. "肾"的内涵和外延

肾概念的演变与五藏概念的发展同步相随。五藏概念的形成经历了形象、比象、意象等复杂的学术演变过程。最后"详于气化、略于形迹"的五藏概念成为主导，使五藏概念在内涵方面发生了重大转变。

秦汉早期的医学认识中，尚未明确藏府的概念，也无藏与府之分，藏象学理论内容繁杂。就"藏"而言，有"十一藏""十二藏""九藏""五藏""六藏"等说法。藏府与五行的配属也不统一。如《吕氏春秋》言："心属土"；而《黄帝内经》言："心属火"。"五藏"一词最早出现于《庄子》。《管子》一书最早明确了"五藏"即为心、肝、脾、肺、肾，并进一步将之与五味、五肉、九窍等相联系起来，已初具后世藏府五行配属的理论雏形。

两汉时期，藏象理论深受经学思想的影响，其中以董仲舒的《春秋繁露》为早期经学思想的集大成之作，《白虎通义》也是两汉经学中集大成的重要经典，对于藏象学理论体系的形成至关重要。这一时期天人合一思想体系的确立以及医学与阴阳五行思想的结合，确立了中医藏象学理论的核心思想。如《春秋繁露·人副天数》中言"天以终岁之数，成人之身，故小节三百六十六，副日数也；大节十二，分副月数也；内有五藏，副五行数也"。人体的形与数在"人副天数"思想指导下，依五行之数，设置人体最重要的脏器数目为五个。肾的概念在这样的时代背景下，也经历了从实体脏器到功能系统，从血肉之藏到四时之藏的演化。虽然《黄帝内经》中也收录了藏府系统的不同学说，但在各家学说之中，肾始终被认为是"藏"之一，五行配属为水，这与对肾脏的解剖发现是分不开的。

（1）"肾"的直观解剖认识

《素问·脉要精微论》云"腰者肾之府。"《素问·刺禁论篇》曰"七节之旁，中有小心。"吴昆注释为"脊共二十一节，此言七节，下部之第七节也。其旁乃两肾所系"。《灵枢·背腧》言："肾腧在十四椎之间，皆挟脊相去三寸所。"《黄帝内经》中的这几处描述，说明古人已了解肾脏的解剖位置。《灵枢·本腧》言："肾合膀胱，膀胱者津液之腑也。"杨上善注释曰："膀胱盛尿，故曰津液之腑也"，说明肾与膀胱在位置和功能方面的相合，是在解剖观察的基础上产生。

《黄帝内经》以降，历代医家医著对肾的位置、形态等描述日益精准。《难经·四十二难》云："肾有两枚，重一斤一两，主藏志。"杨继洲《针灸大成》曰："肾有两枚，重一斤一两，状如石卵，色黄紫，当膈下两旁，入脊膂，附脊十四椎。"清·叶霖《难经正义》云："肾……左上有脾胃及大肠下廻盖之，右上有肝及大肠上廻盖之。"赵献可《医贯》云："肾有二，精所舍也，生于脊膂十四椎下，两旁各一寸五分，形如豇豆，相并而曲附于脊外，有黄脂包裹，里白外黑。各有带两条，上条系于心包，下条过屏翳穴后趋脊骨。"但在"重道轻器"和"天人合一"等哲学观念的指导下，中医学放弃了对肾实体的进一步微观探索，转而研究宏观体系下的肾系统。

（2）"肾"的外在功能表现

以直观方法认识内脏功能，其作用是有限的。《黄帝内经》成书之时，董仲舒提出"罢黜百家、独尊儒术"的观念，儒家文化强势上升为社会的主流价值观。在"人之发肤受之于父母"的价值氛围中，解剖的研究方法不可能得到延续，器官学研究遭遇了空前的困难。继而中医学研究的重点与核心转向生命必需物质和干扰生命活动之物质的研究，从而实现了"气一元论"和"阴阳五行学说"与中医学的结合。藏府框架就是参照阴阳五行学说及天人相应等哲学理论建立，而藏府的生理功能则来源于后天经验，两者之间的桥梁就是藏府之"象"。王冰解释为："象，谓气象也，言五脏虽隐而不见，然其气象性用，犹可以物类推之。"

在《黄帝内经》中肾的功能特点并不是作为藏象理论概括呈现，而是以肾的"象"，即症状、病机、治则等理论形式表现出来。在临床应用时，"象"被重新还原，进而实现其指导临床的作用。在"象"与"应用"之间，抽象的理论经过思辨方法的改造后，成为理论的中心，而经实践经验总结的藏腑功能则被转换了形式后隐藏在后台。在这个过程中，"有诸内者，必形诸外"（《丹溪心法》）的观念以及"善者不可得见，恶者可见。"（《素问·玉机真藏论》）的反推藏府功能的方法发挥了重要作用。

肾的生理功能是通过在外之"应象"而候出。《灵枢·本脏》曰："视其外应，以知其内脏，则知所病矣""肾合三焦膀胱，三焦膀胱者，腠理毫毛其应也""肾应骨，密理厚皮者三焦膀胱厚，粗理薄皮者三焦膀胱薄。（肾以应骨，骨应三焦膀胱，三焦膀胱气发腠理，故以腠理候三焦膀胱也。三焦之气如雾沤沟渎，与膀胱水腑是同，故合为一腑也。腠理毫毛在皮，故亦以皮之毫毛为候也。）"。可见，肾应骨，肾合三焦膀胱，而以腠理毫毛候三焦膀胱之理，在于三焦之气的沟通。

"肾藏精"的理论来源于肾主水，"水生万物"（《管子·水地》）是古代哲学家对自然界万物发生一般规律的总结。人是自然万类物种之一，也必然遵循这一共性原则。《素问·逆调论》曰："肾者水脏，主津液"。结合长期的临床实践，《素问·水热穴论》从"肾何以能聚水而生病"的病理之应象反证了"肾主水"的生理特点；而"肾者主水，受五脏六腑之精而藏之，故五脏盛乃能泻"；既是《素问·上古天真论》对肾藏精功能的概括，也是对肾藏精机理的论述。其中肾对精的贮藏和释放以"藏"总结，蕴含了肾对精的主导、调节之意。《白虎通义》言："肾之为言写也，从窍写也"，肾之写，无论对内对外，均是输而出之，去此注彼的生理功能特点。肾藏精志的理论来源于肾象水。正如《白虎通义》所言："肾所以智者何，肾水之精，智者进而不止，无所疑惑，水亦进而不惑，故肾象水，色黑，水阴，故肾双。"

"肾主骨"之说是在"肾藏精"的基础上结合临床观察得来。肾精是生髓充骨、生骨养髓的原始物质，所以有《素问·阴阳应象大论》"肾生骨髓"、"在体合骨"以及《素问·痿论》的"肾主身之骨髓"之论。《素问·逆调论》曰："肾者水也，而生于骨"。《素问·脉要精微论》云："骨者，髓之府，转摇不能，肾将惫矣"；《素问·痿论》言："肾气热则腰脊不举，骨枯而髓减，发为骨痿"。《素问·脉要精微论》曰："腰者肾之府，转摇不能肾将惫矣。"肾与骨在应象方面的相合是两者密切相关的中介。

"肾主纳气"的理论是在《素问·六节藏象论》"肾者主蛰，封藏之本"的认识基础上结合临床实践而来。如《素问·藏气法时论》、《素问·逆调论》《灵枢·经脉》均描写了肾病咳喘的症状。

肾的吉凶善恶可从相关的应象加以判断，如《灵枢·本脏》曰："肾小则安，难伤也；肾大则喜病腰痛，不可以俯仰，易伤以邪。肾高则善背膂痛，不可以俯仰；肾下则腰尻痛，不可以俯仰，为狐疝。肾坚则不病腰背痛，肾脆则喜病消瘅。肾端正则和利难伤也，肾偏倾则喜腰尻偏痛。"且肾的善恶吉凶，可通过检验色理与耳推测。故《灵枢·本脏》描述了黑色小理则肾小，粗理则肾大；耳高则肾高，耳后陷则肾下；耳坚则肾坚，耳薄不坚则肾脆；耳好前居牙车则肾端正；耳偏高则肾偏倾。这正是"以象测藏"之意。

《素问·阴阳应象大论》则将肾置于时空的整体观之下，以"象"为媒，将肾的概念衍化成一个相对独立的系统，并与北方、水、咸、耳、黑、羽、呻、恐等相应。可见肾的功能应象早已超越了肾脏的范畴，而成为外应五方、四（五）时、六（五）气、五化、五味、五色，内系六（五）腑、五体、九窍、五志、七（五）情等有机联系、内外统一的人体肾系功能系统。

（3）"肾"的形神一体观

《庄子·知北游》认为人之生是气之聚的结果，气聚则生，气散则死。《管子·心术下》曰："气者，身之充也。"认为人的形体是由气凝聚而成，而形体中是充满了气的。中医学以哲学"气一元论"和精气学说的思想为指导，认为五脏具有共同的物质基础，均由精气构成。形乃神之宅，而身形之中五脏为要。《素问·脉要精微论》云："五脏者，中之守也。"因此，进一步将"神"分宅于五脏，于是，便有了"神藏五"（《素问·三部九候论》）之说。关于五神脏，诸家的认识是一致的，认为藏无形之气者为神脏，其中心藏神，肺藏魄，肝藏魂，脾藏意，肾藏志。《灵枢·本藏》曰："五藏者，所以藏精神血气魂魄者也"。进而形成了人体"形与神俱，不可分离"的观点，从而确立了"形-神-环境医学"，或天、地、人三才医学模式。

五脏精气神三层次从生化体用言，是精化气、气生神；而从生理控制言，则神主气、气化精。这两种层次论是生命活动的机制所在。肾是五神脏之一，且藏精志，如《素问·宣明五气》云："肾藏志。"《灵枢·本神》云："肾藏精，精舍志。"其功能活动表现为肾气，肾阳是肾气中具有温煦、推动、激发作用的部分，在肾的生理活动中具有主导地位。肾阴是肾气中具有滋润、濡养作用的部分。肾精系肾气的凝聚运动，肾精散则化为肾气。肾精与肾之"内景之象"同属肾气的凝聚状态，但两者具有不同的功能。

广义的"志"与"神"同义，泛指各种精神情绪活动。如《素问·阴阳应象大论》所说的在志为怒、喜、思、忧、恐。肾所藏之志，是狭义的志，即意志和记忆。如《灵枢·本神》所言："心之所忆谓之意，意之所存谓之志。"王冰对《素问·宣明五气论》之"肾藏志"注释为："专意不移者也。"杨上善注曰："志，记也。""志"与"誌"通用，指人的记忆能力而言。《内经》在论人"神"支系中的"志意"时，除分论"志"与"意"之外，还有"志意"之合论。张登本教授认为"志意"是人"神"的重要活动，仍然属于高层次神的范畴，是紧承广义神的下一级分支，指的是"心神"对心理活动中的情绪表现、机体反应性、生理状态下对环境气候的适应性和病理状态下的调适性等方面的机理和能力，即"志意者，所以御精神，收魂魄，适寒温，和喜怒者也"（《灵枢·本藏》）。

肾既藏精，可化气生神，又藏分宅之神—志，两者之间沟通的桥梁正是"气"。"阴阳不测谓之神"（《易传·系辞下》）。阴阳双方互争互动，促使了事物的运动、发展与转化。神是气的最基本规定，是气运动的内在动力。神与气的不同运动状态相联系，且五脏精气的变化与五志直接相关。《素问·宣明五气论》明确指出情志变化与精气运动变化之间的统一关系，即"精气并于心则喜，并于肺则悲，并于肝则忧，并于脾则畏，并于肾则恐。"

五脏精气随季节发生周期性变化，脏腑之"相"正是人体精气各变化周期之稳定的状态，或者说是从时间维度方面展现的人体整体功能状态。肾是"五神藏"之一，其阴阳象——阴；五行象——水；时间象——冬、壬癸日、夜半时；空间象——北、黑、辰星；社会官制象——作强之官等，均是表征肾的精气在"神"的调控下运动变化所呈现出的肾系统之"象"，故形神一体之肾统一于肾气。

从肾的概念演变可以发现，早期对肾的认识是在解剖直观的基础之上观察到肾对人体水液代谢具有重要的作用，并在临床的病理应象中反证了"肾主水"的生理功能，继而在"水生万物"的哲学思想指导下，推衍出"肾藏精"的功能模型。

"肾精"作为肾功能发挥的物质基础，是籍"肾气"的运动而表现出各种功能状态；而肾气的运动方式则由"精"气化所生之"神"规定，并在时空整体观的指导之下，与大自然的运动方式和运动规律相一致。这种整体观不仅表现为构成人体的脏腑、经络、气血、形体、官窍等的密切相关和相互作用，而且表现为"有形之体"与"无形之象"，"未见之形"与"可察之神"的体用不二和相辅相成，更表现为"天地合气，命之曰人"（《素问·宝命全形论》），"人以天地之气生，四时之法成"（《素问·宝命全形论》）的人与自然间密不可分的关系。对"肾系统"的认识是在中医学"元整体观"视野下的人的"元整体性"的体现。这一特性的存在正是源于人体之气。"气"在生命运动中起着关键性作用，承载和推动着生命流程的进行。

（三）肾脑相关的概念

肾脑相关，正是基于历代对肾、脑解剖结构、生理特性、功能特点的认识，在中医特有思维方式的指导下，将逐步发现的两者之间的密切关系加以概括的结果。有"肾通于脑"、"肾充于脑"、"肾脑互济"等不同的提法。"肾通于脑"侧重于说明肾藏精、精生髓、髓充脑的关系。"肾充于脑"是指肾的精微物质对脑有充养的作用，是脑的形成、发育及发挥功能的物质基础。"肾脑互济"强调两者在功能方面的升降相因和相互作用。

这其中包括了肾与脑在经络联系方面的相互沟通，精髓化生方面的相互资助，阴阳属性方面的相互呼应，神气功能方面的相互协调等。形神一体之肾统一于肾气，气的升降出入是脑发挥正常生理功能的基本形式，肾精脑髓的互化寄于气的运动变化之中。肾与脑在生理方面密切相关，病理方面相互影响，治疗方面相互为用。气是两者相关的媒介和基础，也是调节的靶点和关键。

二、中医脑肾理论的演化过程

中医脑肾理论的发展演化是伴随着中医藏象学说的历史演化而进行，而中医学独特的思维方式和指导思想深深植根于中国历史文化的土壤之中，受社会主流思潮和哲学理念的深刻影响。藏象理论作为中医理论的核心部分，其理论演化的过程就有着随时代进步而逐渐发展的印记。

（一）从战国到秦汉

1. 时代背景

秦汉时期是中国传统医学理论的形成与奠基时期，其理论核心即为藏象学说。这一时期的政治呈现出大一统的局面，深刻地影响了哲学思想和科学文化领域的发展。冯友兰先生在《中国哲学史》中说："秦汉之政治，统一中国，秦汉之学术，亦欲统一宇宙。盖秦汉之统一，为中国以前未有之局。其时人觉此尚可能，他有何不可能者。其在各方面使事物整齐化、系统化之努力，可谓几于狂热。"正是在这样的思想指导下，"子学时代"阴阳家的"天道人事，互相影响"、"天人之际"等理论，与儒家思想相融合，形成以董仲舒为代表的"今文经学"。其思想中的宇宙间架、阴阳之数、八卦方位、人副天数等论述的主要动机在于确立一个整体的系统，以包罗宇宙之万象并加以解释。

藏象学理论最初萌芽于《管子》与《吕氏春秋》中。两汉时期，藏象理论深受经学思想（主要是今文经学思想）的影响，其中以董仲舒的《春秋繁露》为早期经学思想的集大成之作，《白虎通义》也是两汉经学中集大成的重要经典。这一时期形成了天人合一的思想体系，同时医学与阴阳五行思想相结合，从而确立了中医藏象学理论的核心思想。主要在这一时期成书的医学典籍皆被冠以"经"名，如《黄帝内经》、《难经》、《神农本草经》、《中藏经》等。

2.《黄帝内经》中的脑肾相关论述

在《黄帝内经》完成之前，以阴阳五行学说为基础的藏象学理论模型已经参照经学思想的理论框架建设完成。而《黄帝内经》最重要的贡献就是要将医学实践长期积累的各种原始经验与知识（主要是对藏府功能与特性的认识）经过精心选择与改造后，系统地整合到设计好的理论模型当中，最终完成藏象学理论体系的构建。《黄帝内经》中的"藏象学说"并非一脉相承，而是有各家基于不同角度阐述的不同的藏象学说。如阴阳藏象说、太少阴阳藏象说、天地之气藏象说、形神藏象说、君臣藏象说、本藏藏象说、五行藏象说等。这些学说对藏、府的数目和概念认识不一，但基本都将"肾"归为"藏"，而对于"脑"，部分未加归类，部分归为"藏"，部分归为"奇恒之府"。至两汉时期，《黄帝内经》在经学思想的影响下，将各类藏象学说进行阐发筛选，以五行学说为核心，最终初步形成了以五藏为中心的藏象理论体系，其中肾属五藏之一，脑为奇恒之腑。肾与脑的相关一是体现在《灵枢·经脉》、《素问·骨空论》、《灵枢·海论》等篇章记载的足太阳膀胱经"络脑、络肾"和督脉"属肾、络肾、属脑、络脑"对两者的沟通方面；一是体现在《素问六·节藏象论》、《素问·阴阳应象大论》、《素问·五脏生成》等篇章描述的两者通过"肾精生髓，髓通于脑"的联系方面。

后世理论中与"肾"密切相关的"命门"，在《内经》中指目。如《灵枢·根结》篇云："太阳根于至阴，结于命门，命门者，目也"。《素问·阴阳离合论》认为太阳根于至阴，结于命门。《灵枢·卫气》认为足太阳之本在跟以上五寸中，标在两络命门，命门即目。可见此时的命门是指"目"这一器官，与肾和脑没有直接的关系。

3. 脑肾关系在《难经》中论述

《难经·二十八难》记载了肾与脑在结构上的相通。"督脉者，起于下极之俞，并于脊里，上至风府，入属于脑。"其中，"下极之俞"有两种解释，一种认为是指长强穴，如《集注》杨曰："下极者，长强也。"另一种认为是指前后阴间的会阴穴。如元·滑伯仁《十四经发挥》云："下极之俞，两阴之间，屏翳处也"。实际上，长强穴与会阴穴的深部为同一位置。

《难经》虽未明言肾与脑在功能方面的相关，但通过命门与肾其气相通的特点以及命门"藏精舍神"的重要作用，强调命门的藏精功能，重视命门与元气的关系，这都是后世所论的"肾为先天之本"、"脑为元神之府"等肾脑之间在"元精"、"元气"、"元神"方面的密切关系之发端。如《三十六难》和《三十九难》均提到命门的功能是"男子以藏精，女子以系胞"，并且提出了"左肾右命门"、"命门者，诸神精之所舍，元气之所系也"、"其气与肾通"等观点。在《八难》和《六十六难》中，也谈到肾间动气是人之生命和十二经之根本，呼吸之门、生气之原、守邪之神。

4. 脑肾相关在《神农本草经》中的体现

《神农本草经》是研究藏象医药理论的重要著作，从治疗学角度描述了对肾和脑的病证都有治疗作用的本草，也从病理变化中反证了肾和脑的相关性。如赤芝"利水道，益肾气，通九窍，聪察。久食，轻身、不老、延年、神仙"，元参"补肾气，令人目明"，彼子"养精神，强魂魄"，细辛"主咳逆，头痛脑动，久服，明目、利九窍，轻身、长年"，杜若"主风入脑户，久服，益精、明目、轻身"，青蘘"补脑髓，坚筋骨。久服，耳目聪明、不饥、不老、增寿"，干漆"续筋骨，填髓脑"，辛夷"主头脑痛，久服下气、轻身、明目、增年、耐老"，胡麻"填髓脑，久服，轻身、不老"等。

（二）从隋唐到金元

1. 时代背景

魏晋至隋唐沿用注疏训解方式发展中医理论。此时期医学重视方书，精求妙药。魏晋玄学是魏晋时期出现的一种崇尚老庄，研究幽深玄远问题的哲理和学说，是那个时代的学术主潮。魏晋玄学泛浸及医学，其重术尊方的发展思路、自然主义的养生观和医者意也的思维方式等都与玄学的影响有关。

南北朝时，道家之学极盛。西汉之际，阴阳家之言混入儒家，即董仲舒等今文经学家之学说。随着古文经学家及玄学家的兴起，阴阳家言即又挟儒家一部分之经典，附会入道家之学说，而成所谓道教。及乎北宋，融合儒释之新儒学，又有道教中一部分之思想加入，呈现出儒释道的融合。

新的藏象学思想是在宋明理学的大背景中产生，尤其是张载的"气"学、朱熹的"理学"思想、周敦颐的"太极"理论等，都是其主要的理论基础。宋代易学的复兴，甚至包括道教学术的新发展，都为命门理论的产生提供了充足的养料。受理学影响，宋代中期以后的医学家开始重视理论，探求原理，敢以抉发，是朱熹所谓"格物穷理以致乎极"。太极中有动静之理，气因此理而有实际的动静。气之动者，即流行而为阳气；气之静者，即凝聚而为阴气。阴阳与五行的关系为"阴阳是气，五行是质"，而且"气之清者为气，浊者为质"。

金元时期，藏象学理论的形态与范式完成了第一次根本性的转型，以两汉经学为理论基础的"五行藏象"体系开始衰落，而以宋明理学为理论基础的"阴阳太极藏象"学说逐渐盛行。刘完素与张元素率先突破"命门属水说"，刘完素将"君火"与"相火"引入到人体藏象当中，以心为君火，命门为相火，创"命门相火"说；张元素通过"命门相火论"与"元气"概念的结合，着重强调了"命门"的重要性。经过李东垣、王好古、罗天益等人的发展，至元代医家朱丹溪可谓集新思想之大成，其提出"人身各有一太极"的思想，并在医学领域中引入大量的理学内容，为金元之后命门学说的大发展提供了条件。

在这样的时代背景之下，中医学对肾脑关系的认识逐渐从经验总结向理论思考转化。对于如一系列肾脑相关问题有了更多的探索和解答，肾、脑相关的中介物质是什么？两者怎样相关？以及肾脑失济时会表现出哪些病证？应该怎样认识和治疗？

2. 肾脑相关于髓

这一时期对肾脑生理关系的认识，仍然沿袭《内经》和《难经》之说，以"肾藏精，精生髓，髓充脑养骨"为主。在临床实践过程中，积累了更多关于肾脑相关之病证表现的观察、病因病机的探讨和治疗用药的体会。

晋代王叔和在《脉经》中指出："热病，肾气绝，喘悸，吐逆，肿疳，尻痛，目视不明，骨痛，短气，喘满，汗出如珠，死。精与骨髓俱去，故肾先死。"

隋代《诸病源候论》论述脑黄候的病因病机为："热邪在骨髓，而脑为髓海，故热气从骨髓流入于脑，则身体发黄，头脑痛，眉疼，名为脑黄候。"解颅的病因病机为："肾主骨髓，而脑为髓海；肾气不成，则髓脑不足，不能结成，故头颅开解也。"先天不足亦可致髓病，如白发候的病因病机为"若血气虚，则肾气弱，肾气弱，则骨髓枯竭，故发变白也。"

唐代孙思邈在《千金要方》中指出："髓虚者，脑痛不安，实者勇悍。凡髓虚实之应主于肝胆。若其腑脏有病，病从髓生，热则应脏，寒则应腑。"

宋·《太平圣惠方·治精极诸方》言："治精极，髓虚，脑中痛，胆腑寒，羌活补髓丸方。"

元代医家滑寿在《读素问钞·心经》中曰："心系有二……一则由肺系而下曲折向后，并脊膂细络相连，贯脊髓与肾相通。"并在《难经本义》中描述脊髓与脑髓上下相通，紧密相连，如"髓自脑下注于大杼，大杼渗入脊心，下贯尾骶，渗诸骨节。"

由此可见，这一时期的医家对于髓在解剖结构方面联系肾与脑的特点进行了更为细致的观察，对于髓病引起肾脑病证的病因病机有了更为深入的认识。

3. 脑肾相关与耳的关系

隋·《诸病源候论·耳风聋候》曰："足少阴，肾之经，宗脉之所聚，其气通于耳。其经脉虚，风邪乘之，风入于耳之脉，使经气痞塞不宣，故为风聋。风随气脉，行于头脑，则聋而时头痛，故谓之风聋。"《耳疼痛候》曰："足少阴为肾之经，宗脉之所聚，其气通于耳。上焦有风邪，入于头脑，流至耳内，与气相击，故耳中痛。耳为肾候，其气相通，肾候腰脊，主骨髓，故邪流入肾，脊强背直。"

宋·《太平圣惠方·治耳疼痛诸方》曰："夫患耳中策策痛者。皆是风入于肾之经也……上焦有风邪入于头脑。流至耳内。与气相击。故耳中痛。耳为肾候。其气相通。

肾开窍于耳，肾经为宗脉之所聚，其气与耳相通。脑与肾籍膀胱经直接沟通，与肾经互为表里，故脑亦与耳相通。耳之病症，归咎于肾脑；耳之治疗，亦求之于肾脑。

4. 脑肾相关与骨的关系

齿为骨之余，肾病可及脑髓，亦可及牙齿，如《太平圣惠方·治骨极诸方》曰："夫骨极者。主肾病也。肾应骨。骨与肾合。以冬遇风为骨痹。痹不已复感于邪。内舍于肾……牙齿脑髓痛。"《备急千金要方·肾脏方》也云："若肾病则骨极，牙齿苦痛，手足烦疼，不能久立，屈伸不利，身痹脑髓酸。"肾主骨，与生长发育密切相关，脑亦主骨，如《备急千金要方·半夏熨汤》云半夏熨汤"治小儿脑长解颅不合，羸瘦色黄，至四五岁不能行"。

（三）明清时期

1. 时代背景

宋代以后，医学家思考到人体应该有一个主宰五脏的、更高层次的始原机构，儒家指认这一枢机应当是周敦颐所言之太极。至明代以后，太极概念在医学中得到了广泛应用。明代医学家以命门为人身太极创立了多种命门学说，其思想原旨是宋儒以太极"究天人合一之原"。"太极"一语最早见于《易传·系辞》："易有太极，是生两仪，两仪生四象，四象生八卦。"明以后医学家在讨论脏腑功效时，以肝肾为人体先天，以脾胃为人体后天，并形成孙一奎、赵献可、张景岳重先天的一派和薛立斋、李士材等重后天的一派，两派均用温补，合为温补学派。

明代最有代表性的三种命门理论都援用人身太极之说，命门定位都在两肾中间。孙一奎提出"右肾属水也。命门乃两肾中间之动气，非水非火，乃造化之枢纽，阴阳之根蒂，即先天之太极。五行由此而生，脏腑以继而成。"认为命门先于脏腑而存在，是"太极"之本体。赵献可的命门学说主要见于其代表作《医贯》中，其提出了"君主命门"说，认为命门位处两肾中间，脱离肾藏，而成为主宰十二官的"真君真主"。张景岳提出"水火命门"学说，以元阳之火论功能，以元阴之水论气血津液和脏腑，以水火之关系，体现了阴阳互根、互用和阴阳互制，产生了由太极一气到两仪阴阳，又从"先天无形之阴阳"，再化生为"后天有形之阴阳"，将中医学的阴阳理论发展到一个新的高度。这一理论体系的形成使张景岳成为集明代命门理论大成之家。

清代进入传统学术总结的鼎盛时代，传训诂之学"汉学"成为这一时期的学术代表，提倡无证不信。这一时期也是中医学综合汇通和深化发展阶段。随着西方文化的强势入侵，伴随着许多新的发明与创造，医学理论和经验也得到了综合整理，出版了大量的医学全书、丛书和类书，并引发了许多医家对中西医汇通的新探索，如张锡纯、恽铁樵、陆渊雷等。多元的思维方式产生了众多学者对中医藏象理论的不同认识，随着解剖学对中医的渗透，很多医家对人体脏器也有了新的看法，同时藏象理论也开始经受反复验证其至遭受质疑。

在这样的时代背景之下，肾与脑的关系从解剖方面直观地有了更为清晰的描述，从功能联系方面受到了命门学说的深刻影响。特别是随着对"脑"的特性和重要性之认识的深化，"脑主神明"的观点日益为众所接受，进而引发了关于肾精、命火、脑髓、脑神的诸多思考和讨论，从而促进了肾脑相关理论的发展，并为近现代开展肾脑相关之科学依据的研究创造了条件。

2. 脑肾关系之认识深化

明代张景岳明确提出"肾通于脑"的说法，对肾脑相关有了较为深刻的认识。在解释"精成而脑髓生"时，曰："精藏于肾，肾通于脑。脑者阴也，髓者骨之充也，诸髓皆属于脑，故精成而后脑髓生"；且肾藏精，精生髓，髓充脑，"凡骨之有髓，惟脑为最巨。故诸髓皆属于脑，而脑为髓之海。"孙一奎也论述了"肾通于脑"的观点。其在《医旨绪余》中指出，《素问》曰："肾藏骨髓之气"；又曰：北方黑色，入通于肾，开窍于二阴，藏精于肾；《难经》曰："男子以藏精"，非此中可尽藏精也，盖脑者髓之海，肾窍贯脊通脑，故云"脑者诸阳之会，而为髓之海。夫髓者至精之物，为水之属。脑者至阳之物，清气所居"。"脑为诸髓之会即海也，肾主之"。可见明代对肾脑关系的论述比较深刻，认识到了肾精是生髓的物质基础，充骨养脑，脑为髓之海。从这个意义上讲，肾、髓、脑皆属阴。肾藏至精之物、骨髓之气，脑为诸阳之会、清气所居，从这个意义上讲，肾属阴，脑属阳。只有肾化生脑髓的功能正常，脑的功能活动才能正常地表现于外。

（1）从脑论理

随着对脑的认识深化，脑主感觉、知觉、运动、思维及与官窍的联系等方面的功能逐渐被发现，并用于解释一些病证的病因病机。如《普济方·脑黄证候》指出脑黄的病因病机为"脑黄者，由热邪在于骨髓。而脑为髓海，故热气从骨髓流于脑，则身体发黄，头疼眉疼。"《普济方·头伤脑髓出（附论）》曰："凡脑为物所击，伤破而骨髓出者，制药宜速，盖头者诸阳所会，脑者物所受命，若击破髓出，稽于救治，毙不旋踵。"

脑与官窍相通，《普济方·小儿脑热鼻干无涕（附论）》解释鼻干无涕的原因为"夫肺气通于鼻，鼻上通于脑，脑髓下渗而为涕，故涕为肺液，而其出从鼻，小儿肺脏壅滞，内有积热、上攻于脑，津液内涸，故令鼻干无涕也。"清代方书《成方切用》解释头痛和鼻流清涕的机制为"正偏头痛者，风中于脑，作止无时也""太阳经气不得下行，上入脑而流于鼻，则为清涕""鼻渊流浊涕是脑受风热，鼻衄流清涕是脑受风寒包热在内。"

肾与脑通过髓而相通，故可从髓论治肾、脑。《成方切用·半夏白术天麻汤》："髓者，以脑为主，脑逆故令头痛，齿亦痛。"《时方妙用·眩晕》言："内经云，上虚则眩。又云，肾虚则高摇髓海，不足则脑转耳鸣。""肾主藏精，精虚则髓海空而头重。"

（2）从脑论治

这一时期的方书有了更多从脑论治的记载，说明对药物归经入脑的特性有了确切的认识和应用，并将这些药物用于治疗脑病、五官病等方面。明代方书《医方考·补脑散》曰："阳虚脑寒，鼻渊者，此方主之"；并且"辛夷仁、苍耳茸，皆轻清澈脑之剂，可以佐天雄而透脑。"《普济方·脑疳（附论）》曰："金蟾丸，治小儿脑疳，发枯作穗，脑热如火，烦热满闷。"清代方书《成方切用·补中益气汤》曰："脑痛加藁本、细辛。"又在《九味羌活汤》中言："芎，入足厥阴，治头痛在脑。"《通顶散》云："藜芦苦寒有毒，入口即吐，能通脑顶，令人嚏。"《辛夷散》云："辛夷升麻白芷，辛温轻浮，能升胃中清气，上行头脑。防风藁本，辛温雄壮，亦能上入巅顶。"《鼻病》言："脑漏秘方，鼻中时时流臭黄水，甚者脑亦痛，用丝瓜藤近根三五尺许，烧存性，为细末，酒调服，即愈（景岳）。"

3. 中西汇通对脑肾相关的认识

汇通即将西方医学与中医学汇聚而沟通。自西方医学传入我国之后，由开始接受西说诸家，如汪昂、赵学敏、王清任等，逐渐发展为持中西医学汇通观点的著名医家，如唐宗海、张锡纯、张寿颐等所形成的医学流派，称为汇通学派。大约自明万历（1573–1619）年间始，西方医学伴随着欧洲传教士的传教过程而输入到我国。汇通学派兼采中西方知识，尊重科学，崇尚实践，融会新知，对中医学理论提出了许多富有创见的观点，特别是对脑的认识有了很大发展。

（1）脑主记忆

汪昂曰："吾乡金正希先生尝语余曰：人之记性，皆在脑中。小儿善忘者，脑未满也，老人健忘者，脑渐空也。凡人外见一物，必有一形影留于脑中。"赵学敏在引述《本草补》"香草"中承泰西之说"人之记舍在脑"，继汪昂之后再次肯定了脑主记忆。王清任提出了"脑髓说"，明确指出"灵机记性不在心而在脑。"同时对脑与五官的关系也有了比较正确的认识，"两耳通脑，所听之声归于脑……两目系如线，长于脑，所见之物归于脑 … …鼻通于脑，所闻香臭归于脑"。

（2）脑主神明

自李时珍在《本草纲目》中提出"脑为元神之府"以后，越来越多的医家接受和认同了"脑主神明"之说。王清任受解剖学的影响，认为元神藏于脑中，精神思维活动由脑而出，肾精化生之髓由脊骨上行入脑，濡养脑组织。张锡纯兼采中西之说解释脏腑生理，如认为神明之体藏于脑，神明之用发于心，中西之说皆涵盖于《内经》。因为《素问·脉要精微论》曰："头者精明之府"，为其中有神明，故能精明；为神明藏于其中，故名曰府。此西法神明在脑之说也。林佩琴在《类证治裁》中言："脑为元神之府，精髓之海，实记性所凭也"。

（3）脑髓通肾

清·陈士铎在《辨证录》中论脑髓与肾，指出："盖脑为髓海，原通于肾，肾无火则髓不能化精，肾多火则髓亦不能化精，岂特不能化精，随火升降，且化为毒以生痈疽亦。盖肾之化精，必得脑中之气以相化，若脑中无非肾火，势必气化为火，火性炎上，不及下降，即于脑中髓海自发其毒，较之脑气下流为毒者，其毒更甚。""不知脑髓与肾水原自相通，补肾而肾之气由河车而直入于脑未尝相格也。"程杏轩在《医述》引《医参》中的"髓本精生，下通督脉，命火温养则髓益充"。唐容川在《医经精义》指出："精以生神，精足神强，自多伎巧。髓不足者力不强，精不足者智不多"。又云："事物之所以不忘，赖此记性，记在何处，则在肾精，盖肾生精，化为髓，而藏之于脑中"。民国时期的《中国医药汇海·论脑以肾为本》也明确指出了肾与脑在认知、思维等方面的密切相关，即"脑为髓海，所谓海者，是髓所归宿之处"，"人之灵固莫灵于脑矣，然其灵根实起于肾"。

综上所述，肾脑相关的理论是在时代发展的进程中，伴随着社会主流文化的选择，在中国传统哲学的指导下，以《黄帝内经》为肇端逐步发展演化。其演进过程体现了历代医家对于肾和脑这两个至关重要的藏象系统之反复思考和实践，彰显了肾脑关系对于人体的重要意义和关键作用。在前辈先贤的认识基础上利用现代科技的发展成果继续深入探讨肾脑相关的本质，必将对中医学的理论发展和实践创新作出有力的推动和卓越的贡献。

三、中医脑肾理论的哲学基础

（一）脑肾理论与阴阳学说

阴阳是中国哲学史上一对非常重要的范畴，其本义是指物体对于日光的向背，向日为阳，背日为阴。阴阳的概念源自古人对自然现象的观察和体悟，其产生之初，就是与天、地的时空运动规律紧密联系在一起。虽然从字形上看，两者都含有古文的"阜"字，在《说文解字》中，"阜"指的是一种无石的土山，即"阴阳"是在空间位置方面与"山"存在不同关系的一对概念，但是这种关系随着时间的变化而改变。如《诗经·大雅·卷阿》中云："凤凰鸣矣，于彼高冈。梧桐生矣，于彼朝阳。"《诗经·大雅·公刘》中云："度其隰原，彻田为粮。度其夕阳，幽居允荒。"早晨日光照在山的东坡，这时山的东坡叫作"阳"；傍晚日光照在山的西坡，这时，山的西坡就成了"阳"。

"阴阳"作为哲学概念最早出自《易经》，该书虽未用过"阴阳"这个词，但八卦组合中所使用的阳爻（"—"）、阴爻（"——"）两个符号，实际上已具有了文字的功能。到了西周末年，伯阳甫在论地震时指出："阳伏而不能出，阴迫而不能蒸，于是有地震。"以阴阳解释自然现象，推动了阴阳学说的发展。先秦时期，经过诸子百家的学术争鸣，阴阳由日常概念提升到一个理论水平，以老子的"万物负阴而抱阳，冲气以为和"（《老子·四十二章》）为开端，形成了具有哲学意味的抽象概念，也标志着阴阳学说初步形成。在《管子·四时》篇"阴阳者，天地之大理"的影响下，《素问·阴阳应象大论》云："阴阳者，天地之道也，万物之纲纪，变化之父母，生杀之本始，神明之府也。"将阴阳的哲学含义引申到医学领域，成为指导人体的生理、病理现象及临床诊断、治疗的总纲。《内经》在《管子》所论"四时者，阴阳之大经"的基础上进一步指出"人以天地之气生，四时之法成"（《素问·宝命全形论》），认为人体的阴阳二气消长运动与自然界阴阳消长运动是一致的，从而形成了四时五脏阴阳理论。

阴阳被看作是宇宙万物的根本规律，而阴阳代表的是象，不是体。《易传》云："阴阳之义配日月"。（《系辞上》）形体形质本身无所谓阴阳，只有当其呈现出一定的功能、作用，发生一定的关系时，才具有阴阳的属性。《素问·五运行大论》曰："天地阴阳者，不以数推，以象求之也"。在阴阳学说中，不变的是位（阴阳之位），变动的是气。阴阳以定位，气变而生象，故曰阴阳应象。阴阳以定位，察气之变而已。体象之道，自无而有者也。无者，先天之气；有者，后天之形。故清阳为天，浊阴为地；地气上为云，天气下为雨；雨出地气，云出天气（《素问·阴阳应象大论》）。天为阳矣，而半体居于地下；地为阴矣，而五岳插于天中。高者为阳，而至高之地，冬气常在；下者为阴，而污下之地，春气常存。人体肾与脑的相关，就如同阴阳体象的关系一样，阴无阳不生，阳无阴不成，而阴阳之气，本同一体。

脑居人体最高处，上为阳，下为阴，故属阳。人体内十四经脉中，手足三阳经及督脉均循行于头面部，而手足三阴经及任脉则间接与头面相联系。《难经·四十七难》曰："人头者，诸阳之会也，诸阴脉皆至颈、胸中而还，独诸阳脉皆上至头耳，故令面耐寒也。"十四经脉之阳气汇聚于头，五脏六腑之清阳也聚于头脑。《备急千金要方》曰："头者，身之元首，人神之所法，气口精明，三百六十五络，皆上归于头。头者，诸阳之会也。"《张氏医通》亦曰："头者，天之象，阳之分也。六腑清阳之气，五脏精华之血，皆会于高巅。"

虽然头为诸阳之会，但是在脑的特性还有重要的"阴性原则"，即在脑的阴阳二象中阴性层面占有更为突出的地位。其主要的结构基础——脑髓以及主要的功能载体——脑神作用的正常发挥，也依赖于脑的阴性原则。《类经图翼》曰："脑为髓之海。脑者阴也，髓者骨之充也。髓者以脑为主。"人与天地相参，故"贤人上配天以养头，下象地以养足，中傍人事以养五脏"（《素问·阴阳应象大论》）；而"天气清静，藏德不止，圣人顺之，故无奇病"（《素问·四气调神论》）；"苍天之气，清净则志意治，顺之则阳气固，虽有贼邪，弗能害也"（《素问·生气通天论》）。故懂得养生的人，能够顺应脑的恬静之"欲"，知其动而守其静。"圣人为无为之事，乐恬淡之能，纵欲快志于虚无之守"（《素问·阴阳应象大论》）。脑的现代研究也发现，就神经活性物质而言，兴奋性递质较抑制性递质少，神经递质种类远比神经调质少，且局部神经元远多于投射神经元，胶质细胞数量数倍于神经元数等。近年来的有关工作提示针灸主要是通过对脑的阴性系统的调整发挥作用。同样，气功也可能是在脑的阴性原则下发挥其神秘莫测的功能。从系统论的角度讲，脑是活着的思维着的器官，是一个有着高度自组织性和开放性的有机系统，它和神与意识的关系非常密切。

肾属于五脏之一，位居人体脏腑的最低处，合地而属阴。《黄帝内经太素·腧穴》曰："肾者至阴也""肾者牝藏也，地气上者，属于肾而生水液，故曰至"。《素问·六节脏象论》曰："肾者，主蛰，封藏之本，精之处也，其华在发，其充在骨，为阴中之少阴，通于冬气"。但自从《难经·三十六难》提出"肾两者，非皆肾也，其左者为肾，右者为命门"的理论后，关于命门的属性就随着其位置和特性的各家学说而呈现出百家争鸣的局面。

最早是命门属水论，源自于道家和道教对宇宙万物生成的讨论。道家以水为天地之源，在五行中以水为先，五行生成数也，"天一生水，地六成之"。突破命门属水论的是刘完素与张元素。

刘完素以右肾命门为相火，张元素以命门为相火之源，其弟子李东垣据此提出阴火说并发展成为脾胃学派。明代孙一奎创立"动气命门"学说，认为其非水非火；张介宾的"水火命门说"认为命门为水火之府；赵献可的"君主命门说"认为命门与肾是先天与后天、无形之火与有形之水的关系。《医贯》曰："两肾俱属水，但一边属阴，一边属阳。越人谓左为肾，右为命门，非也。命门即在两肾各一寸五分之间。当一身之中，《易》所谓一阳陷于二阴之中。"《素问·阴阳应象大论》言："水为阴，火为阳"，"水火者，阴阳之征兆也"。故肾和命门应兼备阴阳两种属性，只是不同说法所强调的重点不同。

从人体位置讲，脑在上属阳，肾在下属阴；从物质构成讲，脑为髓海、肾主藏精皆属阴；从功能作用讲，脑之清阳与命门之火皆属阳。从生理联系讲，左肾右命门，阴升于左，阳降于右，与大脑之左右、升降，两者上下呼应。肾精上奉于脑，化生脑髓，脑之阳气下降，以激发肾气，推动脏腑功能活动。

（二）脑肾理论与精气学说

哲学的精气学说源于"水地说"，如《管子·水地》云："地者，万物之本原，诸生之根菀也。"又云："水者，何也？万物之本原也，诸生之宗室也。"《管子》在"水地说"的基础上，汲取了老子作为宇宙本原"道"的涵义，提出了"精气"为万物本根的学说，即"精水合一说"。如《管子·水地》云："人，水也。男女精气合而水流形。""水集于玉而九德出焉，凝蹇而为人，而九窍五虑出焉，此乃其精也"。

哲学精气学说形成于先秦至秦汉时期。《易传》与《管子》将"精"的概念抽象为无形而动的极细微物质，从而将精气说汇于哲学的气学范畴中。战国末年，道家的发展形成了一个新的流派，即稷下黄老之学，他们借黄帝之名，宗老子之学，创立了精气学说。以《管子·心术》等篇为代表的稷下道家第一次提出"精气"的概念，将宇宙万物的本体看成是精气。如《管子·内业》言："凡物之精，比则为生。下生五谷，上为列星。"《管子》认为"精气"具有产生精神的作用，从而将精气学说汇于哲学的气学范畴中。精气有时也指气中的精粹部分。"精者，气之精者也。"精气具有运动变化的特性。《管子·心术下》曰："一气能变曰精。"《庄子·知北游》一书对精气学说亦作了精辟论述，曰："通天下一气耳。"《吕氏春秋》将精气看作构成万物的精华，曰："精气之集也，必有入也。集于羽鸟，与为飞扬；集于走兽，与为流行；集于珠玉，与为精朗；集于树木，与为茂长；集于圣人，与为复明。"

两汉时，精气学说被"元气说"所同化，嬗变为"元气一元论"。汉初的《淮南鸿烈·天文训》云："太始生虚廓，虚廓生宇宙，宇宙生元气。""天地之袭精为阴阳，阴阳之专精为四时，四时之散精为万物。"因而精气学说可以认为是气学范畴中具有先秦至秦汉时代特点的一种哲学思想。东汉·王充《论衡》曰："人之所以生者，精气也。"认为精是气的最精微的部分，是构成人体及其道德精神的精微之气。《论衡》亦明确提出，元气为天地万物和人类的形体及其道德精神的唯一生成本原，将气作为哲学逻辑的最高范畴，确立了"元气一元论"的思想。

《黄帝内经》将先秦哲学的精气学说和医学的具体实践结合起来，不但肯定了世界是由物质性的"气"构成，而且也指出了气的运动是产生一切事物和现象的总根源。天气下降，地气上升，天地气交而化生万物，人在气交中而产生存在。如《灵枢·本神》云："天之在我者德也，地之在我者气也，德流气薄而生者也。"《素问·天元纪大论》云："在天为气，在地成形，形气相感而化生万物。"同时，精气学说的引入也为肾藏象的理论建构奠定了坚实的哲学基础。基于"精""水"对人生命活动的重要意义，又通过体察男女生殖之精可产生新生命的现象，主水和藏精将"水为生命之源"与"精为生命本原"很好地结合在肾，五行学说又赋予肾"主蛰，封藏之本"的内涵，这样肾藏精与主水这两种重要生理功能在传统哲学思想的撮合下得到协调统一。如《素问·上古天真论》曰："女子七岁，肾气盛，齿更发长……丈夫八岁，肾气实，发长齿更……肾者主水，受五脏六腑之精而藏之，故五脏盛，乃能泻。"《太素·卷第六·藏府第一》曰："肾藏精，精舍志，肾气虚则厥，实则胀，五藏不安"；又曰："肾藏精志"。《类经三卷·脏象类》曰："肾主水，受五脏六腑之精而藏之，故曰精之处也。"

　　《内经》中独立出现的"精"已不再是"气之精"了，而是一种与气有别，由气所聚合化生的精粹物质。其既是秉受于父母，具备繁衍功能的生殖物质，又是构成人体脏腑、组织、器官的生命活性物质。正如《灵枢·决气》所言："两神相搏，合而成形，常先身生，是谓精"；《灵枢·本神》所言："生之来，谓之精"。精之既生，髓便即成。《灵枢·经脉》曰："人始生，先成精，精成而脑髓生。"《素问·六节藏象论》又曰："肾藏精，精能生髓，髓以养骨。"《素问·阴阳应象大论》云："肾生骨髓。"《素问·五脏生成篇》言："诸髓者皆属于脑"。故肾与脑相关于精髓。马蒔在注解"精成而脑髓生"时指出："肾通于脑"。诸髓一源，同源于肾精。脑为髓海，为诸髓之主，如《素问·奇病论》云："髓者，以脑为主"；宋·王执中《针灸资生经》亦云："髓以脑为主。"

　　精是构成人体的最基本物质，精可化气，气可生神。《素问·阴阳应象大论》曰："气归精，精归化""化生精，气生形。"吴昆注释为"真阳之气依于元精，气归精也；元精依于元神，精归化也。精不自生，生于运化之神；形不自生，生于无形之气。"精的化生依赖于气的充盛，髓的形成植根于精的充沛，气和而生，津液相成，神乃自生（《素问·六节藏象论》）。肾与脑在髓-精-气-神的相互关联、相互作用中紧密联系为一个整体。

气是构成人体的基本物质，也是人体发生各种生理、病理变化的媒介物质。正如《素问·五常政大论》所言："气始而生化，气散而有形，气布而蕃育，气终而象变，其致一也。"自然之气在运动变化过程中，施化成纷纭万物的过程，即"气化"的过程。气化，其含义包括气的运动变化以及化育万物的作用。《素问·天元纪大论》曰："故在天为气，在地成形，形气相感而化生万物矣。"气化的生成有本。所谓本，是言气化生于先天，用于后天。先天者，肾与命门也。命门下则通于两肾，上则通于心肺，贯脑。精府相火之主，生化皆由此出。脑为髓之海，又为诸神之会，元神之府，命曰神机。神机为脑的功能，主宰一身的气化，因而脑有调整与控制气化之功能。故范缜曰："神者形之用"。神机的产生与化物的形成依赖于气的升降出入运动。如《素问·六微旨大论》所言："天气下降，气流于地；地气上升，气腾于天。故高下相召，升降相因，而变作矣。"肾与脑正是通过人体中气的"动静相召，上下相临，阴阳相错"（《素问·天元纪大论》）而产生了化精、生髓、充脑、育神、调形、行气等一系列生理功能活动。

（三）脑肾理论与天人相应学说

天人相应学说与中国古代哲学之天人合一思想有着千丝万缕的内在联系。宇宙间的事物，古人多认为与人事相互影响，因而古人多有所谓术数之法，以种种法术观察宇宙间可令人注意的现象，进而预测人的祸福。术数中的"天文""历谱""五行"皆注意于所谓"天人之际"。到了战国时期，阴阳家将此类宗教思想加以推衍，并将其理论化，使其成为一贯的宇宙观，对于自然界及人事作种种推测。及至《周易》，对于人与天地之间的关系，其概之以"三才"之道："《易》之为书也，广大悉备，有天道焉，有人道焉，有地道焉。兼三才而两之，故六。六者非它也，三才之道也"（《周易·系辞下》）。

西汉之际，阴阳家之言混入儒家，产生董仲舒等今文经学家之学说。董仲舒所谓的天，有时指物质之天，即与地相对；有时指有智力有意志之自然。天与人为同类，可见于人的生理，如《春秋繁露·人副天数》曰："天地之符，阴阳之副，常设于身。身犹天也，数与之相参，故命与之相连也。"人宜法天，故"天所禁而身禁之"，人之行为有不当，则"天生灾异以谴告之"，即天人感应论。汉代著名思想家王充认为，人与万物都是天地生成的，天地是无意识的物质性实体，天地万物"俱秉元气"，元气是天地万物的根本。宋代哲学家张载进一步发展了元气学说，认为一切存在都是气，整个世界都由气构成。万事万物之间发生联系的重要途径就是"同气相求"。

自然界的万事万物间存在着广泛的相互联系和普遍的相互作用。作为一个哲学命题，"同气相求"一语最早见于《易·乾卦》，其文曰："同声相应，同气相求，水流湿，火就燥，云从龙，风从虎……本乎天者亲上，本乎地者亲下，则各从其类。""同气相求""同类相动"这种运动形式实质上也就是"感应"。天地万物，只要气类相同，则相感应。天地感应则聚合，聚合而交通，交通而生万物。中医学的形成和发展从指导思想上吸取了哲学"气一元论"和"同气相求"自然感应论的精华，以此为方法论的指导，进而结合医疗实践，形成了贯穿于中医理法方药体系的天人相应学说。

所谓"天人相应"，是指人在长期进化过程中形成的一系列生理调控机制，与宇宙的时空变化规律相通应。其机制为以气的生、长、收、藏为核心，以阴阳矛盾运动为动力，以五行生克制化为自稳调节器，从而形成人与宇宙的协同共振关系。《黄帝内经》中贯穿着"天人相应"的思想。如《素问·宝命全形论》所言"人以天地之气生，四时之法成"。《素问·咳论》曰："人与天地相参。"《灵枢·岁露》云："人与天地相参也，与日月相应也。"

脑与肾的关系也体现了"天人相应"作用下的相互联系和相互影响。据身形应九野，则脑与肾恰好构成了人体的子午线，故脑与肾是脑与脏腑间关系最为密切的一对。经络结构方面所形成的"脑-督脉-肾"子午线，是人体生命活动的根本，故又称之为"生命线"。从生命活动与四时昼夜及年、月节律的一致性，即肾的时间特性而言，肾四时通于冬，其日旺于壬癸，其时慧于夜半。实验研究表明，在下丘脑、垂体的褪黑素受体的数量和亲和力均呈现显著的冬高夏低的季节差异，从而验证了"肾应冬"的调控机制，又因为肾阳虚证的主要发病环节在下丘脑（或更高级中枢），故肾与脑的相互作用也必然呈现出随季节变化的规律。宋开源等还发现，大鼠昼夜之间存在痛阈以及脑内5-羟色胺含量的昼夜节律波动，针刺肾经井穴涌泉后节律有所变化，并且在肾经主时之卯时针刺效应最为明显。大鼠主要在夜间活动，活动时相与人相反，卯时即对应人之酉时。由此可见，脑与肾的相互影响在时间特性方面呈现出与自然规律的一致性。

肾在空间特性方面与北方相通应，属水，水为阴，主里。《素问·刺禁论》曰："心布于表，肾治于里"。北方水之精（色黑、味咸）入通于肾而养肾。色味内养于五脏，充五脏之真精，是五脏之气顺利升降出入的物质基础，即"五味入口，藏于肠胃，味有所藏，以养五气，气和而生，津液相成，神乃自生"（《素问·六节

藏象论》)。五脏之气应阴阳、通五行,是实现人与天相应的内在
基础。自然界天地之气的运动特点为阳者居上,其气宜降;阴者居
下,其气宜升,即"升已而降,降者谓天;降已而升,升者谓地。
天气下降,气流于地;地气上升,气腾于天"(《素问·六微旨
大论》)。脑位居人体最高处,属性为阳,其象为天。《成方切
用·祛风门》曰:"头为六阳之位,其象为天,乃清空之位也"。
在生理状态下,肾精化生为髓,源源不断地上充于脑,濡养脑神,
而成脑神主元神、主运动等作用;同时脑阳也不断通过督脉下降,
补命火之源,以激发肾气,推动脏腑功能活动。在肾与脑的功能联
系方面,既要认识到脑主元神的生理功能,又要重视肾精生髓对脑
的充养,脑肾之间的协调配合方能完成记忆、智力等功能活动。如
《辨证奇闻》认为"补脑必须添精,添精必须滋肾"。《医述》
云:"精不足者,补之以味,皆上行至脑以为生化之源"。正是因
为脑与肾的密切相关,才使得两者在空间特性上的关联也必然与自
然规律相通应。

在养生保健方面,"天人相应"的原则也要求人体顺应四时
阴阳之消长及自然万物之动静而养神、养形。肾与脑的养生所欲具
有很大的相似性。《素问·四气调神大论》曰:"冬三月,此谓闭
藏,水冰地坼,无扰乎阳。"冬季阳气内藏,万物蛰伏,人当志收
意敛,避寒就温,使机体阳气潜藏,肾气内守。即使不在冬季,
由于"肾者主蛰,封藏之本,精之处也"(《素问·六节藏象
论》)。肾的封藏特性也决定了养肾固精的关键在于静以修身,积
精全神,才能益寿延年。对于脑的特性,程杏轩《医述》引《会心
录》曰:"六腑清阳之气,五脏藏精华之血,皆会于头,为至清至
高之处,……至清而不可犯也。"《奇效良方》云:"脑喜静谧而
恶动扰,静谧清明内持,动扰则掉摇散乱。"即脑之所欲也是"恬
淡虚无",才能"真气从之,精神内守"。

天地万物俱秉一气，自然之气与人体之气，正是以"同类相从、同声相应、气同则合"的方式相感、相应，将人与大自然联系成一个有机的整体。如张志聪《黄帝内经素问集注》所言："皮、肉、脉、筋、骨，五脏之外合也，五脏之气合于四时五行，故各以其时受病，同气相感也"。存在于自然界之中的大气及其变化而产生的"四时之气"、"六气"、"风寒湿之气"、"温气"、"燥气"等通过对人体之气的影响而对人产生作用。人生活在天地之中，要想保持身体健康，就必须与天地相参，与自然界大气的变化协调一致。如《素问·四气调神大论》所言："夫四时阴阳者，万物之根本也。所以圣人春夏养阳，秋冬养阴，以从其根，故与万物沉浮于生长之门。"

自然之气对人有影响，人体之气使人具备了感知环境的能力。《灵枢·邪气脏腑病形》曰："十二经脉，三百六十五络，其血气皆上于面而走空窍，其精阳气上走于目而为睛，其别气走于耳而为听，其宗气上出于鼻而为嗅，其浊气出于胃走唇舌而为味。"正是气的运动变化，使人能够感知并实现与环境的信息交流，从而将人与自然联系为一个相互作用的有机整体。

肾脑相关是"天人相应"思想在人身的具体表现之一。两者在位置结构、生理特性、功能联系方面的相关性都体现了在"气"的媒介作用下，天地自然对人的重大影响，同时也提示了肾与脑相关的系统，不仅存在于人体身形内部，而且必然与外界发生相应的物质、信息和能量的交换，从而使人与自然结合为一个有机的整体。只有认识到这一点，才能将肾脑关系置于天地自然和人的整体这一大背景下，为临床诊断、治疗相关疾病提供有益的思路。

阴阳之气，本同一体，阴阳以定位，气变而生象。精可化气，气可生神。气是生命的本原，是构成生命的基本物质。神机的产生与化物的形成依赖于气的升降出入运动。气是"天人相应"的基础，是肾与脑相关的媒介。

第二节 中医脑肾理论的理论基础

一、中医脑肾理论的结构基础

（一）经脉之络属

1. 督脉

关于督脉的循行，《黄帝内经》记载了其脉气所发及与足太阴经相合、与任脉合一、与足太阳经并行等几种路径。《素问·骨空论》曰："督脉者，起于小腹以下骨中央……至少阴与巨阳中络者，合少阴上股内后廉，贯脊属肾。"指出督脉脉气产生于小腹部，这也是"丹田"和"脐下肾间动气"的所在并通过与足少阴经相合，直属、归属于肾；又贯脊上行，入属于脑，如《灵枢·海论》曰："督脉贯脊，上至风府，入属于脑"；又言："脑为髓之海，其输上在于其盖，下在风府"。唐代王冰注解《素问》时，提出"任脉督脉冲脉者，一源而三歧也……其实乃始于肾下。"故督脉与任脉合一的循行也是自下而上。《素问·骨空论》曰："其小腹直上者，贯脐中央，上贯心，入喉，上颐环唇，上系两目之下中央。"《黄帝内经素问吴注》解释为："此督脉并于任脉者也。"督脉与任脉，分则为二，合则为一。张志聪在《灵枢集注·本输》卷一云："任督二脉，并由于肾，主通先天之阴阳。"督脉前行的支脉与任脉、冲脉相通，主要与心、目相联系。《难经·二十八难》则明确提出了督脉行于背部正中自下而上的主干："督脉者，起于下极之俞，并于脊里，上至风府，入属于脑。"

《内经》中还记载了督脉自上而下走行的营气循行模式。如《灵枢·营气》言："从肝上注肺，上循喉咙入颃颡之窍，究于畜门。其别者，上额循巅，下项中，循脊入骶，是督脉也。络阴器，上过毛中，入脐中，上循腹里，入缺盆，下注肺中，复出太阴，此营气之所行也，逆顺之常也。"营气起于中焦，积于胸中（宗气），流注于十二经，营气脉满溢于督脉，循督下行，沿任复归，形成督降任升的经气循行。

督脉与足太阳经并行的路径有上有下。《素问·骨空论》曰督脉"与太阳起于目内眦，上额交巅，入络脑，还出别下项，循肩髆内，夹脊抵腰中，入循膂络肾。"因为足太阳经左右对称而行，故《太素·督脉》篇曰"旧来相传为督脉当脊中唯为一脉者，不可为正也。"督脉通过与足太阳经"上额络脑"及"下项络肾"之并行，突出了督脉联系肾与脑的作用。

可见，督脉起于肾下胞中，在背部的分布有主干、有分支，在腹部也有分支。循行路径有上有下，与任脉、冲脉、足太阳膀胱经和足少阴肾经关系密切。在头、背与诸阳经广泛联络，故总督诸阳，又称为"阳脉之海"。在头部与脑有深部、浅表的联系，故又有"头为诸阳之会"之称。

2. 任脉

任脉的主干循行于人体前正中线上。《针灸甲乙经》言："任脉者，起于中极之下，以上毛际，循腹里，上关元，至咽喉，上颐循面入目"，又言："冲脉、任脉者，皆起于胞中，上循脊里，为经络之海。其浮而外者，循腹上行，会于咽喉，别而络唇口。"《黄帝内经太素》解释道："旧来为图，任脉唯为一道，冲脉分脉两箱，此亦不可依也。""任冲二脉，从胞中起，分为二道：一道后行，内著脊里而上；一道前行，浮外循腹上络唇口也。"

任脉与督脉密不可分。明·李时珍《奇经八脉考》中言，滑伯仁曰："任脉与督脉一源而二歧，一行于身之前，一行于身之后。人身之有任、督，犹天地之有子、午，可以分、可以合。分之以见阴阳之不离，合之以见混沦之无间，一而二、二而一者也。"李频湖曰："任督二脉，人身之子、午也，乃丹家阳火阴符升降之道，坎水离火交媾之乡。"督、任两脉均起自胞中，为肾所主，督脉行身后，为诸阳经之会，循脊入脑，主阳主气；任脉行身前为诸阴经之海，精血阴津皆灌注于内，而上通于脑，在承泣穴与督脉相交。

任脉主持着六条阴经，调节各阴经的元气，为"阴脉之海"。脏腑募穴半数位于任脉，为阴，是脏腑精气汇聚之所，脏腑精气不足，肾中精气通过任脉注入募穴，脏腑精气有余时，精气通过相同渠道，汇聚并储存到肾。因此，肾得以储藏五脏六腑之精。

任脉通过与督脉的"一源"，同起于肾下胞中，以及循行路径的"可分亦可合"而实现肾和脑的沟通。并通过其"阴脉之海"的特殊地位和作用，汇聚脏腑之精，藏之于肾，以资脑髓生化之源。

3. 冲脉

冲脉的循行与肾经的关系最为密切。胸腹部的上行支，"起于气冲，并少阴之经，夹脐上行，至胸中而散。""其上者出于颃颡，渗诸阳，灌诸阴""其下者注少阴之大络，出于气冲""并于少阴之经，渗三阴。"《医宗金鉴》曰："冲脉起于腹气街，后天宗气气冲来，并于先天之真气，相并挟脐上胸街，大气至胸中而散，会和督任充身怀，分布脏腑诸经络，名之为海不为乖。"张景岳在《类经》中描述冲脉的分布："且其上自头，下自足，后自背，前自腹，内自溪谷，外自肌肉，阴阳表里无所不涉。"

冲脉，起于"气冲"，又名"气冲之脉"，故名之。该脉所以名"冲脉"，可能还与脉行部位的脉动密切相关。杨上善曰："脐下肾间动气，人之生命，是十二经脉根本。此冲脉血海，是五脏六腑十二经脉之海也……当知冲脉从动气生，上下行者为冲脉也"。

故《素问·痿论》言："冲脉者，经脉之海也。"《灵枢·海论》称之为"十二经之海"和"血海"。

冲脉与督脉、任脉"一源而三歧"，同起于肾下胞中。其循行路径多次与足少阴肾经相并，秉受、输布先后天之精气，汇聚、通行十二经气血，在上渗灌于头面各阳经，在下渗灌于下肢各阴经，因而也将肾和脑密切地联系在了一起。

4. 跷脉

跷脉的循行从足至目，且与冲脉相交会。《针灸甲乙经》曰："跷脉者，少阴之别，起于然骨之后，上内踝之上，直上循阴股入阴，上循胸里入缺盆，上循人迎之前，上入鼽，属目内眦，合于太阳、阳跷而上行。"《八十一难》曰："阳跷脉起于跟中，循外踝上行，入风池。阴跷脉者亦起于跟中，循内踝上行，入喉咙，交贯冲脉。"阳跷可说是足太阳的支络，沟通各阳经；阴跷可说是足少阴的支络，沟通各阴经。李时珍《奇经八脉考》曰："阳跷主一身左右之阳，阴跷主一身左右之阴"，即此意。

跷脉"从足至目"，其作用主要表现在足的行动和目的张合，实际关系着脑的清醒与睡眠。跷脉的病症多表现于头目和四肢，主要在下肢，重点则在脑。《灵枢·口问》所言的"上气不足，脑为之不满，耳为之苦鸣……补足外踝下留之。"是取申脉以治阳气不足之症。《千金方》言：阳跷主"卧惊，视如见鬼""百邪癫狂"，《医学入门·奇经主病》："阳跷之病，阳急而狂奔；阴跷之病，阴急而足重。"跷脉与脑的联系实际上主要是脑内的经络分布，如《灵枢·寒热病》曰："其足太阳，有通项入于脑者，正属目本，名曰眼系，头目苦痛取之，在项中两筋间入脑，乃别阴跷、阳跷，阴阳相交，阳入阴，阴出阳，交于目锐眦，阳气盛则瞋目，阴气盛则瞑目。"

跷脉通过别行于足少阴肾经，循行于身之两侧"从足至目"，合于足太阳膀胱经，交贯于冲脉，入于脑内，将肾和脑紧密联系到了一起。

5. 足太阳膀胱经

足太阳膀胱经的循行从头至足，主要行于人体背侧，直接联络肾和脑。如《灵枢·经脉》曰"膀胱足太阳之脉，起于目内眦，上额交巅；其支者，从巅至耳上角；其直者，从巅入络脑，还出别下项，循肩髆内，挟脊抵腰中，入循膂，络肾属膀胱"。膀胱经与脑关系密切，甚至有学者提出足太阳膀胱经为"（大）脑经"。《灵枢·寒热病》曰"其足太阳，有通项入于脑者，正属目本，名曰眼系，头目苦痛取之，在项中两筋间入脑。"

膀胱经亦与督脉相通，如《素问·骨空论》曰："督脉者，起于少腹以下……至少阴，与巨阳（即是太阳）中络者合……与太阳起于目内眦，上额交巅上"。《灵枢·经脉》中述"督脉之别，名曰长强，挟膂上项，散头上，下当肩胛左右，别走太阳，入贯膂"。足太阳膀胱经为"诸阳主气"，督脉为"阳脉之海"，督脉总领诸阳的作用正是通过膀胱经为主的经络实现的。故清·张志聪《灵枢集注·背俞》中谓"太阳与督脉相通"、"五脏之俞，本于太阳，而应于督脉"。

足太阳膀胱经下连于足，上通于脑，络肾，经别上入于心，散入于心内，其背俞为脏腑之精气输注于背部的穴位，联系诸经，故可将肾之精、心之血以及其他脏腑之精微上输于脑，养脑出髓，以奉元神。

此外，足少阴肾经"贯脊属肾络膀胱"（《灵枢·经脉》），通过与足太阳膀胱经相合，与冲脉并行，别出跷脉等方式，加强了肾与脑的联系。

由此可见，从经络联系讲，督脉、任脉、冲脉、跷脉、膀胱经和肾经都对肾和脑的结构关联发挥了不同程度的作用。其中，督脉、任脉、冲脉"一源而三歧"，同起于肾下胞中，督脉直接与脑有深入和浅表的联系，对"头为诸阳之会"的功能发挥至关重要；任脉与督脉"分则为二，合则为一"，汇聚脏腑之精藏于肾，为脑髓之海提供必需的物质基础。冲脉、跷脉通过与足少阴肾经的相并、别行，合于足太阳膀胱经，输布先后天之精气；足太阳膀胱经与督脉相通，直接沟通脑与肾，将脏腑之精上输于脑，益髓养神。督脉在肾与脑的关联中，通过运行气血，升降精髓而协调阴阳，在其他相关经脉的辅助下，交通肾与脑，对先后天之气的交会、输布起到决定作用。

（二）精髓之填充

肾精生髓，脑为髓海，髓是肾与脑联系的物质基础。《说文解字》云："髓，骨中脂也。"《素问·脉要精微论》曰："髓者，骨之充也。"脑髓、脊髓、骨髓是根据髓所分布部位的不同而有相应的名称。《医经精义·下卷》云："髓在头者，名脑。"髓海的充盈，除先天之精的化生之外，还依赖于水谷之精的充养及五脏六腑之精的补益，而精化生髓的过程都离不开肾的作用。

1. 先天之精生髓

肾藏先天之精，在命门之火的作用下化生脑髓。《素问·六节脏象论》曰："肾者主蛰，封藏之本，精之处也。"《灵枢·经脉篇》曰："人始生，先成精，精成而脑髓生。"程杏轩《医述》中曰："髓本精生，下通于督脉命火温养则髓益充。精不足者补之以味，皆上行于脑，以为化生之源。"陈士铎《辨证录》中论脑髓与肾时言："盖脑为髓海，原于肾，肾无火则髓不能化精，肾多火则髓亦不化精。"

2. 水谷之精养髓

髓的生成，亦离不开五谷精华的滋养。《灵枢·五癃津液别》曰："五谷之精液，和合而为膏者，内渗入于骨空，补益脑髓"。

杨上善在《太素·四海合》中言："胃流津液，渗入骨空，变而为髓，头中最多，故为海也，是肾所生。其气上输脑盖百会之穴，下输风府也"，说明脑髓的生成，有赖于饮食的补养，其根源则关系到肾。

3. 脏腑之精化髓

《素问·上古天真论》曰："肾者主水，受五脏六腑之精而藏之，故五脏盛乃能泻"，吴昆注为"五脏六腑精气淫溢，而渗灌于肾，肾乃受而藏之。此乃肾为都会，非肾一脏独有精，故曰五脏盛乃能泻。"肾中之精得命火激发，则直接入督脉注入脊髓，上行于脑，泌其津液，以润养脑髓。因此，肾气之强健、肾精之充盈，与脑髓功能之健旺有密切的关系。此即叶子雨《伏气解》所言："脑髓即由肾气从督上滋"，可见脑髓-脊髓-骨髓皆由肾生，是一源三歧。

二、中医脑肾理论的功能基础

（一）脑肾阴阳水火互济

阴阳是从无数个具体的事物和现象中抽象出来的具有规律性的概念，《黄帝内经太素》曰："阴阳者，有名而无形。"阴阳不可见，而水火有其征。如《素问·阴阳应象大论》曰："水为阴，火为阳"，"水火者，阴阳之征兆也。"脑为髓海，乃元阳精气之所聚，是人体生命活动的主宰。《素问吴注》曰："脑为髓海，宜封闭，不宜疏泄，泄则真阳漏矣，故立死。"肾寓元阴元阳，为一身阴阳之根本，五脏之阴气非此不能滋，五脏之阳气非此不能发。肾阳又称"命门之火"，是机体生命活动的原动力。

《内经》中称肾为"牝藏""至阴之藏"，《素问·六节藏象论》曰："肾者，主蛰，封藏之本，精之处也。"头为诸阳之会，《难经·四十七难》曰："人头者，诸阳之会也，诸阴脉皆至颈、胸中而还，独诸阳脉皆上至头耳。"故从阴阳属性上讲，肾属阴，脑属阳。作为人体之中象"天"和象"地"的脏腑，天为阳，阳本主升；地为阴，阴本主降。正是由于天阳之降和地阴之升，才使得天地有可能交合，而化生万物。

这种特性称之为"阴阳反他"。阴阳反他是阴阳所具有的一种特殊属性，是指阴或阳双方除具有自身特定的属性和特征之外，尚有趋就于对方的一种倾向和能力，这种倾向和能力使阴阳之间除对立外，尚具有另一种隐形关系，即亲和性。对于机体而言，阴阳反他具有生理、病理双重涵义。肾与脑即具有阴阳反他性质，这种性质促使肾与脑共处于一个统一体中，两者功能互济则可成为一身"阴平阳秘"的基础，失于互济则会导致一身的阴阳失衡。

肾气是肾主要功能活动的外在表现，最有代表性的是《素问·上古天真论》中对于肾气盛衰与人体生长壮老已关系的描述，并没有关于"肾阴""肾阳"的记载。至隋代巢元方《诸病源候论》中所列肾和膀胱的有关证候可分为肾气虚、肾虚有客热、肾虚有寒及肾实热等四种。《诸病源候论》记载肾的病候为："肾气盛，为志有余，则病腹胀，飧泄，体肿，喘咳，汗出，憎风，面目黑，小便黄，是为肾气之实也，则宜泻之；肾气不足，则厥，腰背冷，胸内痛，耳鸣苦聋，是为肾气之虚也，则宜补之。"可见，肾气功能失调是与肾主水、肾主纳气、肾主外等肾本脏的功能活动密切相关，而并未体现出"阴虚则热，阳虚则寒"的寒热证候。肾阴、肾阳的明确界定和认识始自明代温补学派诸医家著作中。肾阴包含肾脏本身及肾精、肾液等一切具有濡养、滋润等作用的物质。肾阳则主要涵盖肾脏本身及其对全身各脏腑的温煦、推动功能。肾阳的功能绝不仅限于肾本身，而是对全身功能活动都起作用。秦伯未也曾对肾精、肾气、真阴和真阳进行过严格界定，将肾精肾气的功能归于肾，真阴真阳的全身作用属于命门，传统的肾阴肾阳一律统称为真阴真阳。因而肾是一个兼具有先天和后天功能的概念，其先天的部分主要体现为"命门"的全身性功能；而后天的部分则表现为"肾"本身的功能。

脑对脏腑阴阳的调控主要体现在其对情志的调控。朱沛文曾在《华洋藏象约编》论到："夫居元首之内，贯腰脊之中，统领官骸，联络关节，为魂魄之穴宅，性命之枢机，脑髓是也。"任继学认为"元神之发生，是脑髓阴阳互相摩荡之结果""脑髓通过元神、神机、神经行使统御生命的'神明之主'功能"。机体阴阳的多少会影响情志的状态，如《灵枢·行针》曰："多阳者多喜，多阴者多怒"。过度的情志变化会损伤机体的阴阳，如《素问·阴阳应象大论》曰："暴怒伤阴，暴喜伤阳"。阴阳的平衡失调，则会进一步引起"神"的病证，从而影响脏腑、经络、气血的功能，并且久病延及肾与脑。如《素问·生气通天论》曰："阴不胜其阳，则脉流薄疾，并乃狂；阳不胜其阴，则五脏气争，九窍不通。"阴不胜阳，则阳用事，表现为脉流疾数，若重阳相并则为狂，如登高而歌，弃衣而走之类；阳不胜阴，则阴用事，阴主凝塞，故五脏气争，九窍不通。在阴阳的相互关系中，阳气充沛是保证两者平衡协调的关键。《素问·生气通天论》曰："凡阴阳之要，阳密乃固"，"故阳强不能密，阴气乃绝。""脑"也是一个兼具有先天和后天功能的概念。其先天的部分主要表现为脑对人体其他脏腑器官之发生的决定作用及"元神"无思无虑的先天特性；其后天的部分则表现为精神意识思维活动等狭义之"神"的功能。在肾与脑的相互关系中，脑之"神"的调控是肾脑互济的重要保证。

肾本质的研究成果认为，肾阳虚证的实质是下丘脑-垂体-肾上腺轴功能抑制，肾阴虚证的实质是下丘脑-垂体-肾上腺轴功能增强，并且认为补肾中药的调控靶点位于下丘脑。脑是控制和维持肾阴肾阳平衡的中枢，肾为脑的发育和功能稳定提供必需的物质基础。肾阴肾阳是一身阴阳之根本，肾阴肾阳的平衡维持着全身各脏腑的阴阳平衡，而脑是控制肾阴肾阳平衡的中枢。

气机升降是肾脑阴阳水火互济的机制。相合之气的阴阳交感产生了宇宙万物，形成了人体，也化生了精髓。故《素问·五常政大论》曰："气始而生化，气散而有形，气布而蕃育，气终而象变，其致一也。"人体"形"的"生、结、育、变"都是"气"的"始、散、布、终"的表现或产物。精髓既生，要上充于脑，须依赖气的推行；脑神御气，要下达于肾，须借助气的流动。气发生运动、产生变化的基本形式是升降出入，故《素问·六微旨大论》言："气之升降，天地之更用也"；又言："升已而降，降者谓天；降已而升，升者谓地。天气下降，气流于地；地气上升，气腾于天。故高下相召，升降相因，而变作矣。"天气为何能降，地气为何能升？阴阳二气升降的动力存在于阴阳二气自身之中。阴中有阳，故阴能在其所涵阳气的推动下上升；阳中有阴，故阳能在其所寓阴气的牵掣下下降。故《素问次注·天元纪大论》曰："天有阴故能下降，地有阳故能上腾，是以各有阴阳也。阴阳交泰，故化变由之成也。"《类经·运气》也说："惟阳中有阴，故天气得以下降；阴中有阳，故地气得以上升，此即上下相召之本。"

肾之精上充于脑，脑之气下降于肾；肾之水蒸腾于上，脑之阳烛物于下；肾之气通行上下，脑之神主宰内外。肾中精气旺盛，则髓海充盈，神识清明；肾精不足或命门火衰，不能化气生血，则不能化髓养脑；髓海不足，可导致真气虚而脑神疲，出现精神萎靡、记忆力差、反应迟钝等临床表现。肾中阴水上滋脑窍，则水火相济，脑神得养；肾阴不足，阴虚风动，可出现震颤麻痹、舌强语謇、肢体萎废等症状。另一方面，肾中水液的气化与代谢也靠脑的升提和固摄作用，脑髓充足，神识轻灵，则升提作用强，水液代谢正常；若肾精不足，脑髓失充，则脑的功能障碍，升提、固摄作用减弱，以致肾的功能下降，可出现遗精、遗尿、水肿等症状。在治疗方面须充分考虑肾脑阴阳水火互济的功能联系特点，针对病因病机采用补益肾精、滋阴补肾、清上纳下、疏通经气、调神醒脑等相应的治则治法。

（二）脑肾精髓互化生神

神，其原始含义是指天神。许慎《说文解字》："神，天神引出万物者也。"后经《易传》及《系辞》的发挥，将"神"看成是天地万物运动变化的内在规律。《内经》天之神已脱离天神的含义，但保留了"主宰"内涵，如《素问·阴阳应象大论》："神在天为风，在地为木"，此言自然本身固有主宰。《素问·天元纪大论》曰："物生谓之化，物极谓之变，阴阳不测谓之神"，《素问·气交变大论》曰："天地之动静，神明为之纪。"《内经》继而将自身固有主宰之神的含义，移植到医学中来，以"神"代表人体内生命造化之机，如《灵枢·天年》："以母为基，以父为楯，失神者死，得神者生也。""得神者昌，失神者亡"（《素问·移精变气论》）。

神既是指事物发展变化的内在因素及其规律，人身之神，就可分为先天固有之神与后天养成之神，先天之神系由父母媾精所生，故《灵枢·本神》曰："生之来，谓之精，两精相搏谓之神。"此精乃是元精，藏于肾，化于脑；此神亦是元神，藏于脑，运于身。元精是物质基础，元神是功能表现，元气具有物质与功能的双重属性，是维系元精和元神的桥梁。元神与生俱来，是先天之神，主宰人的生命，元神涣散则生命消逝。"识神""欲神"是后天养成之神，由外界事物作用于心而逐渐产生。后天养成之神，依赖于气血和调，来源于水谷之精。"识神"主司意识思维活动。"欲神"，泛指人源于其个体生物本能的一类欲求冲动及相应的行为，食、色、性及趋利避害是其主要体现。"识神"可以诱发或抑制"欲神"。"识神"基于"元神"，生于后天，是学习与积累的心理活动，也是"元神"基础上的一种活动，但"识神"也可干扰"元神"。张锡纯在《医学衷中参西录》中记载："人之神明，原在心与脑两处，神明之功用原由心与脑相辅而成。

脑中为元神，心中为识神。元神者无思无虑，自然虚灵也；识神者有思有虑，灵而不虚也。人欲用其神明，则自脑达心，不用其神明，则乃由心归脑。"故"元神"又称"不神"，"识神"又称"思虑神"。

"五脏神"是将人的精神、思维、意识等心理活动归纳为神、魂、魄、意、志，并为五脏所藏。五脏神是指人体与外界环境相互作用，人的生命和精神情志活动在宏观层次分属于心、肝、肺、脾、肾五脏支配并协调统一的整体功能。心神是五脏神的主宰，故《灵枢·邪客》曰："心者，五脏六腑之大主也，精神之所舍也"。神既以五脏所藏之精气（血、脉、营、气、精）为物质基础，同时神的活动又能调节五脏功能，而化生精气，故五脏又称为"五神脏"。元神统御五脏神，《颅囟经》记载："太乙元真在头，曰泥丸，总众神也。"神气充旺为健康的标志，神之消失为生命的终结。《寿世保元》曰："夫人之一身，有元神，有元气，神官于内，气充于体，少有不保，而百病生矣。余谬为保元云者，正欲保其元神，常为一身之主，保其元气常为一身之辅，而后神固气完，百邪不能奸，百病无由作矣"。

气使人产生情志活动。《素问·天元纪大论》言："人有五脏化五气，以生喜、怒、思、忧、恐。"《灵枢·五阅五使》说："五气者，五藏之使也"，说明五气承载着五藏的功能和信息，推动着情志活动的产生。天地之气化生人身之气，天人之气共同推动神的产生。如《素问·六节藏象论》曰："天食人以五气，地食人以五味。五气入鼻，藏于心肺，上使五色修明，音声能彰；五味入口，藏于肠胃，味有所藏，以养五气，气和而生，津液相成，神乃自生。"因而五志是作为生理功能的精神情绪活动，是脏腑功能活动的重要组成部分。"七情"是在五志的基础上增加了"悲"和"惊"。七情偏重于强调情绪致病因素或病理性的情绪反应。"五志"与"七情"的本质是相同的，都以五脏精气为物质基础。如《素问·宣明五气论》曰："精气并于心则喜，并于肺则悲，并于肝则忧，并于脾则畏，并于肾则恐"。其区别在于"常"与"变"，在于生理反应还是病理变化。

肾为"五神脏"之一，肾之神为志。《灵枢·本神》曰："肾藏精志"；《素问·宣明五气篇》、《素问·三部九候论》、《素问·调经论》等多篇记载"肾藏志"。志有两种含义，一是指专意不移之意，反映了人们明确了既定目标，并为达到目标而自觉努力的心理状态和过程。《灵枢·本神》曰："意之所存谓之志"。《类经·脏象类》曰："意已决而卓有所立者曰志。"另一种含义是指人的记忆力。《素问·宝命全形论》言："慎守勿失，深浅在志"，杨上善曰："志，记也"，说明"肾主志"和记忆信号的储藏相关。"意"为心之所忆，心之所向，"志"将"意"固定下来，形成长期记忆。肾所藏之"志"之所以有这个功能，与"肾藏精"的功能密不可分，而藉肾与脑之互济得以实现。

作为长期记忆的"志"必须藏于肾精之中，并受其涵养，否则志无所藏必转瞬即逝，可见健忘、痴呆等证。而记忆的保持，亦离不开脑髓的作用。《医经精义》曰："志，即古誌字，记也。事物所以不忘，赖此记性，记在何处，则在肾精。盖肾生精，化为髓，而藏于脑中。"《本草通玄·卷上》曰："盖精与志皆藏于肾所藏者，精不足则肾衰，不能上交于心，故善忘；精足志强则善忘愈矣。"《医经精义》曰："盖心火阳光，如照相之镜也。脑髓阴汁，如留影之药也。光照于阳，而影附于阴，与心神一照，而事记髓中……古思字从囟从心；囟者，脑前也。以心神注囟，则得其事物矣。"故精足则髓充，肾强则脑健，事物的影像经感官入脑后，在肾脑的共同作用下，留存于脑，待心有所忆时，思之，则脑中之留影立现，从而实现对记忆信号的储存和提取。这个过程中的任何环节发生障碍，都会引起健忘、痴呆等症。

《医林改错》曰："所以小儿无记性者，脑髓未满。高年无记性者，脑髓渐空。"《类证治裁》曰："人之神宅于心，心之精依于肾，而脑为元神之府，精髓之海，实记忆所凭也。"《医方集解》曰："人之精与志，皆藏于肾，肾精不足，则志气衰，不能上通与心，故迷惑善忘也。"陈士铎《辨证录》言："人有老年而健忘者，近事不多记忆，虽人述其前事，犹若茫然，此真健忘之极也，人以为心血之涸，谁知是肾水之竭乎？"

《灵枢·本神》曰："心有所忆谓之意，意之所存谓之志，因志而存变谓之思，因思而远慕谓之虑，因虑而处物谓之智。"从感觉到记忆再到思维的这一过程称为"智力"，智力包括记忆、观察、想象、思考、判断等，智力和能力不能分割；而智能的发生与"肾藏精、主志"有着密切的关系。孙思邈在《备急千金要方·肾藏》云："肾者，生来精灵之本也"。"精"指的是先天之精，"灵"则指的是精神和智慧。章潢又倡"肾主德智"，智即智慧、智力，同"因虑而处物谓之智"，故《医学心悟》中有"肾主智，肾虚则智不足"的论述。人之记忆、智慧与由其产生的伎巧皆源于肾精，无不由脑发出者，正如蔡陆仙所述："人力才力均出于脑，而脑髓实由肾主之。肾生精，精生髓，髓生骨，骨系着于脊骨第十四椎下，是为命门，为人脊最深之窍，即输精入脑之所。人第知脑力足则才智精力从生，而不知所以生者在肾，……脑髓生于肾精，……精足则髓足，髓足则脑充。"

肾脑共主记忆，并与智能相关。《医经精义》曰："凡事物经目入脑，经耳入脑，经心亦入脑。"脑经感官认识分析事物，作出判断，对不同的外界因素有相应的情感和行为表达，并在肾的共同作用下，形成长期记忆。脑通过五官九窍对外界事物进行感知，并形成相应的感觉和运动，这种认知功能、记忆功能和意志精神的产生与维持均是在肾精脑髓相互为用的基础上得以实现。

肾精脑髓互化是元神产生的基础。精不自生，生于运化之神；形不自生，生于无形之气。真阳之气依于元精，气归精也；元精依于元神，精归化也。元神无思无虑，统御后天识神；识神有思有虑，以心神为主导，分列为五脏神，又可对元神产生影响。肾与脑在人身之神的形成和作用方面，既具有先天互化之意义，又具有后天调控之关联，形神相附，密不可分。肾藏元精，元精化气，气化生神；脑藏元神，元神役气，元气役精。气使得肾与脑联结为一个有机的整体，也使得这一系统与其他脏腑系统，乃至人体外部系统发生物质和能量、信息的传递。

（三）精髓充足自多伎巧

"肾者，作强之官，伎巧出焉"见于《素问·灵兰秘典论》《素问·遗篇刺法论》等。历代关于肾的这一功能解释多有争议。有将"作强之官"和"伎巧出焉"分别解释者，如《类经·藏象类》曰："精为有形之本，精盛形成则作用强""水能化生万物，精妙莫测，故曰伎巧出焉。"类似的观点如《黄帝内经素问吴注·灵兰秘典论八》："肾为水脏，水体内明而外暗，内明，故出伎巧；外暗，则徒作强而已。"《黄帝素问直解·灵兰秘典论第八篇》曰："肾藏精，男女媾精，鼓气鼓力，故肾者，犹之作强之官，造化生人，伎巧由之出焉。"这类解释主要是基于"肾藏精"和"肾主水"的功能。有将"作强之官"和"伎巧出焉"作对应解释者，如王冰注释为"强于作用，故曰作强。造化形容，故云伎巧。在女则当其伎巧，在男则正曰作强。"

指肾的功能作用而言。现代李如辉认为"作强之官"当理解为应用"社会官制模式"类比说理的结果，解作"职掌机体壮健之官"。因为人之生殖伎巧、思维伎巧、行为伎巧无不由肾所出，故曰："肾者，作强之官，伎巧出焉"。臧守虎认为"肾者，作强之官"说的正是肾以及肾中所藏之精在人体脏腑、血气、骨骼等生成中的先天原动力地位和作用。肾以及肾中所藏之精化生人体脏腑、血气、骨骼等，于是才有了脏腑、血气、骨骼等功能。张卫国认为"肾者，作强之官，伎巧出焉"意为：肾者，乃是掌管国运命脉，使国祚昌盛，源远流长，推陈出新的器官。

"肾藏精"是肾最基本和最重要的功能，由此而衍生出了"肾主水""肾主生殖"等功能。"肾者，作强之官，伎巧出焉"也是基于"肾藏精"，而总结的肾对于人体的重要作用应与"肾主骨"和"肾主外"关系密切。

《素问·阴阳应象大论》曰："肾生骨髓""在体合骨"。《素问·宣明五气论》曰："肾生骨髓"，"其充在肾"。《素问·解精微论》曰："髓者，骨之充也"。《素问·痿论》曰："肾主身之骨髓"。人体"精藏于肾"，"是以知病之在骨也"（《素问·金匮真言论》）。"骨者，髓之府，转摇不能，肾将惫矣"（《素问·脉要精微论》）。"肾气热，则腰脊不举，骨枯而髓减，发为骨痿。""骨枯而髓虚，发为骨痿"（《素问·痿论》）。

《医经精义》曰："肾藏精，精生髓，髓生骨，故骨者，肾之所合也。髓者，肾精所生，精足则髓足，髓在骨内，髓足者骨强。"《医法心传》云："在骨内髓足则骨强，所以能作强，耐力过人也"，否则"肾衰则形体疲极也"，说明肾中精气盛衰的重要标志就是脊柱、关节与骨之强劲或脆弱。肾中精气充盈则骨髓生化有源，骨才能得到髓的滋养，骨矿含量正常而骨强健有力，故而能

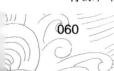

够"作强"并产生各种动作"技巧"。肾虚精亏，髓衰骨弱，则支撑人体的能力减退，势必出现腰膝酸软无力，不耐久行久立等症，乃至形成各种骨代谢疾病。

肾主骨，髓藏于骨中，脑为髓之海，骨与脑中的精髓充足是骨强健有力的重要保证。现代实验研究表明，雌激素对骨细胞有直接作用，不仅成骨细胞上有雌激素受体，下丘脑前内侧、腹内侧核、弓状核等部位也广泛分布雌激素受体免疫反应物。大部分生长素释放激素神经元内含雌激素受体，是雌激素在下丘脑的靶细胞之一，而生长素对骨的生长、代谢及骨量维持具有重要作用。肾虚、下丘脑雌激素受体水平与骨密度及骨矿物质含量的变化具有某种相关性。肾主骨，既包括对下丘脑 - 垂体 - 靶腺轴不同环节，不同层面功能的概括，也包括骨骼组织局部微环境各种调节因子的功能，即把骨组织的变化与整个机体的变化联系起来，强调"肾""精""髓""脑""骨"之间的生理病理的有机联系。另一方面，有大鼠实验研究表明，雌激素的水平对神经细胞的功能和生长发育可能产生直接影响，参与调节神经元突触可塑性，从而改善大鼠学习记忆的功能。这也为肾脑相关基础上方可产生各种技巧提供了实验佐证。

"肾主外"见于《灵枢·五癃津液别》，"肾为之主外"及《灵枢·师传》"肾者主为外，使之远听，视耳好恶，以知其性。"这一论述突出了肾与外部的联系，历代医家对此有几种不同的解释。一是命门为守邪之神。"守邪之神"见于《难经·八难》，"所谓生气之原者，谓十二经之根本也，谓肾间动气也。此五脏六腑之本，十二经脉之根，呼吸之门，三焦之原。一名守邪之神"。守邪之神为命门之名，即肾气，肾气盛则邪不能侵故名。二是卫气根于肾而成为人体御邪防病的主力。卫气的功能，实质上是人体对外环境的适应性的表现。"命门之真阳，为卫气之根本。皮毛之卫气，乃真阳之外发。"三是认为肾开窍于耳，故主为外，如马莳《黄帝内经灵枢注证发微》曰"肾主为外，使之远听，故视耳之好恶，而知肾之小大、高下、坚脆、偏正矣。"张志聪《灵枢集注》曰"肾开窍于耳，故主为外，言其听之远也。"

"肾主外"一方面强调了肾气、命门对人体适应外环境能力的重要意义，另一方面突出了肾对于官窍通明，视听嗅闻之技巧发挥的重要作用。官窍是人体与外界环境进行信息交流的途径，官窍功能的正常首先需要五脏功能的和合。《灵枢·脉度》曰："五脏常内阅于七窍，是以五脏不和，则七窍不通矣。"而且"阳者，卫外而为固也"，是官窍通利的重要保证。如果"阳不胜其阴，则五脏气争，九窍不通"（《素问·生气通天论》）。肾寓元阴元阳，是官窍通畅的重要保障。天气清净，则聪明而神慧。《素问·四气调神大论》曰："天明则日月不明，邪害孔窍。阳气者闭塞，地气者冒明。"吴昆注曰："言人之真阳不可泄露，当清净法道以保天真，苟真阳泄露，则虚邪入于孔窍，而失其精明矣。"肾对感官也有直接的联系和作用，肾藏精，精足气盛才能滋润和濡养官窍。如《灵枢·脉度》曰："肾气通于耳，肾和则耳能闻五音矣。"《灵枢·师传》曰："肾者主为外，使之远听，视耳好恶，以知其性。"正如《灵枢·大惑论》所云："五脏六腑之精气皆上注于目而为之精"。赵献可则言："五脏六腑之精气皆上注于目而为之精，肾藏精……以肾为主"。

脑为诸阳之会，对官窍的功能发挥也有重要影响。《灵枢·大惑论》云："裹撷筋骨血气之精而与脉并为系（眼系），上属于脑，后出于项中。"《素问·解精微论》云："泣涕者，脑也，脑者，阴也，髓者，骨之充也，故脑渗为涕。"《医林改错·脑髓说》云："鼻通于脑，所闻香臭归于脑。"《医林改错·脑髓说》："两耳通于脑，所听之声归于脑。"清·王惠源《医学原

始》云："耳、目、口、鼻之所导入于脑，必以脑先受其象，而
觉之，而寄之，而存之也。"又曰："脑颅居百体之首，为五官
四司所赖，以摄百肢，为运动知觉之德"。血气调和是官窍通利
的另一个重要条件。《灵枢·邪气脏腑病形》云："十二经脉，
三百六十五络，其血气皆上于面，而走空窍。"《太素·人迎脉口
诊》曰："音气并章，耳目聪明，反此者，血气不行身中。"意为
"阴阳和者，言音清朗，吐纳和畅，故曰并章。七窍开通，所以耳
目聪明。反此为逆，故血气不行也。"而血气之充沛流行，又依赖
于肾所藏之先天之精的充盛及后天水谷精微的滋养。《太素·调阴
阳》曰："阴之五官，阳在五味。"意为"五味内滋五藏，五官于
是用强也。"

　　"肾者，作强之官，伎巧出焉"蕴含了肾在脑的协同作用下
"主骨"和"主外"的生理功能，是在"肾藏精"基础上的功能延
伸，故肾精脑髓充足是技巧形成的重要保证。

第三节　中医脑肾理论的本质和特征

一、中医脑肾相关理论的机制

（一）脑—督脉—肾

　　督脉的脉气发源于肾。《素问·骨空论》曰："督脉者，起于
小腹以下骨中央。"即脉气产生于小腹部，这也是"丹田"和"脐
下肾间动气"的所在。《诸真圣胎神用诀》言："丹田者，生炁之
源。"道家认为精气为构成万物的本原。人出生之后，先天真元之
气藏于丹田，为生命之所系。

　　从经络结构上讲，督脉通过和足太阳膀胱经、足少阴肾

经相互沟通，将脑和肾紧密联系到了一起。如《灵枢·海论》曰："督脉贯脊，上至风府，入属于脑。"《素问·骨空论》言督脉"合少阴上股内后廉，贯脊属肾。"并且"与太阳起于目内眦，上额交巅，入络脑，还出别下项，循肩髆内，夹脊抵腰中，入循膂络肾。"《难经·二十八难》曰："督脉者，起于下极之俞，并于脊里，上至风府，入属于脑。"从经脉循行上，既有自上而下的营气循行模式，又有自下而上的元气循行模式。

在功能作用方面，《杂病源流犀烛》云："督脉为精气升降之道路。"明·李梴在《医学入门》中明确指出："脑者髓之海，诸髓皆属于脑。故上至脑，下至尾骶，皆精髓升降之道路也"。《医学衷中参西录》云："脑为髓海，实由肾中真阴真阳之气，酝酿化合而成，缘督脉上升而贯注于脑。"程杏轩《医述·脑》中更明确论证了肾精化髓，填充于脑的过程，其曰："脑为髓海，……髓本精生，下通督脉，命门温养则髓益充，精不足者，补之以味，皆上行之脑，以为生化之源。"

督脉与任脉分则为二，合则为一，是斡旋元气的通路。元气蓄于脐下，自肾间启动，沿督脉而上腾，循任脉而下潜，形成督升任降的经气循环（道教小周天功法称此为河车逆转），任督元气充盛复溢于十二经（道教称大周天），此为丹田元气充养中上二焦的循环。任督二脉通过督升任降的循环方式运行元气，将心、脑、肾密切联系在了一起。督脉内部联系"脑"、"心"、"肾"，这是精、神、血气的会聚所在，被称为上、中、下三元，营气运行以此为总纲，气功锻炼精、气、神就以此为基础。

这在《针灸大成》督脉下有更为具体的论述："要知任督二脉一功，元将四门外闭，两目内观，默想黍米之珠，权做黄庭之主。却乃徐徐咽气一口，缓缓纳入丹田；冲起命门，引督脉过尾闾而上升泥丸（脑），追动性元；引任脉降重楼（喉）而下返气海。二脉上下，旋转如圆，前降后升，络绎不绝。"正因为"督任原是通真路"，所以调养任督二脉养生的方法，如果能"久而行之"可以达到"关窍自开，脉络流通，百病不作"的效果。

肾与脑通过督脉在结构和功能上的联通，斡旋元气，通行营气，从而实现肾对脑的营养、支持，以及脑对肾的规定、调控，进而作为一个整体对全身的功能活动产生重要影响。

（二）精—气—神

精指构成人体和维持人体生命活动的基本物质，如《素问·金匮真言论》云："夫精者，身之本也。"五脏皆是人体藏精之处，如《素问·五脏别论》所言："五脏者，藏精气而不泻也"。其中，肾藏先天之精，也称为"生殖之精"，是由父母之精相合而成，是构成胚胎发育的原始物质，如《灵枢·决气》所言："两神相搏，合而成形，常先身生，是谓精。"肾亦藏后天之精，包括水谷之精及《素问·上古天真论》所言的："肾者主水，受五脏六腑之精而藏之。"故《素问·六节藏象论》曰："肾者主蛰，封藏之本，精之处也。"精是生命的本原，《灵枢·本神》曰："是故五脏主藏精者也，不可伤，伤则失守而阴虚，阴虚则无气，无气则死矣。"

元气是由元精所化之气，指一切无形的、不断运动、极其细微而分散，用肉眼看不见而且不断运动的物质，是构成人体的基本物质。元气根于肾精，经肾中真火之蒸腾气化，有形之精则化为无形之气，经三焦升腾布达全身。全身脏腑组织器官正是在肾精化生的元气的激发推动作用下，产生相应的生理功能。脏腑气化、新陈代谢、思维活动等一切内在和外在的生命活动均须得到元气的维持和发动。李东垣在《脾胃论·脾胃虚则九窍不通论》中指出："真气又名元气，乃先身之精也，非胃气不能滋之"。《温疫论》认为

"凡元气胜病者为易治，病胜元气者为难治"。

先天之精化气，并将后天摄入之精不断同化，维持精化气、气生精过程，是为各种生命活动。神志就是精化气基础上产生的更高层次的生命活动，因此精质是神志之根柢，气化是神志之发端。汪绮石《理虚元鉴·心肾论》中言："以先天生成之体质论，则精生气，气生神；以后天运用之主宰论，则神役气，气役精。精、气、神，养生家谓之三宝，治之原不相离。"

《东医宝鉴》曰："脑为髓海，为上丹田，藏神之府也；心为绛火，中丹田，藏气之府也；脐下三寸为下丹田，藏精之府也。"上丹田藏神，中丹田藏气，下丹田藏精，道教视精、气、神为人身三宝，为生命之根本，而三丹田为藏精、气、神之所在。肾藏精，靠命门之火的作用化为真气，上充于脑，以成脑神之用。在生理方面，若肾精足而命门火旺，则其气生化有源，脑气充则神旺而思维敏捷、记忆力强。反之则虽命火旺但肾精衰或虽肾精足但命火衰，均可致真气虚而脑神疲，出现精神萎顿、记忆力差、思维不敏等病变，临床中当补肾温脑以治之。正如陈士铎在《辨证录》中所论："盖脑为髓海，源于肾，肾无火则髓不能化精，肾多火则髓亦不能化精。"肾与脑正是通过精气的升降密切相关，并成为生命活动的主宰。

（三）神经—内分泌—免疫

肾为先天之本，藏真阴真阳，"五脏之阴气非此不能滋，五脏之阳气非此不能发"，提示中医的机体调控中心在肾。现代医学研究表明，肾阳虚证的调控中心定位在下丘脑，而且涵盖着神经内分泌免疫网络。补肾中药对下丘脑-垂体-肾上腺-胸腺（HPAT）轴的影响，亦即对神经内分泌免疫（NEI）网络的影响。神经内分泌免疫网络是人体主要的调控机制。三个系统彼此之间存在着双向传递机制，在中枢神经系统的主导控制下，协调有序地调控机体的功能，使机体对内外环境的刺激产生统一的适应性反应，以维持稳态。肾本质定位于下丘脑，是肾脑相关的实验依据。

神经、内分泌、免疫三大系统共用许多化学物质作为信息传递分子，这些分子是三大系统相互作用的物质基础。肾藏精，精生髓，脑为髓海，督脉为精气升降的通路，"精"、"髓"、"气"是肾脑相关的共同物质基础。肾精亏虚，则髓海不足，脑神失养；督脉经气不利，则上为脑转嗌干，下为瘫痔遗溺等症。脑之上气不足或元神被扰，轻则表现为肾脑功能受限，重则对一身脏腑的功能活动都有影响。

肾之保护机体、御邪防病等类似于免疫系统功能的特性与"肾主外"的功能有关。命门为"守邪之神"，肾精充足，元气充沛，藏精起亟，能应激、应变则能守邪。"阴者藏精而起亟也，阳者卫外而为固也"正是神经系统在应激刺激下，引起免疫系统活动的一种反映。在动物实验中，神经精神活动影响免疫功能的报告有很多，如1981年 Keller 等报道，电击大鼠尾部能明显抑制血中淋巴细胞对植物血凝素（PHA）的反应。在日常生活中，过度疲劳、精神紧张、悲伤不已等情况下，机体的抵抗力下降，也容易诱发多种疾病；在临床治疗中，精神上的打击很容易导致疾病加重或恶化。另一方面，"卫出下焦"。《类经》指出："盖人之所本，惟精与气。气为阳也，阳必生于阴；精为阴也，阴必生于阳。故营本属阴，必从肺而下行；卫本属阳，必从肾而上行。"卫气根于肾而成为人体御邪防病的主力。如《伤寒论》中"桂枝加附子汤证"即是太阳病发汗太过损伤卫阳"遂漏不止，其人恶风，小便难"，通过附子温补肾阳而达到实卫阳的作用；又如过敏性鼻炎多属卫表不固，若单纯从补肺固表论治，只能收到一时之功，而从补肾固本着手则可取得长期疗效。"肾主外"是肾与脑在神经内分泌免疫网络相关的具体表现。肾精生髓充脑生神，是肾主外功能得以正常发挥的保障。

"肾藏精"与现代医学肾脏的内分泌功能具有相关性。肾阳、肾阴、肾生髓、肾主骨分别与肾素、激肽、促红细胞生成素、活化维生素 D等物质基础相应。肾命三焦系统是调节人体内分泌和代谢的根本和原动力。肾之元精化生元气，三焦为元气之别使，肾命三焦系统以"元气"为纽带，对人体一身气血津液的输布、代谢（即升降出入）起到调节作用，进而与希恩综合征、尿崩症、甲状腺功能减退症等内分泌代谢疾病相关。人体主要的内分泌腺脑垂体、甲状腺、胸腺、松果体和肾上腺等都位于人体中轴线上，其中脑垂体是人体内最主要的内分泌器官，分泌多种激素，功能复杂，并调控其他内分泌腺的活动。因而，肾–督脉–脑的相关，与神经–内分泌–免疫网络的功能密不可分。

二、中医脑肾相关理论的现代认识

（一）物质–信息–能量

生命是典型的开放系统，远离热力学平衡，存在非线性相互作用。摄入食物、水、空气、阳光等，排出大小便、汗等，通过新陈代谢与环境进行物质和能量交换；同时进行系统内各部分之间、细胞之间、细胞内外能量和信息的交换，从而保持系统的稳定。耗散结构理论阐明机体的结构是一种耗散结构，是依靠物质和能量的耗散建立与维持。薛定谔指出："一个生命有机体的熵是不可逆地增加的，并趋于接近最大值的熵的危险状态，那就是死亡。生命体作为一个非平衡的开放系统要摆脱死亡，唯一的方法就是从环境里不断汲取负熵，有机体就是赖负熵为生。"

熵是热力学术语，是系统无序性的量度。熵的变化由两部分组成：一部分由系统本身不可逆过程引起的熵产生 diS，服从热力学第二定律，即熵增加原理；另一部分则是系统与外界交换带来的熵流 deS，熵流并不由热力学第二定律所决定。此时，整个系统的熵变 dS 是熵产生 diS 与熵流 deS 之和，即 dS=diS+deS。

因为熵是"无序性"的量度，所以"负熵"是有序性的量度，在此意义上讲，生命体维持生命而从外界汲取的是"秩序"。处于健康状态的人体其"熵"通常都维持在恒定体温下的合成代谢与能量代谢相匹配的水平。当能量代谢过剩时，机体将产生过量的废热，若超出身体调节功能，则会偏离健康状态，熵流受阻而造成"积熵"，从而形成"熵病"。

肾-督脉-脑系统通过与外界物质、信息、能量的交换，汲取尽可能多的"负熵"deS，减少机体 diS 的积累，在人体这个大系统中，成为一个对机体稳定有序至关重要的小系统。肾所藏之精，包括先天之精、水谷之精和脏腑之精，其中，水谷之精的获得依赖于摄入的食物和水；脏腑之精的获得依赖于肾与其他脏腑的精气转化；通过机体与外环境及机体自身的能量转换，实现机体"负熵"deS 的增加。同时，肾通过主司机体的排泄来减小 diS。"肾主水"，为水之下源，并主二便。汗的排泄与"卫气"的功能状态有关，"卫出下焦"，根于肾而发于肌表。肾通过对大小便、汗液等排泄过程的调控排出过量的废热，减少体内正熵的增加。脑通过五官九窍感知外界事物，《医经精义》曰："凡事物经目入脑，经耳入脑，经心亦入脑"。脑通过整合阳光、空气等作用于人体的信息，增加"负熵"deS。信息论的研究已经证明，信息即负熵，信息是各子系统得以自组织形成结构的必要条件，也是系统组织化程度的度量。不同质量和数量的信息获取决定了人体"负熵"的高低。故从养生的角度，《素问·上古天真论》提出："恬淡虚无，真气从之，精神内守，病安从来。"正是由"神"到"气"，由"气"到"精"，增加人体"负熵"的修炼方法。宋代修道养生家白玉蟾在《紫清指玄集》中也明确指出："炼形之妙，在乎凝神，神凝则气聚，气聚则丹成，丹成则形固，形固则神全。"并认为，修道养生的关键是"忘形以养气，忘气以养神，忘神以养虚。"

在病理状态下，"肾藏精，主水，主二便"之功能不利，或脑之神受扰，或督脉经气不利，都会导致熵流受阻而造成积熵，从而形成"熵病"。此时，就需要从外界引入负熵流，同时削弱系统内部产生的正熵。汗、吐、下等泻法是减少正熵的治疗方法，补益、调和等是引入负熵的治疗方法。当机体产生疾病时，机体系统内处于一种无序的状态，引入负熵流就是要削减这种无序。这就需要根据机体"正气"与"邪气"的功能状态进行"调和"。张介宾对"调"作了详细的解释："所谓调者，调其不调也。凡气有不正，皆赖调和。如邪气在表，散即调也；邪气在里，行即调也；实即壅滞，泻即调也。虚羸困惫，补即调也。由是类推，则凡寒之、热之、温之、清之、升之、降之、抑之、举之等，皆调气大法也"。中药、针刺、艾灸、推拿、气功等干预手段都是通过减少正熵、增加负熵帮助机体从疾病的无序状态恢复到有序的健康状态。在这个过程中，由于脑对机体从外界所采集信息的整合作用以及"脑为元神之府"的独特地位而成为摄入"负熵"的重要系统，如《灵枢·本神》曰："凡刺之法，必先本于神"。针灸取效的关键"气至而有效"之"气"，即是"卫气"，又与肾的功能密切相关。肾由于调控机体的水液代谢和二便排出，而成为机体减少"正熵"的重要方面。肾-督脉-脑系统在机体与外环境进行物质-信息-能量交换时，通过精-气-神的相互作用和相互转化，对机体整个系统增加负熵、减少正熵都有着重要的决定意义。

（二）控制-调节-反馈

人体内各种生理活动的调节包括体液调节、神经调节和自身调节主要是以反馈控制的形式进行。反馈控制系统是一种"闭环"系统，由控制部分、受控部分、感受装置组成。反馈控制系统分为正反馈和负反馈。正反馈指反馈调节使受控部分继续加强原来的活动；负反馈指反馈调节使受控部分的活动向着相反的方向发生变化。在正常的生理活动中，绝大多数控制系统都是负反馈控制方式的调节。正负反馈控制的最终目的是维持人体各方面机能的相对稳定。

人体系统是高度复杂的有序系统。这种有序性表现为人体的层次分明、结构严谨。从水平方向看，各系统、各器官、各分子之间是相互联系的；从垂直方向看，系统、器官、细胞、分子等级分明。中医学认为，这一复杂系统的各种有序结构的形成都是阴阳相互作用的结果，而阴阳的相互作用也是人体系统结构失稳的根本原因，阴阳变化是人体系统宏观有序程度的度量。"阴平阳秘"是机体健康的标志，而阴平阳秘是通过反馈调节机制实现。阳要发挥正常的功能活动，必须以阴物质的分解为基础，从而产生一定的能量，在能量的推动下，阳产生各种机能活动。当阴物质分解到某一最低限度时，其承制作用就显现。这时阴向阳发出反馈信号，抑制阳的活动，使阴的消耗也相对减少，在阳的作用下，阴物质的化生又逐渐增加。当阴阳反馈联系遭到破坏时，就会出现阴阳的偏盛偏衰。故《素问·阴阳应象大论》云："阴盛则阳病，阳盛则阴病。"

人体系统的调控有三种方式，一是机体内部的自稳调控；二是机体运用太极拳、气功等方法所进行的自主调控；三是依靠外力（针刺、药物）所进行的被动调控。肾之元阴元阳对一身阴阳的调控是机体自稳的重要方面，与五脏的生克制化共同构成机体自稳调节的核心机制，是自主调控和被动调控发挥作用的基础。肾阴主凉润、抑制，肾阳主温煦、推动。肾阴与肾阳协调配合，推动和调控肾发挥各种功能，也为其他脏腑系统提供物质基础和动力支持。脑是高级控制中枢，在"神"执行调节功能的过程（气）中，需要

"精髓"为物质保障，并以精髓为反馈的载体。在精-气-神的负反馈中实现肾-督脉-脑的协调统一。

当有外部因素作用于人体时，根据"黑箱"理论，以人体自主性调节防卫为核心，把引起机体自主性调节防卫反应的一切因素作为"输入"，把人体自主性调节防卫的效应作为"输出"，找出"输入"与"输出"的关系和规律，由此确定对人体进行控制的法则。在用"四诊"考察黑箱、"辨证"识别黑箱、"施治"控制黑箱的过程中，由于肾-督脉-脑是人体自稳调节的重要机制，所以不仅肾和脑系统的疾病要考虑这条轴的作用，而且其他系统的疾病也要考虑到这条轴的影响。"久病及肾"以及"久病重病当辨奇经"等论述已认识到肾与督脉在人体调控中的特殊作用，关于脑的作用在"生物反馈治疗"等理论和实践中也开始得到认识和应用。如在高血压的治疗中，若利用各种仪器使血压等心血管活动变成机体感官能够识别认知的信号，通过眼睛、耳朵等感受器及时反馈到大脑皮质和包括前扣带回和小脑蚓部等部位，经过有意识的整合、调控，这种负反馈调节的结果使血压等达到相对稳定的状态，较单纯药物疗法有更加明显的疗效。

（三）自组织-自适应-自愈力

所谓自组织是指系统在特定的内外条件下，从混沌到有序，从有序程度低到有序程度高，并稳定在一定有序程度上的自我完成过程。"自组织"是一类特殊的"自己运动"，其动力和指令来自系统内部。这种组织过程并不受控于外力的作用，是系统自我完成的。人体是一个典型的自组织系统，生命的本质存在于以信息调控为基础的自组织过程之中。机体的自组织机制是健康、发病、愈病的枢机，对于机体内外的变化和作用自主性地进行组织，做出反应，表现出或健康，或发病，或愈病的各种状态。协同学用"序参量"描述系统自组织的状态。序参量是指那些在系统从无序向有序转化的临界区域中衰减较慢或几乎不衰减的参量，其主宰系统最终结构和功能的模式。阴阳是人体系统的序参量，阴阳的相互作用是"阴阳自和"的内在动力。肾-督脉-脑系统在人体的自组织过程中发挥着决定性的重要作用。

《灵枢·经脉》云："人始生，先成精，精成而脑髓生。"在此基础上，"血气已和，营卫已通，五脏已成，神气舍心，魂魄毕具，乃成为人。"先天之精，由父母生殖之精的结合体发育而成，与生俱来，是构成生命个体的本原物质，也是人体结构与功能的基础，因而成为子代的"元精"。元精成而脑髓生，产生元神。元神就是不以人的意志为转移的调控机制，其实质就是先天遗传基因的调控机制。元精是元神的物质基础，两者与生俱来，是物质与功能的关系，同属先天，本为一体，决定着脏腑形体官窍的形成。元气根于肾精，元气充沛则机体自我调节和修复能力强。刘完素在《素问玄机原病式》中言："夫太乙天真元气，非阴非阳，非寒非热也。是以精中生气，气中生神，神能御其形，由是精为神气之本，形体之充固，则众邪难伤，衰则诸疾易染"。《温疫论》也云："凡元气胜病者为易治，病胜元气者为难治"。元气在元神的调控下，实现机体的"自适应"，从而达到"自愈"的状态。

疾病的产生都是人体在一定的致病因素作用下，正气与邪气相互斗争的结果。正气（指人体内具有抗病、祛邪、调节和自我修复作用的一类细微物质）是决定发病的主导因素，邪气（与正气相对，泛指各种有害因素）是发病的重要条件。疾病的治疗就是"扶正祛邪"的过程。陆广莘教授指出"人体正气"是神气形的统一，是人依靠整体边界屏障功能（形者生之舍），实行主体性开放流通自组演化（气者生之充）和实现稳态适应性目标调节（神者生之制）的目标动力系统的功能。提高阴阳二气在生理状态下的自我调整和在病理状态下的自我修复能力，是维持机体"阴平阳秘"的关键。肾-督脉-脑系统是机体精-气-神相互转化和相互作用的重要场所与保障,是人体正气的重要来源。在以意识调控为核心的人体生命信息调控、以神经系统为主导的生物化学调控、以人体能量场(特别是电磁场)为背景的能量调控机制作用下,从物质、能量和信息三个层面实现人体的自我平衡和自我修复。

三、中医脑肾理论的特征

(一)肾脑相关的开放性

人体是一个开放系统。《黄帝内经》中的气化学说从机体与环境的物质、能量、信息交换研究形态结构的发育、代谢、调节的机制和规律。肾脑相关之系统,在系统内和系统外均与其他脏腑、经络、官窍存在广泛的关联,通过物质、信息和能量的交换,实现人体阴阳的动态平衡。

在表里关联方面,足太阳膀胱经为诸阳主气,络肾通脑,《灵枢·经脉》言:"膀胱足太阳之脉,起于目内眦,上额,交巅……其直者,从巅入络脑。"《灵枢·寒热病》曰:"足太阳有通项入于脑者,正属目本,名曰眼系。"有人认为"足太阳膀胱经为脑经"。肾与膀胱相表里,督脉与膀胱经之阳气在脑功能的发挥中具有重要的地位和作用。督脉与任脉分则为二,合则为一,分主一身之阴阳。故在肾与脑的关系中,两者与任脉及膀胱经、腑在生理、病理、病证和治疗上必然有千丝万缕的联系。

在上下关联方面,除督脉和膀胱经循行上下联通肾脑之外,"气街"理论与"四海"理论相辅相成,将人体上、中、下各部分联结成一个有机的整体。肾精、脑髓,元气、元神密切相连,并通过精、气、血、津液等人体精微物质的相互作用和转化,与其他脏腑、经络发生错综复杂的关联。

在内外关联方面,《灵枢·海论》曰:"夫十二经脉者,内属于腑脏，外络于肢节"。内在的肾、脑，通过经络，与外在的脊、股、耳、趾、头、目、喉咙等紧密相连，从而在生理、病理上相互影响，也为临床治疗提供依据。如《灵枢·海论》曰："脑为髓之海，其腧上在于其盖，下在风府"，因而可以取督脉腧穴百会和风府治疗髓海之病。

在肾脑系统之外，脑与五脏皆相关。肾与脾，一为先天之本，一为后天之本，存在先天决定后天，后天滋养先天的密切关系。肾与肺，一为水之下源，一为水之上源；一主纳气，一主呼吸，金水相生，在人体水液代谢和呼吸运动中相辅相成。肾与肝，"乙癸同源""精血同源"，在人体生长、发育、生殖等诸方面皆协同为用。肾与心，水火既济，心肾相交，是精神安泰、阴阳互济的重要保证。因而肾脑相关的状态，必然对其他脏腑产生作用，同时也受其他脏腑功能活动的影响。

肾脑系统与外界环境的变化亦密切相关，肾脑互济则"正气存内，邪不可干"（《素问遗篇·刺法论》）。执行这一卫外功能之气即是"卫气"，卫气的功能实质上是人体对外环境适应性的表现。卫气根于肾，"命门之真阳，为卫气之根本。皮毛之卫气，乃真阳之外发"，故《灵枢·五癃津液别》称"肾为之主外"。肾的功能状态决定了卫气的强弱，卫气强则"阳秘乃固"，"虽有贼邪，弗能害也。"（《素问·生气通天论》）。故《灵枢·禁服》曰："审察卫气，为百病母"。

人体要保证卫气的强盛，须顺应四时之序，保养精神。在自然环境的变化中，顺应天时，天人相应；在社会环境的变化中，恬淡内守，真气从之。使精与神协调配合，肾与脑相通互济。《素问·生气通天论》曰："苍天之气，清净则志意治，顺之则阳气固"，"故圣人抟精神，服天气而通神明"，"失之则内闭九窍，外壅肌肉，卫气散解"。

（二）中医脑肾相关的动态性

《素问·四气调神大论》曰："夫四时阴阳者，万物之根本也"。《素问·宝命全形论》曰："人以天地之气生，四时之法成"。人与天地相应，四季的阴阳变化也必然引起人体内阴阳的变化。因此，《素问·四气调神大论》详细地论述了如何顺应春生、夏长、秋收、冬藏的自然规律来作息和养神，春宜使志生，夏宜使志无怒，秋宜使志安宁，冬宜使志若伏若匿，从而使"万物不失，生气不竭"。正是由于人体的精气会随着四时的运动而发生质和量的动态变化，所以才需要人及时调节起居，通过调神养精全形。精与神的相应在动态中平衡，肾与脑的相关在动态中实现。

一年之中，精气在不断运动变化；一天之中，精气也随时间动态而改变。以此为基础，针对不同疾病按时用药或用针，就有了中药的时间疗法和针灸的子午流注等治疗方法。如选择在昼夜阴阳交替中的两个关键时辰——卯时和酉时服失眠胶囊治疗失眠。针刺得气与卫气有关，一天之内如何审察卫气，候气而治。《灵枢·卫气行》载："黄帝曰：卫气之在于身也，上下往来不以期，候气而刺之奈何？伯高曰：分有多少，日有长短，春秋冬夏，各有分理，然后常以平旦为纪，以夜尽为始。""得气"说明经气的"自我调节"功能已被诱导或调动起来，医患双方"密意守气""必一其神""令志在针"，则患者的正气应针而起，卫气与神呼应，才能达到"气至而有效"的治疗效应。

人的一生中，精气随着年龄的增长经历由弱到强，由盛而衰的动态变化。如《素问·上古天真论》中对肾气与机体生长壮老已之关系的描述，正是对精、气、形、神动态相关的刻画。而《灵枢·天年》对人体"气之盛衰，以至其死"的过程描述，更是直观地反映了元气与脏腑、形神的动态关系。精气起伏变化，神气趋而应之，肾与脑在动态中相关相应。

（三）中医脑肾相关的多样性

肾与脑在多个层面和多个角度密切相关。人体系统的功能活动是由空间结构和时间结构共同决定，空间结构包括了每一脏腑、经脉形与气的统一。在脏腑、经脉、气血津液等子系统的空间有序结构中，肾与脑以精和髓为主要物质基础，通过督脉和足太阳膀胱经、足少阴肾经等经脉直接相联，并在脏腑层面与心、命门、三焦，在官窍层面与目和耳，在形体层面与筋和骨等密切相关。

时间结构是指人体生理过程、生化过程、生物学过程以及人的行为中所表现出的各种非随机的节律性或周期性变化的总和。时间结构的主要表现是节律或振荡，肾与脑在人体系统发生、发展的时间过程中紧密相关。《灵枢·经脉》云："人始生，先成精，精成而脑髓生"；《灵枢·天年》云："九十岁，肾气焦，四脏经脉空虚；百岁，五脏皆虚，神气皆去，形骸独居而终矣"，肾和脑之同盛共衰决定了人生命的存与亡。在人一生的形体演化过程中，肾气的盛衰决定了人体空间方面生、长、壮、老、已的时间进程，而脑的强弱决定了人是否能"形体不敝，精神不散"，形神一体。此外，卫气运行的昼夜节律、五脏阴阳的四时节律等也是肾脑系统调节机体主动适应环境的表现。

空间结构是时间结构的载体，当生命系统空间结构受到损伤时，自组织机制就通过与外环境进行有序的物质与能量交换，包括神经、体液、内分泌、免疫等，激励时间结构的活性，促进空间结构的愈合，表现为针灸的子午流注法，顺应四时变化而养生、用药等。肾与脑通过共主一身之阴阳，形神之兼备，气机之升降，在机体"自适应"的过程中发挥决定作用，促进人体空间结构和时间结构的自我修复。

第四节　中医脑肾理论的生理功能和病理特点

一、中医脑肾理论的生理功能

（一）精气神相资之源

《素问·生气通天论》中记载："阴平阳秘，精神乃治，阴阳离决，精气乃绝。"故人身之阴阳不离精与神，精对神而言，则精为阴而神为阳。《灵枢·本神》曰："五脏主藏精者也，不可伤，伤则失守而阴虚，阴虚则无气，无气则死矣。"肾藏精，主一身之精的根本，因为"两神相搏，合而成形，常先身生，是谓精。"精者，血之精微所成，生气之所依也。生气者，卫气之根，即命门真火是也，精竭则生气绝矣；而人之气、血、津、液、血、脉等有形的物质基础皆依赖于水谷之精微，得命门真火蒸化，以生长肌肉、皮毛、筋骨等。精者合血与津液之精华，极清极厚，而又极灵者也，是神之宅也。髓与脑，皆属精之类。

五脏之中，各寓精气而藏神，称为"五神脏"，精生气，气生神，神御气，皆依赖于肾脑相关之功能协调，元精、元气、元神充沛为一身之精、气、神相互资生之源。清·程杏轩《医述·医学溯源》也认为："脑为诸体之会，即海也肾主之"。故而，肾中精气充足，则脑髓得养，神明清灵。《灵枢·海论》曰："髓海有余，则轻劲多力，自过其度"。人身之卫气营血皆以肾脑之功能为基，后天之水谷为养，才能生化有源、各行其道。《笔记杂录·气血精神论》曰："卫气者，本于命门，达于三焦，以温肌肉、筋骨、皮肤，剽悍滑疾，而无所束者也；营气者，出于脾胃，以濡筋骨、肌肉、皮肤，充满推移于血脉之中而不动者也；宗气者，营卫之所合也，出于肺，积于气海，行于气脉之中，动而以息往来者也。夫血者，水谷之精微，得命门真火蒸化，以生长肌肉、皮毛者也。"

形是神之体，神为形之用。精气依附形体而存在，形体须静而守位，精气才能藏于五脏，发挥其激发人体生命活动的作用，才能有表现于外的生命现象。因而《素问·五脏别论》云："五脏者，藏精气而不泻也。"精气的运动产生生命活动，如《素问·刺禁论》所言："肝生于左，肺藏于右，心布于表，肾治于里"，即是指脏腑在气机的升降出入过程中，表现出其独特的生理功能，并且在"天食人以五气，地食人以五味"的气味相得中，"气和而生，津液相成，神乃自生"（《素问·六节脏象论》）。人生于地，命悬于天，在天地阴阳合气中成形为人，在气的交感变化中动静生神，如《素问·天元纪大论》曰："应天之气，动而不息，应地之气，静而守位"。故人体之脑与肾在精、气、神的相互转化和相互影响中发挥着人身之"天"与"地"的作用，在气机的高下相召和阴阳的动静相感中决定其他脏腑的形成，并推动脏腑功能的发挥。

（二）气机升降之根

气化学说是以气的运动变化论述人体生命过程的理论，升降出入是气化的形式和机制。《素问·六微旨大论》云："是以升降出入，无器不有""无不出入，无不升降""出入废则神机化灭，升降息则气立孤危。"气化的动力是阴阳离合相转，阳予之正，阴为之主。

元气根于肾精，经肾中真火之蒸腾气化，有形之精化为无形之气，经三焦升腾布达全身。全身脏腑组织器官正是在肾精化生的元气的激发推动下，产生相应的生理功能。《灵枢·刺节真邪》篇："真气者，所受于天，与谷气并而充身者也。"元气遍布于全身，包括脏腑经络、四肢百骸，无处不到。李东垣《脾胃论·阴阳寿夭论》曰："脾主五脏之气，肾主五脏之精，皆上奉于天。"人赖天阳之气以生，此阳气之升须赖命门之火温煦；人赖阴精之奉以寿，此阴气须籍肾精之源以生化。脾阳之升与胃阴之降固为一身气机升降之枢纽，而此气从何而来？实源于肾。此气向何而去？必依于脑。人体气机以升为主，无升则无以为降。脾阳主升清，胃阴主降浊，肝阳主升发，肺阴主肃降，肾阳主升腾，肾阴主降敛。清阳为天，浊阴为地，清阳出上窍，浊阴出下窍；清阳发腠理，浊阴走五脏；清阳实四肢，浊阴归六腑（《素问·阴阳应象大论》）。如果肾脑之气机升降受阻，则十二经气机升降皆为之不利，而变证丛生。故《素问·阴阳应象大论》云："清气在下，则生飧泄；浊气在上，则生䐜胀"。《脾胃论·脾胃虚则九窍不通论》云："脾胃既为阴火所乘，谷气闭塞而下流，即清窍不升，九窍为之不利。胃之一腑病，则十二经元气皆不足也。"

肾通过对"元精""元气"的调控，为人体气机提供上升的动力，以"升"促"降"，并在气机的出入过程中，实现与外界环境的物质、信息、能量的交换。脑通过"元神"的作用统御一身之气，在各个脏腑的升降相宜中维持生命活动的正常进行。

（三）情感记忆之肇始

中医学将人们的情绪、意志等精神活动归为五脏精气之所使，正所谓"人有五脏化五气，以生喜怒悲忧恐"（《素问·阴阳应象大论》）。情志活动的物质基础是五脏之精气，如《素问·宣明五气论》云："精气并于心则喜，并于肺则悲，并于肝则忧，并于脾则畏，并与肾则恐。"《灵枢·本神》曰："肾藏精，精舍志。"志为神之用，为意之所存，藏于肾，肾中精气是神活动的物质基础，肾精亏虚，则神失所养，志无所用，意无所存，而致行为活动和性情失去主宰。临床中若肾之精气亏虚，无以生髓化血，就会导致精血亏虚，临床表现为面色无华、唇甲淡白、头晕心悸、精神萎靡等，治宜补肾药如熟地黄、制何首乌、阿胶等。五脏化五气的基础来自于五脏之精，动力来自于命门之火；而"头者，百神所聚"（《三因极一病证方论·头痛证治》），头为精明之府，脑神统御五脏神。故肾脑互济，则君火以明，相火以位，五脏安和，精足神旺。

肾藏精，精舍志，"志"即"记"也。《医经精义》曰："事物所以不忘，赖此记性，记在何处，则在肾精。盖肾生精，化为髓，而藏于脑中。"《先哲医话集·记性》曰："人之记性皆在脑中，凡人外见一物，必有一形影，留在脑中。"脑为髓海，是记忆保持的物质基础。《医林改错》曰："所以小儿无记性者，脑髓未满。高年无记性者，脑髓渐空。"王海藏云："空则多忘，神志不藏。不能安舍，舍空则痰火居之，以致精损健忘"（《王九峰医案·健忘》）。

肾精脑髓充足，是记忆产生和保持的基本保证，也是心肾相交的前提。《医经精义》曰："盖心火阳光，如照相之镜也。脑髓阴汁，如留影之药也。光照于阳，而影附于阴，与心神一照，而事记髓中。"《王九峰医案·健忘》云："未来之事，取决于心；已往之事，记之于肾。神志不藏，痰火居之，致成健忘之病。"

肾脑共主记忆，并与智能相关。《医学心悟》曰："肾主智，肾虚则智不足"。《医经精义》曰："凡事物经目入脑，经耳入脑，经心亦入脑。"脑通过五官九窍感知外界事物，并产生相应的记忆和反应，这种认知、记忆和意志精神的产生与维持是肾和脑相互作用的结果，也是五志、七情发生的前提。

（四）行为动作之发端

人体一切行为动作的实施都依赖于筋、骨的功能。肾主骨，骨的强健、有力是行为、动作得以发出的基本条件。关节的屈伸有赖于筋，而筋的功能状态与肝的功能和血的濡润密切相关。《素问·痿论》曰："肝主身之筋膜。"《素问·五脏生成篇》曰："足受血而能步，掌受血而能握，指受血而能摄。"吴昆注曰：

"人之所以能步、能握、能摄者，虽系于筋，若无血以养筋，则痿弱无力，足不能步，掌不能握，指不能摄矣。"《素问·六节脏象论》："肝者，罢极之本，魂之居也，其华在爪，其充在筋。"肝之阴血亏损，不能充分润养筋，就会造成各种筋的病变。人体筋膜附着于骨，连接关节，《素问·六节脏象论》："肾者，主蛰，封藏之本，精之处也，其华在发，其充在骨。"《素问·阴阳应象大论》就有"肾生骨髓，髓生肝"。筋骨功能的正常发挥不仅有赖于肝肾精血的充养，而且也离不开肾阳的温煦。《诸病源候论·腰痛候》云："肾主腰脚。肾精虚损，风冷乘之，故腰痛"。肝肾同源，精血互生，如因劳累过度，耗伤肾精，累及肝血不充，筋失所养，就会出现腰脊屈伸不利，腰腿疼痛麻木等症状。

肝肾同源于精血，共同主司人体之运动，而动作能够按照人的反应和意志而定向精准地进行，则离不开脑的功能。《医学原始》云："脑项居百体之首，为五官四司所赖，以摄百肢，为运动、知觉之德"，说明脑主司运动。《医林改错·气血合脉说》亦云："目视耳听，头转身摇，掌握足步，灵机使气之动转也"，说明肢体的运动依赖于气，而灵机使气运转，完成各种运动。

灵机藏于脑中，可见脑主宰运动。现代研究表明，肝肾同源于脑，脑的功能正常才能"形与神俱"，"春秋皆度百岁而动作不衰"；而脑的灵动则依赖于肾脑关系和谐，精髓充沛畅达。如果"以欲竭其精，以耗散其真，不知持满，不时御神"，就会"半百而衰"。有研究表明，帕金森病的中医病机就是为以肾为中心、督脉为枢机的肝–肾–脑轴功能失调。

二、中医脑肾相关理论的病理特点

（一）脑肾失于交通则形神不保

"形体不敝，精神不散"是《素问·上古天真论》所提出的人之生命存在的基本保证。只有"形与神俱",才能"终其天年,度百岁而去"。反之,"以欲竭其精,以耗散其真,不知持满,不时御神",则会"半百而衰"。人体之形与神密不可分,南北朝的范缜在《神灭论》中提出,"形者神之质,神者形之用"。刘完素《素问玄机原病式·六气为病》曰:"是以精中生气,气中生神,神能御其形也,由是精为神气之本。形体之充固,则众邪难伤,衰则诸疾易染,何止言元气虚而为寒尔?"既指出形体充固之重要,又强调"神能御形"之功能。

形体充固与否直接决定精神的盛衰。《灵枢·营卫生会》云:"壮者之气血盛,其肌肉滑,气道通,营卫之行,不失其常,故昼精而夜瞑。老者之气血衰,其肌肉枯,气道涩,五脏之气相搏,其营气衰少而卫气内伐,故昼不精,夜不瞑"。形体的状态在人的一生中随着肾气的盛衰而变化。如《素问·上古天真论》曰:"女子七岁,肾气盛,齿更发长……三七,肾气平均,故真牙生而长极……丈夫八岁,肾气实,发长齿更;二八,肾气盛,天癸至,精气溢泻,阴阳和,故能有子。"肾的本质定位于下丘脑-垂体-肾上腺轴,肾虚的主要发病环节定位在下丘脑,肾气功能的正常发挥离不开脑的调控,脏腑功能的强弱也直接影响着精神状态。如《灵枢·本神》曰:"肝气虚则恐,实则怒;脾气虚则四肢不用,五脏不安;心气虚则悲,实则笑不休。"《素问·宣明五气篇》曰:"精气并于心则喜,并于肺则悲,并于肝则忧,并于脾则畏,并于肾则恐";而"精者,身之本也"(《素问·金匮真言论》)。神气血脉皆生于精,精充则神藏。反之,形体的病变随其程度发展也常会累及于神,表现出神伤甚至神去的相应证候。如《素问·调经论篇》曰:"血有余则怒,不足则恐……血并于阴,气并于阳,故为惊狂……血并于上,气并于下,心烦惋善怒。血并于下,气并于上,乱而喜忘。"《素问·汤液醪醴论》云:"嗜欲无穷,而忧患不止，精气弛坏，荣泣卫除，故神去之而病不愈也"。

精神状态好坏直接影响形体的强弱。《素问·移精变气论篇》言："得神者昌，失神者亡"。《灵枢·百病始生》曰："喜怒不节则伤脏"。《灵枢·本神》曰："恐惧而不解则伤精，精伤则骨痠痿厥，精时自下"，"神伤则恐惧自失，破䐃脱肉，毛悴色夭"。《素问·疏五过论》："暴乐暴苦，始乐后苦，皆伤精气，精气竭绝，形体毁沮"。故形者神之质，神乃形之用，精神意识思维活动方面的失调可以通过调理五脏功能和人体精气（包括血、气、营、卫、津液、水谷精微等）加以调控。调神又可以进一步改善形体精气之不足。肾藏先天之精，并受五脏六腑之精而藏之，秉后天水谷之精而养之，对一身精华物质的形成、输布和输泄有重要作用。脑为元神之府，脑神统御五脏神，对形神合一之人体有着决定于先天，调控于后天的关键意义。肾与脑交通互济，则形与神俱，可尽其天年；肾脑失于交通，则形销神敝，变证丛生。

（二）脑肾升降失调则气机乖乱

人体生命活动的基本过程可高度概括为气机的升降出入。《素问·六微旨大论》曰："升降出入，无器不有""无不出入，无不升降""死生之机，升降而已"。"夫气者，形之主，神之母，三才之本，万物之元，道之变也。"气机的升降出入运动是各脏腑活动的基本方式。正如《医学求是》中所云："明乎脏腑阴阳升降之理，凡病皆得其要领。"《景岳全书》言："气之为用，无所不至，一有不调，则无所不病""欲求其本，则止一气字足以尽之。盖气有不调之处，即病本所在之处也"。气有高下，各居其位，失其所则百病生成。

气由精生，《素问·阴阳应象大论》曰："精化为气"，"人有五脏化五气，以生喜、怒、悲、忧、恐"。五脏之精，化生为气，表征为各种情志活动，因而情志的变化会影响到气的运行。

《素问·举痛论》曰："百病之生于气也，怒则气上，喜则气缓，悲则气消，恐则气下，寒则气收，炅则气泄，惊则气乱，劳则气耗，思则气结"。

精神情志的产生源于脑而发于心，精的产生与输布主要是肾的功能。脑在上，属阳而主火，在上者宜降，且脑之"神"是升降出入运动的主宰。肾在下，属阴而主水，在下者宜升，肾之命火是元气上升的动力。精生髓，精髓上充以养脑，皆属于肾之升的表现。故气机之乱，首重肾脑，两者升降失调不仅会表现为肾与脑的病症，还会导致其他脏腑形体官窍的功能失调。

脑之气不降反升，会出现头痛、眩晕、昏仆、耳鸣、齿痛等病证。如《素问·厥论篇》曰："阳气盛于上，则上气重上而邪气逆，逆则阳气乱，阳气乱则不知人也"。《灵枢·五乱》曰："乱于头，则为厥逆，头重眩仆"。《素问·气交变大论》曰："阴厥且格，阳反上行，头脑户痛，延及脑顶发热"。《灵枢·口问》曰："故上气不足，脑为之不满，耳为之苦鸣，头为之苦倾，目为之眩；中气不足，溲便为之变，肠为之苦鸣；下气不足，则乃为痿厥、心悗。"李东垣注曰："此三元真气衰惫，皆由脾胃先虚，而气不上行之所致也。加之以喜、怒、悲、忧、恐，危亡速矣。"脑之病症可由上气不足、上气太过等引起；而《素问·五脏生成篇》曰："诸髓者，皆属于脑"，故髓之病也会直接引起脑之病。《素问·奇病论篇》曰："当有所犯大寒，内至骨髓，髓者以脑为主，脑逆故令头痛齿亦痛，病名曰厥逆。"肾主骨生髓，肾阳的温煦推动又是脏腑经络之气上行的动力，清阳升则浊阴降，故肾对脑之气的正常潜降有重要意义。

"肾藏精，精舍志，肾气虚则厥，实则胀，五脏不安"（《灵枢·本神》）。肾气的功能表现为肾阴、肾阳两个方面，是一身阴阳的根本。肾阴充足，相火降伏，心神得安；肾阴亏虚，相火浮动，会出现失眠健忘、梦遗、五心烦热等症状。肾阳蒸腾气化，则水精四布；化气利水，则下输膀胱。肾精上充于耳，则听觉正常；下归于肾，则纳气有根。否则就会出现水肿、小便不利、听力下降、哮喘等症状。肾主藏精，《素问·六节藏象论》曰："肾者主蛰，封藏之本，精之处也。"若肾之封藏失职，可见尿频、遗尿、男性早泄滑精、女子带下清冷等。肾主骨生髓，在志为恐。神伤则恐惧自失。《灵枢·本神》曰："恐惧而不解则伤精，精伤则骨痠痿厥，精时自下"。神之乱可影响肾之精，故肾的病证也须注意调神健脑。如脑神失养是耳鸣的主要发病机制，故治疗耳鸣应以健脑静神为主，可应用入脑的龙骨、龙齿、酸枣仁、骨碎补、补骨脂、黄精、丹参等中药。老年性痴呆、帕金森病等以"肾精虚，脑髓空"为共同发病机制的病证，除应用补肾中药之外，还可针刺督脉腧穴以健脑调神。

肾与脑之气机升降相因，是心肾水火既济的先决条件。若肾水不上承，心火不下降，火亢于上，水停于下，皆可导致心肾的关系失常，出现心烦失眠、头晕耳鸣、腰酸遗精等症，则为心肾不交。《重庆堂随笔·书〈医林改错〉后》记载："督脉贯心而过，两肾有两管通督脉，故曰心肾相交。"可见，心肾相交于督脉，而督脉上通于脑，下连于肾，督脉中精气升降有序则百病不作，气机乖乱则百病丛生。《笔记杂录·蠢子集》曰："可知诸病皆因气不通，治得上下有神功。"

（三）脑肾气机不利则官窍不通

五官九窍通过经络、气血内联脏腑，外通天气，将人体自身、人体与自然界联系成了一个有机的整体。脏腑、经络、气血的功能可阅于官窍，外界的信息、刺激也可通过官窍而作用于人体。《灵枢脉度》曰："肺气通于鼻，肺和鼻能知香臭矣；心气通于舌，心和则舌能知五味矣；肝气通于目，肝和则目能辨五色矣；脾气通于口，脾和则口能知五谷矣；肾气通于耳，肾和则耳能闻五音矣。"
《灵枢·邪气脏腑病形》："十二经脉，三百六十五络，其血气皆
上于面而走空窍，其精阳气上走于目而为睛，其别气走于耳而为
听，其宗气上出于鼻而为嗅，其浊气出于胃走唇舌而为味。"脏腑
功能失和则官窍不通，如《灵枢·脉度》曰："五脏失和，则七窍
不通。"气机不利是官窍不通的主要原因，如"人之眼、耳、鼻、
舌、身、意、神识，能为用者，皆由升降出入之通利也。有所闭塞
者，不能为用也。"气之运行通畅需要神的调控作保障，如《素
问·生气通天论》曰："故圣人抟精神，服天气，而通神明，失之
则内闭九窍。"肾脑气机不利是官窍不通的关键因素。

　　《素问·阴阳应象大论》谓："清阳出上窍，浊阴出下窍"，
"上窍"指耳、目、口、鼻，是清阳汇聚之处，"下窍"指前后二
阴。上窍皆内通于脑，如《血证论·耳衄》言耳："皮膜包裹真
水，是为神之所出，声之所入，内通于脑"。《灵枢·大惑论》指
出目系"上属于脑，后出于项中"；《景岳全书·耳证》云："若
精气调和，肾气充足，则耳目聪明"；《证治准绳·耳》亦云：
"肾通乎于耳，所主者精，精气调和，肾气充足，则耳闻而聪"。
精髓不足、阳气不升则窍闭不通；而阳升于头，窍有所用，依赖于
肾阳的温煦，精血的濡润和脑神的通灵，若肾脑关系失调，则官窍
失用。如《素问·阴阳应象大论》言："年六十，阴痿，气大衰，
九窍不利，下虚上实，涕泣俱出矣。"《素问·解精微论》曰：
"泣涕者，脑也，脑者，阴也，髓者，骨之充也，故脑渗为涕。"

　　目与肾脑关系密切，《医林改错·脑髓说》阐述了目的视觉功
能与脑的密切联系，"精汁之清者，化而为髓，由脊骨上行于脑，
名曰脑髓，两目即脑汁所生，两目系如线，长于脑，所见之物归于
脑"。《素问·脉要精微论》云："夫精明者，所以视万物，别黑
白，审短长；以长为短，以白为黑，如是则精衰矣""邪中于项，

随目系入脑则脑转，脑转则目系急，目眩以转"。《灵枢·口问》云："液者，所以灌精濡空窍者，故上液之道开则泣，泣不止则液竭，竭则精不灌，精不灌则目无所见"。耳与肾脑息息相关。《医林改错·脑髓说》指出："两耳通脑，所听之声归于脑。脑气虚，脑缩小。脑气与耳窍之气不接，故耳虚聋。"《灵枢·海论》曰："髓海不足，则脑转耳鸣。"《灵枢·决气》曰："精脱者，耳聋；液脱者……耳数鸣。"

精之虚可伤神，神之乱可伤精，因而肾脑气机不调，可引起前后二阴的病证。如《素问·五常政大论》云："其病见大小便不畅或闭塞不通，是邪气伤于肾脏"。《素问·至真要大论》曰："阴痹者，按之不得，腰脊头项痛，时眩，大便难，阴气不用，饥不欲食，咳唾则有血，心如悬，病本于肾。"《灵枢·本神》曰："心怵惕思虑则伤神，神伤则恐惧，流淫而不止。恐惧而不解则伤精，精伤则骨酸痿厥，精时自下。"《素问·痿论》曰："思想无穷，所愿不得，意淫于外，入房太甚，宗筋弛纵，发为筋痿，及为白淫。"《诸病源候论·虚劳溢精见闻精出候》曰："肾气虚弱，故精溢也。见闻感触，则动肾气，肾藏精，今虚弱不能制于精，故因见闻而精溢也"。《景岳全书·遗精》有论曰："盖遗精之始，无不病由乎心，正以心为君火，肾为相火，心有所动，肾必应之"。《济生方·白浊赤浊遗精论治》中指出遗精白浊的病机为"心火炎上而不息，肾水散漫而无归，上下不得交养"。心肾不交则一身水火失济，而心肾之交亦须肾脑升降得宜为前提，方能阳升阴降，官窍通利。

（四）脑肾精髓不化则动作不灵

《素问·宣明五气论》曰："肾生骨髓""其充在骨"；《素问·上古天真论》记载了肾气与人体运动功能的关系，"三八，肾气平均，筋骨劲强""四八，筋骨隆盛，肌肉满壮""七八，肝气衰，筋不能动，天癸竭，精少，肾脏衰，形体皆极"。肾气充沛则骨正筋肉，动作不衰。而肾虚精亏，多可累及于骨，如《素问·逆调论》："肾者水也，而生于骨，肾不生则髓不能满，故寒甚至骨也"；"病名曰骨痹，是人当挛节也"；《素问·痿论》："骨枯而髓虚，发为骨痿"；《素问·脉要精微论》："骨者，髓之府，转摇不能，肾将惫矣"；《灵枢·五癃津液别》："髓液皆减而下，下过度则虚，虚故腰背痛而胫酸"。肾精虚少，骨髓化源不足，骨骼失于营养，便会出现骨骼脆弱，导致骨折、骨病的发生。肾气不足，脑髓不充，也会导致骨代谢疾病和脊柱退变性疾病，如颈椎病、腰椎间盘突出症、骨质疏松症、骨关节病等。

肾精之虚可由先天不足或后天失养而引起，而髓成于精，依赖于命门之火的温养化生。《灵枢·卫气失常》曰："骨之属者，骨孔之所以受益，而益脑髓者也。"肾之阳气充沛，沿督脉上行至脑，内化精微养于神气，外为津液以柔于筋，此即《素问·生气通天论》所言的"阳气者，精则养神，柔则养筋"，动静失宜，变生诸疾。"开合不得，寒气顺之，乃生大偻"（《素问·生气通天论》）。肾之虚可引起脑髓不足，进而形成肾脑相关之动作不利的病证。如《灵枢·本神》曰："志伤……腰脊不可俯仰屈伸。"《灵枢·决气》曰："液脱者，骨属屈伸不利，色夭，脑髓消，胫酸"。清·王惠源《医学原始》云："脑颅居百体之首，为五官四司所赖，以摄百肢，为运动知觉之德"。肾与脑的功能失调则会出现动作迟缓或动作失灵等病证，如阿尔茨海默病和帕金森病等。

肾精不足，骨髓失养，髓化无源，脑神无权；肾气不足，阳运无力，筋无可柔，骨无可正。如小儿囟门迟闭，骨软无力或骨脆易折或骨折后不易愈合等，皆为肾中精气亏虚引起。肾虚精亏，髓衰骨弱，则支撑人体的能力减退，势必出现腰膝酸软无力，不耐久行久立等症。脑神的充养依赖于精髓的充沛，精髓的化生依赖于肾气的健旺，且精髓能够上达于脑，脑神能够下行于肾，也须督脉经气通畅作为保障。因而气之和是物质基础形成的前提，气之顺是功能活动发生的保证。治疗方面既要考虑到"精不足者，补之以味"，以药、食之厚味填精益髓，又要兼顾"气和而生"，通过调和阴阳之气促进精髓的形成；同时疏通督脉之气，使肾与脑的功能能够协调有序地表达于外。

第三章 >>中医脑肾理论的临证实践

第一节　中医脑肾理论的临床应用

一、病因的相互关联

（一）先天不足

　　肾与脑在胚胎发生方面的"先生为主"，并决定其他脏腑、组织的发生之特性，使得先天因素成为引起肾脑相关疾病的关键因素。先天禀赋不足，肾精亏虚，髓海不充，脑神失养，易导致脑主元神的功能失调，出现神识障碍；同时肾精不足也会引起肾主生殖、肾主水、肾主骨、肾主纳气等一系列功能的失常，从而出现肾脑相关的多种病症。如《诸病源候论·解颅候》曰："解颅者，由肾气不成故也。肾主骨髓，而脑为髓海，肾气不成，则髓脑不足，不能结成，故头颅开解也。"再如小儿脑瘫，指的是自受孕开始至婴儿期非进行性脑损伤和发育缺陷所导致的综合征，主要表现为智力低下、运动障碍及姿势异常，属于中医"五迟""五软"的范畴。《医宗金鉴》曰："小儿五迟之症，多因父母气血虚弱，先天有亏，致儿生下筋骨软弱，行步艰难，齿不速长，坐不能稳，要皆肾气不足之故"。《活幼心书》则对五软的先天病因介绍的比较清楚："戴氏论五软症，名曰胎怯，乃由父精不足，母血素衰而得。"

（二）劳逸过度

《素问·经脉别论》曰："春秋冬夏，四时阴阳，生病起于过用，此为常也。"劳逸过度是引发肾脑病变的常见原因。《素问·宣明五气论》曰："久卧伤气，久立伤骨，久行伤筋"；《素问·举痛论》言："劳则气耗""劳则喘息汗出，外内皆越，故气耗矣"。因而劳逸过度则伤气，阳气耗伤就会引起"诸阳之会""精明之府"的头与脑的病证。"肾藏精"是肾生理功能的基础，其他功能都是衍生于此，故劳逸过度伤及肾精则会出现肾的病证，进而影响到脑。如《素问·生气通天论》曰："因而强力，肾气乃伤，高骨乃坏""阳气者，烦劳则张，精绝，辟积于夏，使人煎厥"。《备急千金要方·养性》中指出，老年呆病的发病责之于"肾精竭乏，阳气日衰"。

"阴者，藏精而起亟也；阳者，卫外而为固也"（《素问·生气通天论》）。故当阳气耗伤和肾精亏虚时，就容易招致外邪风、寒等侵袭。正如《素问·评热病论篇》所言："邪之所凑，其气必虚"。《素问·奇病论》云："人有病头痛，……当有所犯大寒，内主骨髓，髓者以脑为主，脑逆，故令头痛，齿亦痛。"耳聋、耳鸣诸疾责之于足少阴肾经，劳伤于肾，宗脉虚损，血气不足，兼受于风。《诸病源候论·虚劳梦泄精候》言："肾虚为邪所乘，邪客于阴，则梦交接。肾藏精，今肾虚不能制精，则梦感动而泄也"。

（三）情志所伤

《素问·举痛论》云："百病皆生于气"，气机条畅，升降得宜则肾脑互济；气机不畅，升降失常则变证丛生。脑主元神，精、神、魂、魄皆源于元神主持下的"德流气薄"；《灵枢·经脉》曰："生之来谓之精，两精相搏谓之神，随神往来者谓之魂，并精而出入者谓之魄"。后天识神之主为心，故《灵枢·经脉》曰："所以任物者谓之心，心有所忆谓之意，意之所存谓之志"；而"志"在何处？则在肾精。故喜、怒、忧、思、悲、恐、惊等七情的发生植根于精气，习得于后天，以五脏为宅，以脑为统摄。《素问·举痛论》曰："怒则气上，喜则气缓，悲则气消，恐则气下，寒则气收，炅则气泄，惊则气乱，劳则气耗，思则气结。"情志所伤则气机升降失常，继而影响肾与脑的功能。

脑对肾的重要作用主要是通过"神"来实现。脑为元神之府，是五脏系统和神识系统分化、发生的本元化生之处，而所化生的五神就入藏于五脏之中，因而五脏又称为"五神脏"。五脏所藏的神识发于外即为"七情"和"五志"。脑之所以参与神明相关活动实则以肾精之奉养为根本。《素问·灵兰秘典论》云："肾者作强之官，伎巧出焉"，说明精足髓充，髓充则脑满，脑丰则多智慧，故言"伎巧出焉"。肾中精气对于生殖伎巧、思维伎巧、行为伎巧等人类认知功能多方面内容都起着决定性作用，而情志异常对肾有直接的影响。

《素问·五运行大论》中即提到"恐伤肾"。刘完素《素问玄机原病式·六气为病》曰："由恐为肾志，其志过度，则劳伤本脏，故恐则伤肾"。"恐伤肾"引起小鼠垂体-性腺轴的形态改变已为现代中西医结合病理学研究所证实。实验研究表明，孕鼠在惊恐应激后可影响到子代鼠的先天之本，使其肾气发生适应性代偿性功能异常增强反应，即使轻度恐吓孕鼠也会损害子鼠老年期的逃生行为反应速度，提示此损伤与中医"肾"和老年性痴呆的关系可能具有重要意义。

先天不足、劳逸过度和情志所伤是肾脑相关病症的主要病因，这首先与肾和脑所具有的先天属性有关，在人体有特殊的规定性地位；其次通过分列人体两端的特殊位置而对一身之气的运行产生重要影响，成为气机通利的重要保证。

二、病机的相互影响

（一）肾精虚，脑髓空

"肾虚髓空"是多种肾脑相关疾病的根本病机，在此基础上，风、火、痰、虚、瘀兼夹致病。如《诸病源候论》曰："狂病者，由风邪入并于阳所为也。"《诸病源候论·耳风聋候》曰："足少阴，肾之经，其气通于耳……风随气脉，行于头脑，则聋而时头痛，故谓之风聋。"帕金森病在"肾精虚，脑髓空"的发病基础上还有"内风"的症状表现。内风，乃身中阳气之动变。一身之阳气在生理状态下能够固护人体，"阳密乃固""虽有贼邪，弗能害也"（《素问·生气通天论篇》），并且在很多生理过程中发挥其重要作用。在病理状态下，则会变生诸疾，甚至"失其所则折寿而不彰"（《素问·生气通天论篇》）。

《素问·生气通天论篇》云："阴者，藏精而起亟也""阴不胜其阳，则脉流薄疾，并乃狂"。肾阴不足，肾水不能上济心火，导致心火独亢于上，神明被扰，可见心烦、失眠多梦、头目眩晕、视物昏花、心悸、健忘或惊癫狂等。《脾胃论·胃虚脏腑经络皆无所受气而俱病论》言："病痫者，涎沫出于口，冷汗出于身，清涕出于鼻，皆阳跷、阴跷、督、冲四脉之邪上行，肾水不任煎熬，沸腾上行为之也。"

《辨证录·呆病门》提出："痰积于脑中，盘踞于心外，使神明不清而成呆病矣。"《临证指南医案》认为："中风初起，神呆遗尿，老年厥中显然。"老年痴呆的主要病理改变是以大脑皮层及海马神经细胞减少，大脑萎缩，脑室扩大，白质稀疏，并伴有神经纤维缠结以及老年斑的形成。这些病理变化按照中医理论应属"肾虚"和"痰浊"的范畴。痰既是病理产物，又是致病因素。肾精亏虚，痰瘀内阻也是老年期血管性痴呆的发病基础。就癫狂而言，无论中医学认识到其病机是痰迷心窍还是痰邪影响到其他脏腑，其实最终都可以归属为一个病机，即痰滞脑神。

肾为生痰之本。张景岳指出："痰之化无不在脾，而痰之本无不在肾。"《素问·逆调论》曰："肾者，水藏，主津液"，肾中精气的蒸腾气化，主宰着全身的津液代谢。肺脾等对津液的输布代谢也依赖于肾中精气的蒸腾。《景岳全书》曰："夫痰即水也，其本在肾，其标在脾，在肾者，以水不归原，水泛为痰也。"《古今图书集成》曰："肾生痰，多虚痰，久病多痰，切不可作脾湿生痰论。盖病久不愈，未有不肾水亏损者。"痰阻气滞则阳气不行，如《诸病源候论·膈痰风厥头痛候》曰："膈痰者，谓痰水在于胸膈之上，又犯大寒，使阳气不行，令痰水结聚不散，而阴气逆上，上与风痰相结，上冲于头，即令头痛。或数岁不已，久连脑痛，故云膈痰风厥头痛。"

肾寓元阴元阳，肾阳亏虚会引起多种退化性脑病。如老年痴呆属于衰老性疾病，阳气虚衰尤其是督脉阳气虚衰所导致的脏腑功能低下为老年痴呆的病机之本。《备急千金要方·养性》中指出老年呆病的发病责之于"肾精竭乏，阳气日衰"。明·李中梓在《内经知要》中指出："火者，阳气也。天非此火，不能发育万物；人非此火，不能生养命根。是以物生必本于阳"。颤证的肢体拘紧、筋急不利、肌张力增高、动作迟缓等源于精血亏虚，筋脉失养，阳气不足，不能柔筋。因为"阳气者，精则养神，柔则养筋"（《素问·生气通天论》），如果"开合不得，寒气顺之，乃生大偻"。吴昆在《黄帝内经素问吴注》解释为："开合失宜，为寒所袭，则不能柔养乎筋，而筋拘急，形容偻附矣。此阳气被伤不能柔筋之验。"《素问·至真要大论》云："诸寒收引，皆属于肾"，肾阳为一身之阳的根本，筋脉依靠阳气的濡养温煦，精血亏虚可导致阴虚风动，阳气不足亦可出现筋脉拘急收引。

肾精亏少无以生髓，髓海不足，则会出现恐惧、头晕耳鸣、思维迟缓、健忘等精神情志活动异常的表现。肾虚常累及其他脏腑，出现肾与其他脏腑共病，如肾虚肝旺、心肾不交等亦会导致惊恐障碍的产生。老年痴呆病位在脑，与肾、心、肝、脾、肺等脏腑密切相关。病机主要是本虚标实，本虚主要在于肾精不足，髓海亏虚；标实在于痰浊、瘀血蒙蔽脑窍，闭阻脑络。肾精亏虚、痰浊阻窍、瘀血阻络是痴呆的共性病机。再如脑血管病发病机制是肾虚为本，气郁痰湿、血瘀为标，临床常以调理情志，疏肝解郁，燥湿化痰，活血化瘀消除病邪，从七情五志求因，辨证论治中风为病。

（二）气机升降失调

气的升降运动是肾与脑相关的机制，气机升降失调是多种肾脑相关疾病的共同病机。《素问·生气通天论》就有记载："阳气者，大怒而形气绝，而血菀于上使人薄厥"，指出中风病发的重要病理环节为脏腑气机失常，气血逆乱于上；治疗应以调理逆乱之气机为根本大法。王永炎院士指出，脑病的病变核心在于"脏腑功能虚衰、气血逆乱、邪盛成毒、犯脑损络"，而肾精亏虚，髓空络损正是犯脑络之浊毒如瘀、痰等致病的病理基础。如老年痴呆病机是以本虚标实为特征，其本虚主要在于肾精亏虚、髓海不足、清阳不升、五神失用；其标实在于痰浊、瘀血蒙蔽脑窍、闭阻脑络。论癫狂之病因病机，有因气之有余，升之太过，化火扰心，导致癫狂者；有因气之不足，升降乏力，致津液停滞，或气血凝滞，蒙蔽心神，以致癫狂者；也有因心气虚而不固，心神外越，以致癫狂者。故在治疗方面，不能仅仅囿于痰迷心窍及痰火扰心，应从调整气机的升降出入着手，才能收获良效。气机升降失常也是中风病发生、发展的主线，调整气机升降是中风治疗的准则。

精神情志的变化可通过影响气机进而影响肾、脑的功能。《素问·举痛论》云："恐则精却，却则上焦闭，闭则气还，还则下焦胀，故气下行矣"。过度惊恐可使精气却而下焦胀，令气下行影响肾气的固摄作用；而肾藏精与志，主封藏，开窍于二阴，司二便，因此惊恐太过可使肾气不固，导致遗精遗尿等肾系病证。《灵枢·本神》曰："怒不止，恐惧不解则伤志与精，精伤而生骨痠痿厥，精时自下。"《诸病源候论·惊痫候》曰："惊痫者，起于惊怖大啼，精神伤动，气脉不定，因惊而发作成痫也。"故临床治疗恐伤肾导致的阳痿常在补肾疏肝的基础上辅以镇静安神。实验研究也表明，金匮肾气丸对惊恐刺激大鼠丘脑、海马中 c-fos 基因表达有控制和降低的作用，提示补肾中药可减轻惊恐刺激对脑、肾的损害，从而反证了肾与脑在情志方面的密切相关性。

三、脑肾证候的相互交织

脑病是指由于情志所伤、先天禀赋不足、年老体虚、久病失养等，引起脑的阴阳气血失调和功能失常的一类病证。脑病的证候以精神、意识、思维、语言等活动失常或受损为主要表现。肾病证候常常同时出现脑的病证。《素问·脏气法时论》曰："肾病者，腹大胫肿，喘咳，身重，寝汗出，憎风；虚则胸中痛，大腹小腹痛，清厥意不乐"。《灵枢·经脉》言："肾，足少阴之脉，……气不足则善恐，心惕惕如人将捕之"。《灵枢·本神》对五脏虚实的论述有"肾气虚则厥，实则胀，五脏不安。"肾和脑的病证在证候类型方面均是以虚为本，本虚标实，虚实夹杂。赵献可在《医贯·内经十二官论》中论述："五脏之真，惟肾为根。"张景岳在《类经·疾病类》中亦提出："五脏之伤，穷必及肾"。肾受五脏之精而藏之。《素问·上古天真论》言："肾者主水，受五脏六腑之精而藏之"，肾精虚，脑髓空，则易引起风、火、痰、瘀等实邪侵袭为患。钱乙在《小儿药证直诀·五脏所主》中曰："肾主虚，无实也"。此外，在疾病的不同发展阶段，有偏实偏虚之不同。

如老年呆病除主证外，据其伴有症的不同，分为虚实两大类证候，其中虚证分为髓海不足，肝肾亏虚，脾肾两虚；实证分为心肝火盛，痰浊阻窍，气滞血瘀。中风病急性期患者病机表现为本虚标实，且以痰、瘀、热等标实为主；恢复期因痰浊、瘀血、风火、腑实等病理因素久稽，耗伤正气，致气血虚弱，肝肾不足，精髓不充。

四、治疗的相互为用

脑与肾的相关在治疗方面表现为从肾治脑、从脑治肾、从肾脑失济论治等。从肾治脑主要是通过补肾填精法补益脑髓。清·陈士铎《辨证录·鼻渊门》载："补脑必须填精，而填精必须滋肾。"神经衰弱症以精神易兴奋和脑力易疲乏为主要特征，以脑功能衰弱症状为主要临床表现，以益肾平肝、益肾养心、益肾疏肝、温肾暖脾等方法治疗。缺血性中风以肾虚为本，补肾健脑为治本之法。填精益髓是治疗老年痴呆的基本大法，化痰祛瘀是治疗老年痴呆的关键手段。交通心肾是治疗老年痴呆的常用方法。马融教授根据"肾精化元气，元气化元神，脑为神之主，肾为神之根"的中医理论及小儿"肾常虚"的生理特点，提出"精亏虚，风痰闭阻"为癫痫伴认知损害的病机关键，治疗宜抗痫与增智并举，确立了益肾填精为主的治疗法则，研制了茸菖胶囊。应用益肾填精法治疗小儿癫痫强直-阵挛性发作伴认知障碍，为小儿癫痫"从肾论治"提供了可靠的临床证据。

从脑治肾主要是通过"调神"改善肾系脏腑、身形、官窍的功能失调。"调神"的方法一是应用入脑之药，二是通过调气以调神。耳主听觉，司位觉；而听觉、位觉亦属于脑神的活动范畴，其功能的发挥亦是在脑神的主持下完成。故耳鸣治疗以健脑静神为大法，临床用药多以归脑之药为主，如龙骨、龙齿、酸枣仁、骨碎补、补骨脂、黄精、丹参等。孟安琪教授从肾脑失济论治围绝经期抑郁症，临床治疗中多采用补肾益脑之法，药用熟地、怀山药、山萸肉、龟甲、枸杞子、菟丝子等。从脑治疗心身疾病多从调理气机失常着手，在处方用药中往往以健脑静神药为主，如龙骨、牡蛎、珍珠母、柏子仁、酸枣仁、丹参，同时辅以疏肝理气之药，如合欢皮、夜交藤、佛手、香橼。通过调畅气机以达调神目的治愈脑病，可见于采用益气安神法治疗以怔忡心悸、神情紧张、恐惧害怕等为主症的气怯证；采用理气解郁疏肝治疗恐忧欲哭、入寐困难、短气叹息、悲观厌世等为主症的气郁证；采用降逆安神法治疗咳喘倚息、头晕目眩、突然昏仆、气闭不语等为主症的气乱证等。

　　调理气机是治疗肾脑相关疾病的重要原则和方法。在药物的应用方面，主要是根据药物的四气五味、升降沉浮等特性选择入脑之药。刘完素在《素问玄机原病式》中指出："水火之阴阳，心肾之寒热，荣卫之盛衰，犹权衡也，一上则必一下，是故高者抑之，下者举之，此平治之道也。"李中梓在《医宗必读·头痛》中指出："头痛自有多因，而古方每用风药者，何也？高巅之上唯风可到，味之薄者，阴中之阳，自地升天者也。"《医学心悟》云："不语有心、脾、肾三经之异……若因肾经虚火上炎，当壮水之主，六味汤加远志、石菖蒲。若因肾经虚寒厥逆，当益火之源，刘河间地黄饮子，或用虎骨胶丸加鹿茸"。对癫狂的研究发现，不论癫证还是狂证，历代医家均采用温里药、温阳药，主要是附子与干姜，温阳以鼓动气机之升降之原动力。

　　"督脉即为脑脉"，督脉在脑病的发生和治疗中具有重要意义，针刺督脉腧穴可促进脑缺血后神经再生。督脉通过经络与"肾-肝-脑"轴系统发生联系，对脑梗死跨神经元变性有治疗作用。针灸督脉百会、大椎、命门穴可以提高小鼠学习记忆能力，能明显拮抗东莨菪碱对小鼠学习记忆力的破坏，并对小鼠脑胆碱酯酶活性有抑制作用等。督脉的健脑益智作用还可能与其能明显降低脑组织中 NO 和 MDA 的含量、提高 SOD 活性有关。电针督脉加膀胱经穴可能通过激活 ERK 通路，减轻大鼠海马神经元的损伤，从而促进大鼠抑郁的改善。

在药物治疗方面，可应用鹿角、鹿角胶、鹿茸等调补阳气，配合龟板胶、枸杞子、黄精等补益肾精，通调督脉论治脑卒中。在针灸治疗方面，主要是选择以督脉为代表的具有"调神"功效的腧穴，针刺或艾灸达到肾脑同治的目的。《千金要方·诸风》云："中风失音，不能言语，缓熄火仍移灸百会五十壮毕，还灸天窗五十壮"；再如石学敏院士的"醒脑开窍"针法、金针王乐亭的经验方"督脉十三针"均以督脉经穴为主，用于中风的治疗。其他针灸医家以督脉经穴为主治疗中风、老年性痴呆、血管性痴呆、帕金森病、癫痫、儿童多动症、颈源性眩晕等也多有效验。从肾脑关系论治的常见疾病还有抑郁症、尿毒症脑病等。

肾与脑在病因病机方面的相关主要表现为精髓化生和气机升降两个方面的相互影响，而这两个方面都与气的状态有关。阴阳之气在运动变化中散则为气，聚则为精，"和实生物"；在升降出入中动静相感，高下相召，"而变作矣"，从而出现证候的相互交织和治疗的相互为用。在具体治疗方面，主要是以"精不足者，补之以味"为指导，以附子、干姜等味厚之药，携味薄之风药达于高巅；并通过入督脉之鹿角、鹿角胶、鹿茸，配合龟板胶、枸杞子、黄精等补肾益脑。督脉由于其从经络循行和功能联系方面沟通肾与脑的特殊地位，而成为治疗肾脑相关病症的重要途径。入督脉之药即为入脑之药，以血肉有情之品为主；督脉腧穴是调神醒脑和通调气机的常用腧穴，根据疾病特点选择适当的督脉腧穴施以针法或灸法，不仅对肾和脑的证候有治疗作用，而且对全身性的病证也有治疗作用。

第二节 张树泉教授基于中医脑肾理论在
中风病中的实践

一、中医脑肾理论概述

中医脑肾理论是基于历代中医学家对脑肾解剖结构、生理病理特性、功能活动特点的研究认识，在中医学理论指导下，采用中医学独特的思维方式，将两者之间密切联系的研究成果加以概括而得出。

（一）脑肾在阴阳属性上的相互呼应

《素问·阴阳应象大论》有云："阴阳者，天地之道也，万物之纲纪，变化之父母，生杀之本始，神明之府也。"明确将阴阳概念引入到中医学，成为解释机体生理功能、病理现象、指导临床诊疗的基本纲领。对于肾、脑两者而言，基于所处位置，肾在下属阴，脑在上属阳；基于物质构成，脑为髓海、肾主藏精皆属阴；基于功能作用，脑之清阳与命门之火皆属阳；基于生理联系，左肾右命门，阴升于左，阳降于右，与大脑之左右、升降，两者上下呼应。肾精上奉于脑，化生脑髓，脑之阳气下降，以激发肾气，推动脏腑功能活动。肾脑在阴阳属性方面存在密切的联系。

（二）脑肾在经络联系方面的相互沟通

基于经络循行，督脉、任脉、冲脉、跷脉、膀胱经和肾经均不同程度地为肾脑相关提供了结构通路，起到重要作用。其中，前三者"一源而三歧"，共同起源于肾下胞中；任督二脉"分则为二，合则为一"，汇聚脏腑之精归于肾，为脑髓之海提供必需的物质基础。冲脉、跷脉一方面与足少阴肾经相并、别行，另一方面合于足太阳膀胱经，输布先后天精气；足太阳膀胱经与督脉相通，直接沟通脑、肾，将诸脏腑精气上输于脑，益髓养神。督脉在肾脑相关中，通过运行气血、升降精髓、协调阴阳等方法在其他经脉的辅助下，交通脑肾，对精气的交会、输布起到决定性作用。在督脉的总督之下，脑与肾相互联系、互为滋使，形成了人体"脑-督脉-肾"的子午线，使脑和肾成为脑与诸脏腑间关系最为密切的一对。王清任在《医林改错·卷上》中记载"灵机记性在脑者，因饮食生气血，长肌肉，精汁之清者，化而为髓，沿脊骨上行入脑，名曰脑髓，盛脑髓者，名曰髓海"，从解剖学的角度形象描述了"脑-督脉-肾"轴，阐述了肾脑相关的结构基础。

（三）脑肾在精髓化生上的相互资助

《素问·逆调论》曰："肾不生，则髓不能满"；《灵枢·经脉》有云："人始生，先成精，精成而脑髓生"，这是肾脑相关最早的论述。张景岳在《类经·卷七》中有云："精藏于肾，肾通于脑，脑者阴也，髓者骨之充也，诸髓皆属于脑，故精成而后脑髓生"，进一步从"精髓"的角度确立了肾脑相关理论。基于上述理论，中医学者提出了多种肾脑关系，即"肾充于脑"，着重讲述肾的精微物质对脑有充实、滋养的重要作用，是脑形成、发育、运转的物质基础；"肾通于脑"强调肾藏精、精生髓、髓充脑的过程，说明了肾、精、髓、脑四者的密切关系；"肾脑互济"强调肾脑两者在功能方面具有升降相因和相互影响的作用。

（四）脑肾在神气功能上的相互协调

《灵枢·本神》曰："生之来，谓之精，两精相搏谓之神。"此精是为元精，藏于肾，化于脑；此神亦是元神，藏于脑，运于身，这些运化功能的实现均依赖于气机的正常。《医林改错》论述："灵机记性，不在心在脑……目视耳听，头转身摇，掌握足步，灵机使气之动转也"，说明脑藏灵机记性，主宰运动，灵机指使气的运转，完成各种肢体运动。肾主骨，骨的强健、有力是各种行为、肢体动作得以实现的首要条件；而动作得以定向精准地进行，则依赖脑的指使功能。气的升降出入是脑发挥正常生理功能的基本形式，肾精脑神的互化寄于气的运动变化之中。肾与脑在生理上密切相关，病理上相互影响，治疗上相互为用。气是两者相关的媒介和基础，也是调节功能得以实现的关键。

二、肾脑相关理论与中风病病因病机

中风病病因包括内伤积损、情志过极、饮食不节、体态肥盛等，主要病机包括风、火（热）、痰、瘀、虚五端，五者在一定条件下相互影响，互相转化，引起内风旋动，气血逆乱，横窜经脉，直冲犯脑，导致血瘀脑脉或血溢脉外而发本病。本病病位在脑，涉及心、肝、脾、肾等多个脏腑。病理性质多属本虚标实，本虚为肝肾阴虚、脾肾阳虚、气血衰少，标实为风、火、痰、瘀等；本虚为基础，标实为病理产物。《景岳全书·非风》云："卒倒多有昏愦，本皆内伤积损颓败而然"，《临证指南医案·中风》记载："精血衰耗，水不涵木……肝阳偏亢，内风时起"，均论述了"本虚"与中风病发病的密切关系。中风病多种病因均可引起肾虚，肾虚又可导致中风病各种病机的产生，所以肾虚是中风病发病的基本病机。

《灵枢·决气》有云："两神相搏，合而成形，常先身生，是谓精"；《灵枢·经脉》曰："人始生，先成精，精成而脑髓生。"肾藏精，主骨生髓，为一身之精的根本，髓与脑，皆属精之类。陈士铎在《辨证录》中有云："盖脑为髓海，原通于肾，肾无火则髓不能化精，肾多火则髓亦不能化精……盖肾之化精，必得脑中之气以相化……"，论述了肾精与脑髓在生理病理方面的关系。

脑神功能正常依赖精髓的充养，精髓的化生需要以肾气健旺为前提，精髓能够上达充脑，脑神能够下行使肾。肾精气亏虚是由先天不足和（或）后天失养导致，而髓成于精，也是在命门之火的温养化生下完成。肾之虚可引起脑髓不足，进而形成肾脑相关之动作不利的病证，中风病亦属于此类疾病范畴。基于微观辨证的角度，中风病（缺血性、出血性）导致的脑组织坏死其实就是脑髓的消减、破坏，一方面体现了肾精虚衰对脑髓充养不足的病理过程，另一方面也提示治疗此类疾病时补肾填精益髓当为基础治法。

与中风病关系最为密切的动脉粥样硬化当属于中医学 "痰证" "血瘀证" 等范畴，其病机以痰、瘀、虚为核心，其发病与肾虚关系亦十分紧密，即肾阴虚导致水不制火、心肾不交，或心火灼津，炼液成痰，若肾阳虚衰，蒸化失司引起水湿内生，加之脾虚失于运化，终致痰浊痹阻脉络；肾气不足不得输布血液循行，血行不利，留而为瘀，阻滞血脉则发本病。故肾虚血瘀痰阻是本病的常见证型，补肾活血化痰是治疗脑动脉粥样硬化的重要治法。

督脉为肾脑相互关联的重要通路，是肾脑互济的结构基础，肾中精气上输充养脑髓需要督脉的流利、畅通，脑神下行使肾调控、固摄亦依赖督脉的协调。若督脉功能太过或不及均可出现各种病变，诸如运行阻滞不畅通，与各脏腑沟通不畅，脏腑精气不得输布于肾，不得上输充养脑髓，均可导致中风病的发生。

肾脑相关的精髓化生障碍在中风病发病中具有重要作用，一者肾中精气不足不得正常充养脑髓，致脑消髓减，不得任物、技巧，导致活动不利等病证的发生；再者肾虚影响水液、血液正常循行运化，化生痰浊、瘀血等病理产物，阻滞血脉，导致脑动脉粥样硬化，亦可引起中风病的发生；最后督脉经络不利，导致脏腑精气不能正常充养脑髓而发本病。

三、补肾法在中风病治疗中的应用

（一）补肾法治疗中风病起效机制探讨

《素问·阴阳应象大论》有云："形不足者，温之以气；精不足者，补之以味"，中风病所致脑组织坏死可视为脑髓的消减、破坏，治疗方面当以补肾益精填髓为基础，可配合活血、化痰、解毒、开窍等治法。通过补肾的方法可使肾精充满，肾气旺盛，上输滋养脑髓，脑髓得养，神机功能自可恢复；肾阳得温，即可改善肺、脾、肾等脏腑功能，使水液代谢气化功能复常，痰饮自可消退；肾气旺盛，可推动血液循行，血络条畅，亦可更好地充养脑髓。现代关于中医"脑髓"理论的研究认为神经元、神经胶质细胞、神经干细胞、基质细胞、神经祖细胞、胞外基质等在内的脑内基本结构和功能单位均属于"脑髓"的范畴；神经再生理论是指特定条件下的神经元轴突再生，包括出芽、生长、延伸等方式，通过与目标细胞恢复突触联系，重建神经通路，从而实现神经再支配。采用补肾法治疗中风病，可通过补益脑髓的途径，促进脑神经的再生，重建神经传导网络，促进神经功能再恢复。刘宏等通过研究发现，补肾类方药可通过清除氧自由基、保护神经元、抗炎、抑制钙离子超载、改善神经递质、调节激素水平等多方面、多途径作用于脑，以达到改善脑功能的目的。唐璐等的研究发现，人体在中风病急性期处于应激状态，此时神经内分泌系统中的下丘脑–垂体–肾上腺轴（HPA轴）发挥重要作用，此轴与肾联系密切，通过补肾可以调节HPA轴，调整人体应激状态，达到减轻脑损伤、保护脑组织的目的，从而改善中风病患者的神经功能缺损。韩亚宾等基于脑肾轴理论，提出通过补肾生髓健脑的方法可实现"从肾治脑"，临床应用益脑补肾方加减治疗中风病患者，结果显示此法可促进肢体功能恢复，减轻神经功能缺损，提高患者的日常生活活动能力，从而减少致残率和致残程度。

总之，应用补肾法治疗中风病患者，可通过多方面、多渠道的复杂起效机制，减轻脑组织的病理损害，保护神经元，促进神经再生，重建神经传导网络，从而改善患者神经功能，提高患者生存质量。

（二）补肾法治疗中风病临床应用研究进展

历代医家采用补肾法治疗中风病已积累了丰富经验，临床常用的补肾方药数量、种类颇多，包括补肾阴、补肾阳以及阴阳双补等不同治法。在中风病临床治疗中，常以补肾法配合活血、化痰、理气、平肝等治法协同使用，以达到标本兼治的目的。国医大师朱良春教授认为中风后遗症的主要病机特点为本虚为主、虚实夹杂，本虚常见肝肾阴虚及气虚，肾阳不足在病机演变中也起到重要的作用，所以临床实践中，朱老在补气、滋水涵木的同时注重培补肾阳，常用紫河车、仙茅、淫羊藿等药物，并提醒大家"助阳宜缓忌峻，以免动火之弊"。王新陆教授认为中风病恢复期病机多属本虚标实，以本虚为主，标实居次。本虚指多种病因损伤脑髓所致的髓海空虚，髓海既虚可致中风病恢复期缠绵难愈，因为肾精生髓、液补脑髓，故治疗方面可通过填精补液的方法补益脑髓，精虚者通过补肾以填精益髓治其本，拟定复健片（制首乌、草决明、桑寄生、海马、淫羊藿等）治疗。蔡圣朝教授主张中风后失语以肾虚为根本、五脏功能失调为基础，治疗方面，常在补肾的同时配合调护其他脏腑功能，采用针刺配合解语膏穴位贴敷治疗中风后失语，疗效显著。韩宁认为督脉不荣、肾精不足、经络不通、阳气不充是缺血性中风的基本病机，提出调督脉通经络、填肾精益阳气是缺血性中风的重要治法，而活血化痰、开窍醒脑是督脉通畅的前提，督脉条畅、气血流行才能气血和、神明安、筋骨柔，对提高缺血性中风的临床疗效有很大的促进作用。王喜红等认为中风病（脑小血管病）病因病机以肾虚为本，兼有全身各脏腑功能的虚衰，治疗强调补肾，配合协调周身脏腑功能以达到补而不滞的效果，常与宁心、健脾、疏肝、化瘀、涤痰等法合用。所以，补肾法在中风病临床治疗中的应用非常广泛，治疗手段不仅仅局限于单纯中药口服，还包括针刺、艾灸、外治等多种中医药疗法，取得了很好的临床疗效。

四、张树泉教授基于中医脑肾理论在中风病中的实践

（一）张树泉教授对中风病的认识

本课题组在研读历代医家理论经验记载和最新医学研究进展的基础上，结合自身临床体会，逐步形成了"以传统中医辨证论治为主线，充分利用现代科技，以取象比类的思维方式，全面实现中医现代化"的学术思想，在此指导下，将传统中医病机与现代病理结合，传统中药功效与现代药理结合，采用中医传统辨证与现代微观辨证相结合的辨证方法，指导中医脑病临床实践，取得了很好的临床疗效。

在已故山东省名老中医药专家苗香圃教授的引领下，历经三代中医学者传承创新，结合研究团队20余年临床实践，课题组在肾脑相关理论指导下，针对中风病提出了本虚标实的辨治思路，其中以肾虚为本，痰浊、瘀血交阻为标，三者相关并存。其发病机制不外二途，一则肾虚导致痰瘀内生。中老年人肾脏渐亏或年高多病、久病及肾，肾虚可致诸脏腑功能虚衰，气血亏虚。气为血帅，气虚运血无力而致瘀血；血为气母，阴血亏虚也可使气机不畅致瘀。正如张介宾所云："凡人之气血，犹源泉也，盛则流畅，少则瘀滞，故气血不虚则不滞，虚则无有不滞。"肾主气化为水脏，肾虚气化失职聚湿成痰，如《医贯》所云："要之痰从何处来？痰者，水也，其源出于肾。"二则痰瘀损伤肾精。饮食劳倦伤脾，情志郁结或肝阳乘脾，脾失健运，聚湿生痰，阻于脑络，痰瘀交阻，损伤肾精。

在以上理论指导下，本团队以治疗"喑痱"名方地黄饮子为基

础进行加减化裁，将熟地调整为制首乌，因之《本草纲目》有云："何首乌……能收敛精气，所以能养血益肝，固精益肾，补而不滞，滋而不腻，功在麦冬、生地之上"，并配合活血化痰类药物，拟定益肾通脉方治疗缺血性中风、补肾活血化痰方治疗出血性中风，推广应用于多家医院，临床使用20余年，治疗数万例中风病患者，取得了肯定的临床疗效。

（二）张树泉教授应用补肾法治疗中风病临床实践

1. 针对缺血性中风，张老师提出脑组织缺血坏死可视为肾虚脑消髓减的微观指征，核心梗死周围缺血半暗带可视为血瘀的微观指征，梗死周围水肿可视为痰阻的微观指征。因此，提出了肾虚血瘀痰阻是急性脑梗死的重要病机，补肾活血化痰是急性脑梗死的基本治法。临床治疗中，拟定益肾通脉方（制首乌20g、炒山药15g、山茱萸15g、麦冬15g、石斛15g、五味子5g、肉苁蓉15g、菖蒲10g、郁金10g、茯苓30g、当归30g、川芎30g、全蝎10g、益母草30g、炙甘草5g）治疗急性缺血性中风患者80例，监测患者 NIHSS评分、Barthel评分（BI）变化、血清神经元特异性烯醇化酶（NSE）含量及患者临床疗效，结果显示，观察组总有效率（96.25%）明显高于对照组（82.50%）（$P<0.05$）；观察组 NIHSS评分、NSE水平明显低于对照组（$P<0.05$），BI评分高于对照组（$P<0.05$），取得了很好的临床疗效。

2. 张老师认为出血性中风的病理核心是络破血溢、痰瘀阻窍、髓海受损；其基本病机为肾虚血瘀痰阻，脑组织破坏是肾虚的物质基础，血肿及其导致的缺血是血瘀的物质基础，血肿周围脑组织水肿是痰阻的物质基础。肾虚血瘀痰阻是出血性中风的重要病机，补肾活血化痰是出血性中风的重要治法。基于上述理论基础，拟定补肾活血化痰方［制首乌20g，山萸肉15g，炒山药15g，麦冬15g，石斛15g，五味子5g，肉苁蓉15g，石菖蒲10g，郁金10g，三七粉6g

（冲服），大黄5～10g，茯苓30g，当归30g，川芎30g，丹参30g，益母草30g，生水蛭10g，炙甘草5g〕治疗出血性中风急性期患者45例，监测患者血肿体积、血肿周围水肿体积，并重复测量患者神经功能缺损程度，结果显示，观察组在促进血肿吸收、加快血肿周围水肿消退、改善患者神经功能评分等方面疗效明显优于对照组（$P < 0.05$），效果显著。

第三节　基于数据挖掘的张树泉教授治疗缺血性中风用药规律研究

缺血性中风是临床最常见的中风病类型，指各种原因导致的脑动脉血管狭窄、闭塞，脑血流灌注中断引起的脑组织缺血缺氧、坏死，出现语言、视觉、运动感觉、认知等脑功能障碍的临床病症，是我国目前发病率、致残率、致死率最高的疾病之一，包括短暂性脑缺血发作、脑动脉血栓形成和脑栓塞等类型，占全部脑卒中的80%左右。据统计，其致残率居所有疾病第一位，在我国成年人疾病致死致残原因中排第一位，严重影响了患者的神经功能和日常生活能力，给患者家庭和社会带来了极大的经济压力和社会压力。本研究采用数据挖掘的方法分析研究张树泉老师临床治疗缺血性中风病案、处方，总结其用药规律，以期为中医药治疗缺血性中风提供新的思路和方法，现将研究结果报告如下。

一、资料与方法

（一）数据来源

收集2021年6月–2022年6月于泰安市中医医院脑病科张树泉教授门诊就诊，且病程介于14天和180天的缺血性中风患者门诊医案，共收集门诊医案126例，中药处方126张。

（二）诊断标准

西医诊断标准：参照《中国急性缺血性脑卒中诊治指南2018》中脑梗死的诊断。

1. 急性起病；

2. 存在局灶性神经功能缺损，少数为全面神经功能缺损；

3. 症状和体征持续6小时以上；

4. 颅脑影像学检查排除脑内出血及其他病变；

5. 经颅脑CT或MRI确诊。

中医疾病诊断标准参照2002年国家食品药品监督管理总局药品审评中心《中药新药临床研究指导原则》制订。

主症：半身不遂，神识昏蒙，言语蹇涩或不语，偏身感觉异常，口舌歪斜。

次症：头痛，眩晕，瞳神变化，饮水发呛，目偏不瞬，共济失调。

起病方式：急性起病，发病前多有诱因，常有先兆症状。

发病年龄：多在40岁以上。

具备2个主症以上，或1个主症2个次症以上，结合起病、诱因、先兆症状、年龄即可确诊；不具备上述条件，结合影像检查结果亦可确诊。

（三）处方纳入标准

符合上述中、西医诊断标准且病历资料完整者；患者就诊时发病时间＞14天且＜180天者；涉及同一患者多次就诊的情况时，选取收集时间范围内的首诊病历。

（四）处方排除标准

缺少中药汤剂处方；合并其他严重全身性疾病及精神类疾病患者；妊娠期及哺乳期妇女。

（五）数据录入

将符合各项标准的处方纳入数据库，根据《中华人民共和国药典》（2020版）对纳入处方中的药物名称给予规范化统一，例如"醋柴胡"统一为"柴胡"，"法半夏"统一为"半夏"，"黑顺片"统一为"附子"，"三七粉"统一为"三七"等。由双人独立录入患者基本信息、症状、舌脉、处方，建立"张树泉教授治疗缺血性中风门诊处方数据库"。将数据库进行逐一校对核验后，上传至中医传承计算平台（V3.0）进行数据分析，数据核对校验和上传均需两人同时核验。

（六）数据处理分析

利用中医传承计算平台（V3.0）系统，使用"统计分析"模块对患者的性别及药物的四气五味、归经、功效进行统计。在"方剂分析"模块中选择"药物频次"，对药物出现频次进行由高到低排序，并导出计算结果；接着设置"支持度个数"为30（表示所有处方中同时出现的次数），置信度设为0.8，进行用药模式和关联规则分析，并设置聚类个数为6，提取6个核心组合。

二、结果

本研究共筛选出符合条件的门诊病例126例，收集门诊处方126首；其中男性72例（57.14%），女性54例（42.85%）；年龄最大85岁，最小36岁，平均62.56岁。

（一）药物使用频次分析

本次研究共纳入中药处方126首，涉及中药名称106味，所有中药使用总频次2054次。按照中药处方使用频次由高到低排列，处方中单味药物频次排列前30位的中药，见表1。使用频次在前6位的分别是石菖蒲、郁金、川芎、当归、茯苓、葛根，其出现频次均>100次，为张树泉教授治疗缺血性中风的核心用药。

表1　药物使用频次分析表

序号	药名	频次	频率	序号	药名	频次	频率
1	石菖蒲	117	92.86%	16	鸡血藤	50	39.68%
2	郁金	117	92.86%	17	黄芪	45	35.71%
3	川芎	113	89.68%	18	熟地黄	37	29.37%
4	当归	110	87.30%	19	苦杏仁	25	19.84%
5	茯苓	110	87.30%	20	泽泻	24	19.05%
6	葛根	105	83.33%	21	炙甘草	23	18.25%
7	山药	94	74.60%	22	白术	21	16.67%
8	山茱萸	91	72.22%	23	天麻	21	16.67%
9	益母草	80	63.49%	24	半夏	18	14.29%
10	麦冬	77	61.11%	25	牡丹皮	17	13.49%
11	肉苁蓉	76	60.32%	26	柴胡	17	13.49%
12	五味子	74	58.73%	27	枳实	16	12.70%
13	石斛	66	52.38%	28	麻黄	16	12.70%
14	制何首乌	66	52.38%	29	黄芩	14	11.11%
15	桂枝	60	47.62%	30	丹参	14	11.11%

（二）药物四气、五味、归经分析

根据《中药学》对所使用的106味中药进行四气、五味、归经、功效分类。本研究数据分析提示，药物四气分布由高到低顺序为温性药、寒性药、平性药、凉性药、热性药，见图1。药味分布由高到低依次为甘、苦、辛、酸、咸，见图2。药物归经分布由高到低排序前4条经络为心经＞肝经＞肾经＞肺经＞脾经＞胃经＞膀胱经＞胆经＞大肠经＞小肠经＞心包经，无归三焦经药物，见图3（单味药物可含有多种药味、归经，本研究进行数据统计分析时，将具有多重归经的药物进行重复统计，故导致药物种类数比实际偏高）。

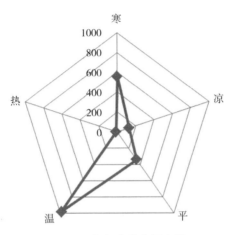

图1 四气频次分布雷达图

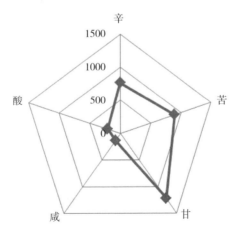

图2 五味频次分布雷达图

（三）药物功效分析

参照《中药学》对所使用的105味中药功效分类，结果显示，使用频次最高的六类药物依次为补虚类（679次）、活血化瘀类（397次）、解表类（222次）、收涩类（166次）、利水渗湿类（140次）、开窍类（117次），具体见图4。

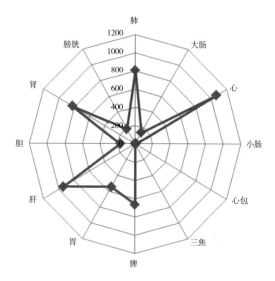

图3 归经频次分布雷达图

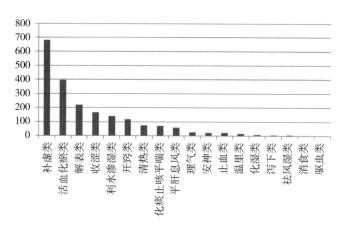

图4 药物功效频次分布图

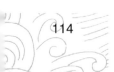

（四）高频药物组合及关联规则分析

应用关联规则挖掘方法，设置支持度为100、置信度为0.9后，可获得使用频次较高的药物组合列表，按照使用频次降序排序，组合使用频次最高为"郁金、石菖蒲"，其次为"郁金、川芎"，见表2。点击"网络拓扑"，以网络图形式展示核心药物的组成及药物关系，见图5。

表2　高频药物组合分析表

序号	药物组合	频次	序号	药物组合	频次
1	郁金、石菖蒲	115	11	石菖蒲、当归	103
2	郁金、川芎	109	12	郁金、葛根	102
3	石菖蒲、川芎	108	13	石菖蒲、葛根	102
4	郁金、石菖蒲、川芎	107	14	郁金、石菖蒲、茯苓	102
5	川芎、当归	106	15	郁金、石菖蒲、葛根	101
6	郁金、当归	105	16	川芎、葛根	101
7	郁金、茯苓	104	17	郁金、石菖蒲、川芎、当归	101
8	石菖蒲、茯苓	104	18	石菖蒲、川芎、当归	101
9	郁金、石菖蒲、当归	103	19	郁金、川芎、葛根	100
10	郁金、川芎、当归	103	20	石菖蒲、川芎、葛根	100

（五）药物聚类分析核心组合

应用中医传承辅助平台-方剂分析-聚类分析-提取组合功能，设置聚类个数为6，提取出为6个核心组合的药物组成及其频次，具体见表3。聚类分析网络展示中可见，不同颜色的点代表不同的药物组合，离回归曲线越接近，代表越贴近核心药物组合，见图6。

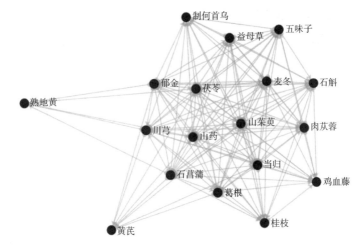

图5　核心药物网络图

表3　核心药物组合分析表

序号	药物组合	频次
1	郁金，麦冬，茯苓，山药，石菖蒲，葛根，山茱萸，川芎	39
2	石菖蒲，郁金，当归，茯苓，益母草，葛根，枳实，川芎	14
3	泽泻，茯苓，山药，熟地黄，牡丹皮，石菖蒲，郁金，山茱萸	19
4	川芎，石菖蒲，郁金，葛根，当归，黄芪，地龙，鸡血藤	18
5	五味子，郁金，肉苁蓉，石斛，制何首乌，葛根，山茱萸，当归，	16
6	桂枝，炙甘草，当归，川芎，石菖蒲，郁金，茯苓，葛根	20

三、结论

医圣张仲景在《金匮要略》中有云："夫风之为病，当半身不遂……脉微而数，中风使然"，这是"中风"病名最早的出处，此后遂将具有突然昏仆、半身不遂、言语不利、口眼歪斜症候群的疾病统一称为"中风"。对于此类症候群的记载最早可追溯到《黄帝内经》，散布在"大厥""扑击""偏枯""身偏不用""风痱"等病症的描述中。至国家中医药管理局发布的《中医临床诊疗术语》首次规范提出"缺血性中风"病名。本病的发生主要因内伤积损、情志失调、饮食不节、劳逸不当，致肝阳暴亢，或痰热内生，或痰湿内蕴，引起气机逆乱，气血运行紊乱，横窜经脉，直冲犯脑，阻滞脑脉而发为本病。基本病机与"风、火、痰、瘀、虚"关系密切，多为本虚标实，肝肾气血亏虚为本，风、火、痰、瘀等病理现象和病理产物为标。

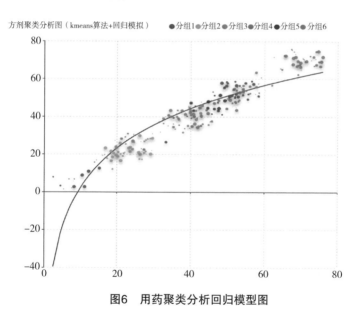

图6 用药聚类分析回归模型图

本研究通过对张树泉教授126首治疗中风病处方数据挖掘分析，结果显示，126首方剂中，共涉及中药105味；张树泉教授治疗缺血性中风使用中药频率大于80%者依次为石菖蒲、郁金、川芎、当归、茯苓、葛根。此组药物以健脾化痰开窍、活血化瘀通络为主，主要用于祛除缺血性中风最常见的痰浊、瘀血等病理产物。张老师认为，几乎所有证型的缺血性中风均有一定程度的痰浊、瘀血存在，故此组药物为张老师治疗本病的基础药物。使用频率为50%～80%的药物有山药、山茱萸、益母草、麦冬、肉苁蓉、五味子、石斛、制何首乌。本组药物以补虚类药物为主，尤以补肾填精类居多，体现了张老师的"中医脑肾理论"，源于"肾主骨生髓""脑为髓之海"的经典理论。使用频次为20%～50%的药物有桂枝、鸡血藤、黄芪、熟地黄。该组药物以益气活血、养阴通络类为主，仍以补虚为主，兼以通络。以上3组药物充分体现了张老师对缺血性中风"本虚标实"的认识，本虚以肾虚、气虚为主，标实以痰、瘀等病理产物为主，治疗方面则以补肾活血化痰、益气活血化痰居多。

所选用药物药性以温性药、寒性药居多。本病的主要病机为在肝肾亏虚、气血虚弱的基础上，痰瘀互结阻塞脑络，故治疗上当两者兼顾，温性药具有补虚、温经、活血、化痰、通络的作用，切中病机，故使用频次居首位。部分患者存在风阳上扰、痰热内蕴的情况，故选用部分具有清热平肝、凉血降逆功效的凉性药物，如丹参、竹茹、地龙、赤芍等。选用药物五味中以甘味药、苦味药、辛味药为主，其中甘能补、能缓，苦能燥、能泄，辛能行、能散，与缺血性中风的主症和本虚标实的病机相符合。

归经中前三依次为心经、肝经、肾经，基于"心主血脉""心主神明"的经典论述，心经者居多的活血、通络、安神类等药物在张老师的治疗缺血性中风处方中出现比例较高；张老师在中医"气机理论"指导下应用理气、降逆、活血等药物比例较高，此类药物多归于肝经；张老师在中医"肾脑相关理论"指导下在缺血性中风的治疗中，加大补益肾精类药物种类和用量，比如制首乌、熟地、山茱萸、肉苁蓉等，取得了很好的临床疗效。

药物功效频次最高的依次为补虚药、活血化瘀药、解表药、收涩药、利水渗湿药等。张老师认为"虚"在缺血性中风病的发病和病情进展过程中起到重要作用。《景岳全书》有云："凡人之气血，犹如源泉也，盛则流畅，少则壅滞，故气血不虚不滞，虚则无有不滞者"，主要为气虚、肾虚等，故补虚药使用频次处于第一位；瘀血、痰浊为缺血性中风最常见的致病病理产物，针对两者治疗的活血化瘀、利水渗湿类、化痰类药物在缺血性中风的使用中占据重要地位。现代研究表明，部分解表药物具有活血化瘀通络的作用，比如葛根等；虚性疾病在补虚的同时常配以酸敛收涩类药物以提高其临床疗效。

高频药物组合及关联规则分析结果显示，出现频率超过100次的药物组合共20个，主要药物为石菖蒲、郁金、川芎、当归、葛根等，以化痰开窍和活血化瘀类药物为主，体现了张老师治疗中风病重在清除痰浊、瘀血等病理产物的学术思想。痰浊、瘀血是缺血性中风最常见的病理产物，张老师在各种证型的缺血性中风患者的治疗中均注重病理产物的干预治疗，也形成了基本的药物"集成块"，用于此类疾病的治疗，临床使用方便、快捷、有效。

采用 k均值聚类算法得出聚类方案，将张老师治疗缺血性中风开具处方所用中药分类数设置为6时，回归模型运算结果显示，所有入选中药散布在核心类方生成曲线周围，提示回归模型运算所得核心类方具有很大的代表性。

核心药物组合3中的"泽泻，茯苓，山药，熟地黄，牡丹皮，石菖蒲，郁金，山茱萸"可视为六味地黄汤加减，主要为补肾阴类药物，功效为补肾填精；核心药物组合5中的"五味子，郁金，肉苁蓉，石斛，制何首乌，葛根，山茱萸，当归"为张老师常用经验方剂——益肾通脉方的基本组成，其由经典方剂"地黄饮子"化裁而来，主要功效为滋肾阴，补肾阳，化痰开窍。以上两组药物组合充分体现了张老师中医脑肾理论在缺血性中风治疗中的应用。针对缺血性中风，张老师提出脑组织因血管堵塞所致的缺血性坏死可被认作"肾虚脑消髓减"的微观表现，梗死核心区附近缺血半暗区域可被认作"血瘀"的微观表现，脑梗死周边水肿带可被认作"痰阻"的微观指征，缺血性中风的基本病机当以肾虚为本，痰浊、瘀血交阻为标，并提出肾虚血瘀痰阻是急性脑梗死的重要病机，补肾活血化痰是急性脑梗死的基本治法。

核心药物组合4中的"川芎，石菖蒲，郁金，葛根，当归，黄芪，地龙，鸡血藤"从药物组成分析可视为补阳还五汤加减。本方剂为治疗中风病经典方剂，出自清代王清任所著《医林改错》，方中重用黄芪，功可大补元气，气血充盛，则运行不滞，气血亏虚必然会瘀滞，气血充盛，血液循行通畅，故活血化瘀类药物必然以大剂量补气类药物为先导，才能更好、更快地祛瘀通络。

核心药物组合1"郁金，麦冬，茯苓，山药，石菖蒲，葛根，山茱萸，川芎"；核心药物组合2"石菖蒲，郁金，当归，茯苓，益母草，葛根，枳实，川芎"；核心药物组合6"桂枝，炙甘草，当归，川芎，石菖蒲，郁金，茯苓，葛根"三个核心药物组合的主要药物为化痰、活血类药物，也是张老师临床最为常用的药物"集成块"，主要用于痰浊、瘀血等病理产物的治疗。

总之，本课题应用中医传承辅助平台（V3.0）软件，采用数据挖掘的方法分析张树泉教授治疗缺血性中风选方用药规律，分析其常用中药四气、五味、归经、功效、配伍组合，并得出核心组方，全面总结了张树泉教授治疗本病的核心学术思想及选方用药特点，以求全面继承张老师的学术经验，进一步提高缺血性中风的临床疗效。鉴于本课题所纳入数据时间范围相对较短，纳入数据量有限，下一步将继续扩大纳入数据量及覆盖时间，并增加数据量开展深入挖掘，挖掘出的处方有待临床进一步验证。

第四节　张树泉教授对出血性中风的认识

中风又称卒中，为内科常见疾病，中医学自古对本病论述颇多，其辨治体系已趋于完善，但自现代医学传入中国开始，认识到中风分为缺血性中风及出血性中风，这一时期的中西汇通医家开始对中风分而论之，近代脑CT的应用则使出血性中风诊断更加明确。源于更加精细的观察与总结，并结合现代医学的微观认识，近代医家阐发出众多新的病机观点。张树泉教授对出血性中风的病因病机和治疗有独到的认识，现探讨如下。

一、出血性中风病机认识研究进展

（一）继承并发挥传统病机认识

出血性中风病机研究继承了中风的传统病机认识，总不外乎风、火、痰、瘀、虚等要素，但侧重点有所不同。出血性中风发病更急，多见突然跌仆，头痛如破，旋即昏不知人，因此初期风火之势更盛，阳证更多见。以中经络、中腑、中脏三纲而论，出血性中风对神机影响更甚，因此中脏腑的闭证较多见；本病最大特点为离经之血，因此瘀血为突出的病理因素，并因风火痰瘀相兼为患，近年衍生出内"毒"的概念。在正虚方面，因出血性中风风阳痰火证候明显，损伤气血津液，表现为气阴亏虚；又肾主骨生髓，脑为髓之海，脑肾关系密切，且肝肾同源，故所涉脏腑主要为肝肾。正是基于对出血性中风的分类观察，使得对其病机特点有了进一步认识，值得进行更为详细地总结与发挥。

（二）出血性中风的病理因素

出血性中风在发病之前及既病之后均有众多病理因素参与，且呈此消彼长之势，变化多端，体现出病机的变化特点。在起病之初，本病公认的始动因素为气血逆乱，风火相煽。《素问·调经论》有曰："血之与气并走于上，则为大厥，厥则暴死，气复反则生，不反则死"；《素问·生气通天论》云："大怒则形气绝，血菀于上，使人薄厥"，气血逆乱或肝风暴动，化火成风，风火煽动，冲破血脉，损及脑髓而神机失用，发为出血性中风之候。近代张锡纯根据《黄帝内经》理论，因虚实的不同，将中风分为"脑充血"与"脑贫血"，认为"脑充血"为肝火胃气上逆，肺气不降之实证。显然，张氏"脑充血"所指代的即为出血性中风，风火上逆为其主要病机。现代基于病例观察的研究也证实了这一点，任继学先生通过大量临床病例研究，提出气血逆乱，瘀、痰、热、风、浊毒，五邪气互相渗透，损伤脑髓元神，为出血中风基本病机，其中气血逆乱为邪气形成之肇始。郑国庆等认为风阳痰火是各种致病因素作用于人体引起脏腑功能失调形成的病理状态，同时亦是诱发出血中风的始动因素和危险因素。黄燕等通过临床病例观察，发现出血中风急性期火热之象明显，以阳类证为多，故早期治疗应以治肝、胃为主。风火起病迅猛，变化也快，一旦冲破血脉后其势即开始消减，而痰瘀等有形之邪则逐渐成为主要矛盾。所谓离经之血即为瘀血，瘀血是出血性中风的病理产物，也是继发的致病因素，这一特点与缺血性中风不同。正如任继学先生所言，本病立法、用药必须辨明是瘀塞经络证（缺血性中风），还是络破血溢证（出血性中风），后者治疗重点在于尽早应用破血逐瘀药物，并主张投以虫类峻猛之药，验之于临床，疗效显著，且具有很高安全性。现代药理研究也证实，活血化瘀药具有加速和促进血肿溶化与吸收以解除脑受压的作用。瘀血形成后，与其相伴随的另一重要因素为痰，唐容川《血证论》云："瘀血既久，化为痰水""血病不离水，水病不离血"，即所谓痰瘀同源，此两者为贯穿出血性中风始终的病理基础，在起病之前可受风火引动，阻滞经脉，发病之后更可相兼为患，成为有形之病理产物，导致脑髓肿胀，进一步损伤脑络。以上讨论可知，在出血性中风中，火热、痰、瘀等病理产物相互胶结不解，并有互因互化的关系，以此为契机，结合西医的灌注损伤等微观认识，近代学者提出用内生热毒认识出血性中风的病变机制。林亚明认为："出血性中风病发后，瘀血、痰浊、热邪偏盛，壅滞于体内不得外泄，则化为毒邪"，并认为其性猛烈、善变，易攻脏腑，兼具有火热之性，可导致脏腑功能失常或损害脏腑器官，尤其可损害脑质。韩文刚认为，"毒伤脑髓"皆可引起脑病，"毒邪随经脉而上犯于脑，胶结于受损脑脉周围，化气为火，煎血为瘀，炼液成痰，正气无存，局部脑髓蒸于毒热之中，终至毒伤脑髓"。可见医者们多认为毒邪兼有风火痰瘀等病理要素的表现与特点，并可互为因果，而致脑髓损伤。

（三）出血性中风本虚病机的认识

出血性中风为本虚标实之证，早期其标实证候突出，且有急则治其标的现实意义，故为大家所重视。但本病本虚的病机也是不可忽视的一面，近年来不断有医家认识到其重要性，并进行阐发与应用，使本病防治措施更趋完善。《灵枢·经脉》云："人始生，先成精，精成而脑髓生。"脑为髓之海，其物质基础由肾精所生，故肾与脑髓的关系密切。赵建军提出脑病的治疗应重视脑髓理论，在继承出血性中风破血逐瘀、泄热醒神、豁痰开窍治疗的基础上，强调填精补髓法的早期应用，并贯穿于本病治疗全程。以此为指导开展的研究证实，本法促进了实验性脑出血大鼠内源性神经干细胞增殖分化，对血肿周围组织损伤具有修复作用。唐璐从脑肾相关理论探讨中风病急性期临床治疗思路，提出以证候治疗和补肾护脑法相结合的理念，其中补肾护脑可作为中风治疗的基础。张树泉提出肾虚血瘀痰阻是脑出血的重要病机，结合现代医学研究，认为脑组织坏死可视为肾虚的微观指征，血肿及血肿周围缺血可视为瘀血的微观指征，水肿可视为痰阻的微观指征。院立新指出，出血性中风恢复期和后遗症期以精亏髓减、正虚邪藏为病机，不及时医治则有痴呆及复中风风险。可见医者们仍以痰瘀邪实为本病主要矛盾，但因脑髓受损所致脏腑亏虚也是客观存在的，治疗中虚实兼顾，理法方药得当，可进一步提高本病治疗效果，而在后续的长期治疗中，治本之法更可预防疾病复发。此外，也有医家提出脑出血病位在肝脾肾，病机以气阴不足，脑窍闭塞为主，治疗总以益气养阴为本，药以生脉散加味，从气血津液方面考虑。出血性中风的风阳痰火可伤阴耗气，而气阴不足又可致风阳内动，因此，气阴不足、津液耗伤与风阳痰火实为一体两面，气阴不足为出血性中风病机的重要方面。

综上所述，出血性中风的病机研究继承并发挥了中医学对中风病机的认识。风火痰瘀毒为本病基本病理因素，肾虚为本的脑髓损伤为发病后客观的病机变化，气阴不足为出血性中风病机的重要方面。因此，肝肾气阴不足，痰瘀毒损脑髓为本病基本病机。

二、肾虚血瘀痰阻为出血性中风病机之关键

通过以上对出血性中风病机的梳理，可知出血中风之"虚"主要关乎肾，为病之本；其"实"主要为痰瘀，为病之标，肾虚血瘀痰阻体现了本病病机要点，为出血性中风病机之关键。

（一）肾虚血瘀痰阻的发生、发展及演变

出血性中风多见于老年人，其脏腑功能渐衰，先天之精气逐渐衰耗，呈现肾精亏虚证候；又年高体虚，气血运行不畅，血滞为瘀，津停为痰，素体可伏藏有痰瘀之邪，故肾虚血瘀痰阻可发生于中风发病之前。此后之发展，可分为两途，一者肾虚，可因其气化失职，聚湿成痰，又因肾精亏于下，虚风动于上，风阳无形之邪可灼伤血脉，化瘀成痰，痰瘀既成，阻滞脑络，遇有诱因，随气血风

火而动，致络破血溢，发为出血中风。二者痰瘀，有形之邪伏藏，阻碍气血津液运行，人体之精微不得输布上达，脑髓不充，耳鸣头倾；及至血溢脉外，离经之血，即为瘀血，痰瘀互结阻于局部，更伤脑髓，脑髓伤则终致肾精损伤。可见肾虚血瘀痰阻的发展常相兼为患，相互影响。正如《素问·脉解》曰："内夺而厥则为喑痱"，喑痱之状，舌强不能语，足废不能用。肾之精气循络脉至舌部，肾虚致精血亏虚，痰瘀交阻，不能荣养于舌则发为言语蹇涩；肾之精气循下肢络脉入足下，肾气不顺则足废失用。肾虚血瘀痰阻可延至出血性中风的康复期、后遗症期，如任其演变，可致中风复发甚或痴呆，需长期治疗。

（二）补肾活血化痰为出血性中风的重要治法

出血性中风的治疗应紧扣病机，以补肾活血化痰为法。活血化痰为治标之法，所谓急则治其标、破血逐瘀、化痰开窍以通为首务，通则风火消散，郁毒不生，气血畅达，脑髓得养。补肾之法则主要体现为两方面的作用，一者可使脑髓得充，气旺血生，增强活血化瘀之力，补肾也可增强气化功能，使痰阻化解。二者可熄风火之势，风、火为中风先导，补肾滋阴可折其刚猛之势，为治本之策。现代研究也证实，补肾中药能从拮抗自由基损伤、减少神经细胞凋亡、调节神经肽等多方面改善中风病理状态，起到护脑益髓的作用。

近年来，出血性中风病机的研究经历了从重视标实证到虚实兼顾的趋势，对本病的认识也更加完善，肾虚血瘀痰阻是对本病新认识的提炼与总结，是出血性中风病机的关键，补肾活血化痰为出血中风的重要治法，值得在临床中进一步推广应用。

第一节 中风病（脑梗死）诊疗方案

一、诊断

（一）疾病诊断

1. 中医诊断标准

参考2008年中华中医药学会发布的《中医内科常见病诊疗指南》。

临床表现为神志昏蒙，半身不遂，口舌歪斜，言语謇涩或语不达意，甚或不语，偏身麻木；或出现头痛，眩晕，瞳神变化，饮水发呛，目偏不瞬，步履不稳等。

往往安静状态下急性起病，渐进加重，或有反复出现类似症状的病史。少部分患者可起病突然，病情发展迅速，伴有神志昏蒙。

发病前多有诱因，常有先兆症状，可见眩晕，头痛，耳鸣，突然出现一过性言语不利或肢体麻木，视物昏花，1日内发作数次，或几日内多次复发。

发病年龄多在40岁以上。

具备以上临床表现，结合起病形式、诱因、先兆症状、年龄即可诊断中风病。结合影像学检查（头颅 CT 或 MRI）可明确缺血性中风的诊断。

2. 西医诊断标准

参照2014年中华医学会神经病学分会脑血管病学组制订的《中国急性缺血性脑卒中诊治指南2014》。

（1）急性起病；

（2）局灶性神经功能缺损，少数为全面性神经功能缺损；

（3）症状和体征持续数小时以上；

（4）脑CT或MRI排除脑出血和其它病变；

（5）脑CT或MRI有责任梗死病灶。

3. 疾病分期与分型

（1）分期

①超早期：发病6小时内。

②急性期：发病2周以内。

③恢复期：发病2周至6个月。

④后遗症期：发病6个月后。

（2）分型

按病情轻重分

①轻型：如腔隙性脑梗死，可在数小时、1～2天内不治而愈。

②重型：如大脑中动脉主干闭塞引起的大片梗死，一旦发病即昏迷，用尽各种治法也难以抢救。

按病程分型

①完全型：发病6小时内即发展到瘫痪高峰。

②进展型：发病后病情逐渐加重，呈阶梯式进展，可持续数天。

③缓慢进展型：发病后缓慢进展，可持续2周，甚至2周后还逐渐进展。

④可逆型：发病后24小时至2～3天可完全恢复，最多3周完全

恢复，不留后遗症，又称为可逆神经功能缺损。

英国牛津脑卒中项目 Bamford 分型

①完全前循环梗死：表现为三联症，即高级神经活动障碍、对侧同向性偏盲、对侧偏瘫。

②部分前循环梗死：表现为上述三联症中的两项，或只有高级神经功能障碍，或感觉、运动缺损较局限。

③后循环梗死：表现为不同程度的椎基底动脉综合征，具体如下。交叉瘫或交叉性感觉障碍；②四肢瘫和双侧感觉障碍；③双眼协同运动障碍，不伴长束征的小脑功能障碍，孤立的视野缺损或皮质盲。

④腔隙性脑梗死：表现为腔隙性综合征，如运动性轻偏瘫、纯感觉性卒中、共济失调性轻偏瘫、感觉运动性卒中和构音障碍手笨拙综合征。

TOAST分型

①大动脉粥样硬化性卒中：这些患者应具备脑成像提示脑的主干动脉或皮层分支动脉狭窄（>50%）或闭塞，其原因可能是由于动脉粥样硬化引起。

②心源性脑栓塞：是指心源性疾病产生的栓子导致脑动脉闭塞所致的脑梗死，在 TOAST 分型法中，列出了造成心源性栓子的高度、中度心源性疾病。

③小动脉闭塞性卒中：包括其他分类中经常被提到的腔隙性卒中患者。

④其他病因明确的急性卒中：即罕见原因的卒中，这一类别包括由其他少见原因引发的脑梗死（感染性、免疫性、非免疫性血管病及血液病、遗传性血管病变、吸食毒品等）。这组患者应具备临床及 CT 或 MRI 发现提示急性缺血性卒中，不管病灶的大小及位置。血液学检查或血管造影可展示这类卒中的少见原因。其他检查

应排除心源性疾患及大动脉粥样硬化性病变的证据。

⑤原因不明的缺血性卒中：这种类型包括广泛评估仍未发现病因的患者；评估资料不全的患者；两个或更多的病因，不能做出最后诊断的患者。

CISS分型标准

大动脉粥样硬化（LAA）

①主动脉弓粥样硬化

a.急性多发梗死病灶，特别是累及双侧前循环和（或）前后循环同时受累；

b.没有与之相对应的颅内或颅外大动脉粥样硬化性病变（易损斑块或狭窄 ≥50%）的证据；

c.没有心源性卒中（CS）潜在病因的证据；

d.没有可以引起急性多发梗死灶的其他病因如血管炎、凝血异常以及肿瘤性栓塞的证据；

e.存在潜在病因的主动脉弓动脉粥样硬化证据［经高分辨 MRI/MRA和（或）经食道超声证实的主动脉弓斑块 ≥4mm和（或）表面有血栓］。

②颅内外大动脉粥样硬化

a.无论何种类型梗死灶（除外了穿支动脉区孤立梗死灶），有相应颅内或颅外大动脉粥样硬化证据（易损斑块或狭窄≥50%）；

b.对于穿支动脉区孤立梗死灶类型，以下情形也归到此类，即其载体动脉有粥样硬化斑块（HR-MRI）或任何程度的粥样硬化性狭窄（TCD、MRA、CTA或DSA检查）；

c.需排除心源性卒中；

d.排除其他可能的病因。

心源性卒中（CS）

①急性多发梗死灶，特别是累及双侧前循环或前后循环共存的

在时间方面很接近的包括皮层在内的梗死灶；

②无相应颅内外大动脉粥样硬化证据；

③不存在能引起急性多发梗死灶的其他原因，如血管炎、凝血系统疾病、肿瘤性栓塞等；

④有心源性卒中证据；

⑤如果排除了主动脉弓粥样硬化外，则肯定为心源性；如果不能排除，则考虑可能为心源性。心源性卒中的潜在病因包括二尖瓣狭窄、心脏瓣膜置换、既往4周内的心肌梗死、左心室附壁血栓、左心室室壁瘤、任何有记录的永久性或阵发性房颤或房扑、伴有或不伴有超声自发显影或左房栓子、病窦综合征、扩张性心肌病、射血分数＜35%、心内膜炎、心内肿物、伴有原位血栓的卵圆孔未闭（PFO）、在脑梗死发生之前伴有肺栓塞或深静脉血栓形成的卵圆孔未闭（PFO）。

穿支动脉疾病（PAD）

由于穿支动脉口粥样硬化或小动脉纤维玻璃样变所导致的急性穿支动脉区孤立梗死灶称为穿支动脉疾病。

①与临床症状相吻合的发生在穿支动脉区的急性孤立梗死灶，不考虑梗死灶大小；

②载体动脉无粥样硬化斑块（HR-MRI）或任何程度狭窄（TCD、MRA、CTA或DSA）；

③同侧近端颅内或颅外动脉有易损斑块或＞50%的狭窄，孤立穿支动脉急性梗死灶归类到不明原因（多病因）；

④有心源性栓塞证据的孤立穿支动脉区梗死灶归类到不明原因（多病因）；

⑤排除了其他病因。

其他病因（OE）

存在其他特殊疾病（如血管相关性疾病、感染性疾病、遗传性疾病、血液系统疾病、血管炎等）的证据，这些疾病与本次卒中相关，且可通过血液学检查、脑脊液（CSF）检查以及血管影像学检查证实，同时排除了大动脉粥样硬化或心源性卒中的可能性。

病因不确定（UE）

未发现能解释本次缺血性卒中的病因。

①多病因：发现两种以上病因，但难以确定哪一种与该次卒中有关。

②无确定病因：未发现确定的病因，或有可疑病因但证据不够强，除非再做更深入的检查。

③检查欠缺：常规血管影像或心脏检查都未能完成，难以确定病因。

（二）病类诊断

1. 中经络 中风病无意识障碍者。

2. 中脏腑 中风病有意识障碍者。

（三）证候诊断

1. 中经络

（1）肾虚血瘀痰阻证：半身不遂，口舌歪斜，舌强言謇或不语，偏身麻木，头晕目眩，耳鸣，烦躁失眠，舌质暗红，苔薄黄或少苔，脉弦细。

（2）肝阳暴亢，痰瘀阻络证：半身不遂，偏身麻木，舌强言謇或不语，或口角歪斜，头痛眩晕，面红目赤，口苦咽干，心烦易怒，溲赤便秘，舌红或暗红，苔薄黄，脉弦滑。

（3）痰热腑实，痰瘀阻络证：半身不遂，口舌歪斜，舌强言謇或不语，偏身麻木，腹胀便干便秘，头晕目眩，咯痰或痰多，舌质暗红或暗淡，舌苔黄或黄腻，脉弦滑。

（4）气虚血瘀痰阻证：半身不遂，口舌歪斜，言语謇涩或不语，偏身麻木，面色㿠白，气短乏力，口流涎，自汗，心悸便溏，手足肿胀，舌质暗淡，苔薄白或白腻，脉沉细或细缓或弦细。

（5）阴虚阳亢，痰瘀阻窍证：半身不遂，口舌歪斜，言语謇涩或不语，偏身麻木，伴头胀、耳鸣、耳聋、腰膝酸软，健忘失眠，舌质暗红，苔薄白或薄黄，脉弦滑或弦涩。

（6）气机失调，痰瘀阻窍证：半身不遂，口舌歪斜，言语謇涩或不语，偏身麻木，口苦，恶心，胸胁胀满，善太息，舌红苔薄白，脉细弦。

（7）风痰阻络证：头晕目眩，痰多而黏，舌质暗淡，舌苔薄白或白腻，脉弦滑。

（8）阴虚风动证：眩晕耳鸣，手足心热，咽干口燥，舌质红而体瘦，少苔或无苔，脉弦细数。

2. 中脏腑

（1）痰湿蒙塞心神证：神志昏迷，半身不遂，肢体松懈瘫软不温，甚则四肢逆冷，面色唇暗，痰涎壅盛，舌质暗淡，舌苔白腻，脉沉滑或沉缓。

（2）痰热内闭心窍证：神昏、昏愦，半身不遂，鼻鼾痰鸣，肢体强痉拘急，项强身热，躁扰不宁，甚则手足逆冷，频繁抽搐，偶见呕血，舌质红绛，苔褐黄而腻，脉弦滑数。

（3）元气败脱，心神散乱证：突然神昏、昏愦、肢体瘫软，手撒肢冷多汗，重则周身湿冷，二便自遗，舌痿，舌质紫暗，苔白或脉沉缓或沉微。

二、治疗方法

（一）辨证论治

1. 中经络

（1）肾虚血瘀痰阻

治法：补肾活血化痰

方药：益肾通脉方加减

制首乌20g	山萸肉15g	山药15g	麦冬15g
石斛15g	五味子5g	云苓30g	菖蒲10g
郁金10g	葛根30g	肉苁蓉15g	三棱6g
陈皮10g	当归30g	川芎30g	益母草30g

加减：

①肝阳上亢者，加天麻12g，羚羊粉1g，冲服，生石决明30g。

②大便秘结者，加大黄5～15g。

③气虚或进入恢复期者加生黄芪30～120g、丹参30g、全蝎10g。

④肢体拘挛、肌张力较高者，加木瓜30g、白芍30g、全蝎10g、蜈蚣2条。

⑤肢体肿胀疼痛较甚者，加细辛5g，炮附子10g，徐长卿15g。

⑥头痛者，合四物汤养血活血。

⑦肢体浮肿沉重瘫痪者，加麻黄5～10g、桂枝10g。

⑧心烦失眠，卧起不安者，加生龙骨30g、生牡蛎30g、珍珠30g。

⑨患肢功能恢复迟缓，加制马钱子0.6g、麻黄5～10g。

⑩血脂较高者加决明子30g。

⑪糖尿病加片姜黄15g，鬼箭羽10g。

⑫吞咽障碍，饮水呛咳者加僵蚕30g，白芥子15g，蝉蜕30g，杏仁10g。

⑬痰阻征象明显者，益母草可加量至50g。

⑭肢体痿软，肌张力低者，加马钱子0.6g分早晚两次冲服。

⑮小便频数者加吴茱萸6g。

中成药：复方活脑舒、脑血康、银杏叶片口服以益肾通脉。

静脉注射中成药：血塞通粉针0.4g、刺五加注射液60ml、银杏达莫注射液20ml、血栓通0.5、舒血宁20ml静脉滴注，日一次。

饮食疗法：适食山药、虫草、海参、虾、薏苡仁、黄芪、莲子、白菜等，忌食生冷油腻、肥甘厚味。

（2）肝阳暴亢，痰瘀阻络

治法：平肝潜阳，活血化痰。

方药：天麻钩藤饮或建瓴汤加减。

天麻12g	钩藤30g	生石决明30g	黄芩12g
栀子12g	杜仲10g	牛膝18g	丹参30g
川芎15g	菖蒲10g	郁金10g	水蛭10g
葛根30g	益母草30g	大黄5～15g	炒麦芽30g
制首乌20g			

加减：肝阳上亢突出者，加羚羊粉1g冲服。

中成药：酌加银杏叶片、脑血康、天麻丸以活血化痰，通络祛风。

饮食疗法：适食百合、黑芝麻、黑米、海参、鲤、鳖、鸡、鸭、瘦猪肉，多食山药、枸杞、芝麻、木耳等甘润滋阴食物，多喝清淡汤类。忌食羊肉、狗肉、桂圆、荔枝、酒类、花椒、大料、油炸等食品，勿嗜食辛辣。

（3）痰热腑实，痰瘀阻络

治法：化痰通腑，活血通络。

方药：星蒌承气汤合/或黄连温胆汤加减。

大黄10g	瓜蒌30g	胆南星10g	黄连10g
竹茹10g	陈皮10g	半夏10g	云苓30g
菖蒲10g	郁金10g	葛根30g	丹参30g
水蛭10g	制首乌20g	益母草30g	

加减：

①大便燥实、秘结不通，加芒硝10g（冲服）。

②痰多者加白芥子15g。

③肝阳上亢者加羚羊粉1g（冲服），天麻15g，生石决明30g。

中成药：复方鲜竹沥以清热化痰。

静脉中成药：苦碟子注射液20～40ml，血栓通0.5静脉滴注，或血塞通粉针剂，或银杏达莫注射液20ml入0.9%氯化钠注射液250ml中静脉滴注，舒血宁及天麻素静点以平肝活血，化痰通络。

饮食疗法：适食薏苡仁、莲子、山药、冬瓜、黄瓜、丝瓜、茯苓、黑木耳、苦苣、萝卜、荷叶、燕、菝、荞麦、玉米、芋头、海带等，忌食羊肉、狗肉、桂圆、荔枝、酒类、花椒、大料、油炸等食品。

（4）气虚血瘀痰阻

治法：益气活血化痰

方药：补阳还五汤加减

桃仁10g	红花10g	赤芍10g	生黄芪30～120g
当归10g	全蝎10g	鸡血藤30g	地龙10g
丹参30g	川芎30g	葛根30g	菖蒲10g
郁金10g	胆南星10g	炙甘草5g	益母草30g

加减：

a.有肾虚者加制首乌20g，肉苁蓉15g。

b.肢体活动不利时间较长，治疗效果不明显者加麻黄5g、熟地20g。

中成药：活脑舒4粒，每日2次；脑血康片3片，每日3次，口服。

静脉中成药：生脉注射液、参麦注射液30～40ml加入0.9%氯化钠注射液或5%葡萄糖注射液静脉滴注，1次/日；配合灯盏细辛、葛根素以活血化瘀。

饮食疗法：适食山药、薏苡仁、黄芪、莲子、白菜、冬瓜、丝瓜、木耳、赤小豆等，忌食生冷油腻、肥甘厚味。

（5）气机失调，痰瘀阻窍

治法：调畅气机，活血化痰。

方药：小柴胡汤合苓桂术甘汤加减。

柴胡15g	黄芩15g	半夏15g	人参10g
云苓30g	桂枝10g	白术20g	炙甘草5g
菖蒲10g	郁金10g	当归30g	川芎30g
天麻20g	枳壳10g		

加减：

a.眠差者加夜交藤30g，炒枣仁30g。

b.心悸者加柏子仁20g。

中成药：银杏叶2片，每日3次；脑血康1粒，每日3次，口服。
静脉中成药：葛根素及血栓通静脉滴注以活血通络。

饮食疗法：适食山药、薏苡仁、黄芪、莲子、白菜、冬瓜、丝瓜、木耳、赤小豆等，忌食生冷油腻、肥甘厚味。

（6）阴虚阳亢，痰瘀阻窍

治法：滋阴潜阳，活血化痰。

方药：杞菊地黄汤加减。

枸杞子15g	菊花10g	熟地20g	山萸肉12g
山药12g	云苓9g	丹皮9g	泽泻9g
葛根30g	菖蒲10g	郁金10g	川芎15g
丹参30g	水蛭10g	炒麦芽30g	

加减：

a.头胀心烦者加百合30g。

b.头痛者加珍珠母15g，天麻15g

c.头晕目眩者加钩藤15g，石决明10g

中成药：血塞通滴丸10粒，每日3次，口服。

静脉中成药：脉络宁、川芎嗪静脉滴注以活血通络。

饮食疗法：宜食黑木耳、红枣、茄子、白薯、玉米等能软化并保护血管；菠菜、芹菜、甜菊、苹果、香蕉、西瓜子、绿豆、青萝卜汁、荸荠、海蜇头等能降低血压。忌食生冷油腻、肥甘厚味。

（7）风痰阻络

治法：熄风化痰通。

方药：化痰通络方加减。

法半夏9g	天麻20g	丹参30g	生白术10g
香附10g	酒大黄10g	胆南星10g	僵蚕15g
粉葛30g	秦艽10g		

加减：

a.若仅见口眼㖞斜而无半身不遂等症者，可用牵正散加荆芥、防风、白芷以散风祛邪。

b.表热者加银花、连翘、薄荷以疏散风热。

静脉中成药：血栓通、川芎嗪静脉滴注以活血通络。

饮食疗法：适食月季花茶、山楂、橘皮、茯苓、黑木耳、海带、昆布、萝卜、燕麦、莜麦、荞麦、玉米、芋头、炸全蝎、金桔、玫瑰花等，忌食羊肉、狗肉、桂圆、荔枝及酒类、油炸食品。

（8）阴虚风动

治法：滋阴熄风。

方药：育阴通络汤加减。

生地黄15g	山萸肉15g	钩藤$_{后下}$20g	天麻20g
丹参20g	白芍15g	龟板15g	龙骨15g
天冬20g	麦冬15g	蜈蚣2条	

加减：

a.若痰涎盛加全瓜蒌15g，莱菔子20g；

b.血压持续不降加代赭石20g，牛膝15g；

c.肾精不足，脉细弦去生地加当归15g，何首乌15g。

静脉中成药：血栓通、川芎嗪静脉滴注以活血通络。

饮食疗法：适食百合、黑芝麻、黑米、海参、鲤、鳖、鸡、鸭、瘦猪肉，多食山药、枸杞、芝麻、木耳等甘润滋阴食物，多喝清淡汤类。忌食羊肉、狗肉、桂圆、荔枝、酒类、花椒、大料、油炸等食品，勿嗜食辛辣。

2. 中脏腑

（1）痰湿蒙塞心神证

治法：温阳化痰，醒神开窍。

方药：涤痰汤加减。

| 制半夏10g | 陈皮10g | 枳实10g | 胆南星6g |
| 菖蒲10g | 竹茹10g | 云苓20g | 远志10g |

中成药：苏合香丸鼻饲，每次1丸，每日2～3次；脑血康1粒，日3次，口服

静脉中成药：清开灵40ml、醒脑静30ml注射液加入0.9%氯化钠注射液或5%葡萄糖注射液250ml静脉滴注、每日1次。

（2）痰热内闭心窍症。

治法：清热化痰，开窍醒神。

方药：羚羊角汤加减。

| 珍珠粉0.6g | 钩藤10g | 半夏10g | 天竺黄10g |
| 菖蒲10g | 远志10g | 夏枯草10g | 丹皮10g |

羚羊角粉1g（冲服）

中成药：安宫牛黄丸每次1丸，口服或鼻饲，每6～8小时1次。

静脉中成药：清开灵注射液或醒脑静注射液20～40ml加入0.9%氯化钠注射液或5%葡萄糖注射液250ml静脉滴注，每日1次。

（3）元气败脱，心神散乱症

治法：益气回阳救逆。

方药：参附汤加减。

人参10g 制附子10g 生甘草10g 五味子10g

加减：

汗出不止加山萸肉15g，黄芪15g，煅龙骨15g，煅牡蛎15g以敛汗固脱；若见冷汗肢厥者，合用四逆汤以回阳救逆。

静脉中成药：参附注射液每次20~60ml，加入氯化钠注射液5%葡萄糖注射液250ml静脉滴注，每日1次。

3. 常见变证的治疗

（1）痰热内闭清窍者可灌服安宫牛黄丸，每次1丸，每6~8小时1次鼻饲。

（2）痰湿蒙塞清窍者可灌服苏合香丸，每次1丸，每6~8小时1次，鼻饲。

（3）出现脱证的患者可以选择使用具有扶正作用的中药，如生脉散、独参汤。

（4）腑气不通，大便秘结者，急用星蒌承气汤或大承气汤煎服，每日1剂，分2次口服或鼻饲。

（5）呕血、便血者，予以云南白药0.5~1g，或加用大黄粉3g，每日3次，冲服或鼻饲。

（6）高热不退者，予以紫雪丹口服或鼻饲，每次1.5g~3g，每日2次。

（7）呃逆频繁，腑气不通者，予以大承气汤煎服，也可配合针剂或耳针治疗；如呃声短促不连续，神昏烦躁，舌质红或红绛，苔黄燥或少苔，脉细数者，可用人参粳米汤加减以益气养阴、和胃降逆；若呃声频频，胃冷虚寒者可用丁香柿蒂散或五香饮化裁（丁香、降香、沉香、木香、檀香、泽兰、甘松）。或配合麝香0.1g，点舌，日1次。

（二）针灸治疗

1. 醒脑开窍针法

（1）中经络

主穴Ⅰ：内关、水沟、三阴交。

主穴Ⅱ：内关、印堂、上星、百会、三阴交。

辅穴：极泉、尺泽、委中。

操作

主穴Ⅰ：先刺双侧内关，直刺0.5～1寸，施捻转提插的复式手法，施术1分钟；水沟在鼻中隔下向上斜刺0.3寸，施雀啄手法，以眼球湿润或流泪为度；三阴交沿胫骨内侧后缘进针1～1.5寸，针尖向后斜刺与皮肤呈45°角，施提插补法，至患侧下肢抽动3次为度。

主穴Ⅱ：先刺双侧内关，直刺0.5～1寸，施捻转提插的复式手法，施术1分钟；再刺印堂穴，向鼻根斜刺，进针0.3～0.5寸，采用轻雀啄手法；继刺上星，选3寸毫针沿皮平刺透向百会，施用小幅度高频率捻转补法，捻转频率为120～160转/分钟，行手法1分钟；三阴交沿胫骨内侧后缘进针1～1.5寸，针尖向后斜刺与皮肤呈45°角，施提插补法，至患侧下肢抽动3次为度。

主穴Ⅱ主要作为主穴Ⅰ的替换穴位施用，多用于中风恢复期。

（2）中脏腑（痰热内闭证，痰蒙清窍证）

选穴：内关、水沟、十二井穴。

操作：内关、水沟刺法同前；十二井穴以三棱针点刺出血。

（3）中脏腑（元气败脱证）

选穴：内关、水沟、气海、关元、神阙、太冲、内庭。

操作：针灸结合，气海、关元、神阙可用灸法。

（4）主要兼症配穴

①椎基底动脉供血不足：风池、完骨、天柱。

②吞咽障碍：风池、翳风、完骨，咽后壁点刺。

③语言謇涩：上廉泉、金津、玉液点刺放血。

④手指握固：合谷透二间、八邪。

⑤足内翻：丘墟透照海。

⑥高血压：人迎、合谷、太冲、曲池、足三里。

⑦血管性痴呆：百会、四神聪、风池、四白、太冲。

2. 传统针刺法

选穴：肩髃、曲池、手三里、外关、合谷、环跳、阳陵泉、足三里、丰隆、解溪、昆仑、太冲、太溪等。

操作：毫针刺，平补平泻。

3. 张力平衡针法治疗中风病痉挛瘫痪

取穴：上肢屈肌取极泉、尺泽、大陵；上肢伸肌侧取肩髃、天井、阳池；下肢伸肌侧取血海、梁丘、照海；下肢屈肌侧取髀关、曲泉、解溪、申脉。

操作：每日针刺1次，14天为1个疗程。

4. 项针治疗假性延髓麻痹

方法：坐位，取项部双侧风池、翳明、供血，刺入1～1.5寸，针尖稍向内下方，施以每分钟100转捻转手法各约15秒，留针30分钟，期间行针3次后出针。再取颈部廉泉、外金津玉液，长针向舌根方向刺入1～1.5寸，吞咽、治呛、发音分别直刺刺入0.3寸，快速捻转行针15秒后出针，不留针。

5. 病灶头皮反射区围针治疗中风失语症

方法：CT片示病灶同侧头皮的垂直投射区的周边为针刺部位，毫针、围针平刺。配穴哑门、廉泉、通里穴，采用平补平泻手法。

6. 耳针疗法

方法：是将皮内针埋于耳穴内治疗疾病的方法。皮内针刺入耳穴可以产生一种柔和而持久的刺激，对于无法长期坚持针刺治疗者较为适宜。使用前首先辩证在耳郭上选好耳穴。局部皮肤消毒后，用镊子夹住皮内针针柄，轻轻刺入所选的穴位皮内，一般刺入针体的2/3，用胶布固定。若用揿针，可直接将揿针、皮内针的针环贴在预先剪好的小块胶布中央，按揿在耳穴内。一般埋患侧单耳即可，必要时可埋双耳，埋针期间每天自行按压3次，留针3～5天。

7. 循经治疗

根据肢体功能缺损程度和状态循经按摩，避免对痉挛组肌肉群的强刺激。手法常用揉法、捏法，亦可配合其他手法如弹拨法、叩击法、擦法等。每日1次，10次1个疗程。

8. 点穴治疗

予以手指点穴，日一次，5个穴位治疗。取穴治疗为点按其印堂、神庭、上星、前顶、百会，之后转抹头部运动区、感觉区和语言区3～5min。

9. 其他针法

（1）"靳三针"针法

头针：颞三针，四神针。

体针：偏瘫侧肩峰下凹陷中及其前后方向各旁开约2寸处、曲池、外关、合谷、足三里、三阴交、太冲。

（2）"通督调神"针法

督脉穴位：水沟、神庭、百会、风府、至阳、腰阳关、命门等。

头皮针：顶颞前斜线（运动区）、顶颞后斜线（感觉区）等。
体针：参考传统针刺法。

（3）"贺氏三通"针法

强通法：十二井穴、水沟、百会等。

温通法：病势急者多用火针，病势缓者多用艾灸；微通法：用于中风病恢复期。

（4）"头穴透刺法"针法

①精神症状：神庭透上星、双曲差透五处、双本神。

②失语：风府透哑门。

③大小便障碍：四神聪透百会。

④感觉障碍：络却透承灵透悬厘。

（5）腹针与灸法

腹针：取中脘、下脘、气海、关元、滑肉门、外陵及上、下风湿点。

灸法：关元、神阙、气海，每次选1～2穴，每穴灸10～15分钟。

（三）康复治疗

1. 免疫三氧自体血回输治疗

就是将病患的血液从静脉血管内抽出，混合臭氧后，再回输注入患者体内，从而刺激机体的非特异性免疫反应，促进白细胞吞噬作用，提高红细胞的携氧能力，促进肢体康复，尤其对于吞咽障碍伴吸入性肺炎者为最佳适应证。

2. 根据功能障碍分期治疗

（1）软瘫期：相当于Brunnstrom偏瘫功能分期Ⅰ期。

运动治疗：尽早指导患者进行床上主动性活动训练和各关节被动活动训练。

作业治疗：配合运动治疗、物理因子治疗等手段提高患者躯干及肢体的肌力和肌张力，使其尽快从卧床期过渡到离床期，提高患者日常生活能力。

②推拿治疗

首选叩击法或拍法作用于患侧，叩击或拍打时手掌应尽量放柔软，慢拍快提，顺序从下到上，频率约100次/分钟，以皮肤发热潮红为度。若伴有患侧上肢肿胀，可选用轻柔的滚法和推法治疗，顺序从下到上，向心性施术。

注意：各关节特别是肩关节、腕关节不宜使用拔伸法、扳法、抖法，以免造成韧带、肌肉损伤，甚至引起关节脱位。

（2）痉挛期：相当于 Brunnstrom 偏瘫功能分期Ⅱ～Ⅳ期。

①功能训练

A.运动治疗

控制肌痉挛：良肢位的摆放；Bobath技术中反射性抑制手法（RIP）、影响张力性姿势（TIP）手法、控制关键点等手法；Rood技术感觉刺激，通过相应的感觉刺激抑制痉挛。

促进分离运动的出现：采用神经促通技术、运动再学习等训练进一步促进患侧肢体的分离运动。

B.作业治疗

患侧上肢负重练习降低肌痉挛；日常生活活动能力训练，提高双上肢协调能力。

②麦粒灸：取十二井穴施麦粒灸法以降低肌张力。

③推拿治疗

采用柔和的滚法、拿揉法、循经推法，缓解优势侧的肌痉挛。

运动关节法：缓慢伸肘、伸腕和伸指关节后，屈肘、屈腕和屈指关节；缓慢屈髋、屈膝和背屈踝关节后伸髋、伸膝和跖屈踝关节，每处1～2分钟。

④手法治疗：康复治疗师在应用传统的推拿、按摩等中医诊疗项目技术的同时，根据患者病情的需要，针对性地应用西方的

Bobath、Rood、PNF等现代神经促通技术以及关节松动技术等，在促进患者肢体血液循环的同时，能更好地诱导肢体、躯干肌肉张力的平衡，并诱导神经生理反射的出现，从而促进神经功能的恢复。

C.治疗性功能训练：坐位平衡训练、站立位平衡训练、步行训练、上下楼应用先进的PT、OT、ST等训练技术及设备，合理对患者进行肢体、躯干以及语言、吞咽等功能的训练梯训练等。

（3）相对恢复期：相当于Brunnstrom偏瘫功能分期Ⅴ～Ⅵ期。

①功能训练：在继续训练患者肌力、耐力的基础上，以提高身体的协调性和日常生活活动能力为主要原则。训练内容有提高协调性、速度的作业治疗（训练活动与日常生活活动相结合，增加患侧上肢和手的使用量，减少废用对患侧上肢和手的影响）和增强肌力、耐力的运动治疗。

②推拿治疗：采用运动关节类手法及按揉法、拿法、搓法等以防止关节挛缩、解除功能锻炼或针灸后的肌疲劳，增强本体感觉的刺激，促进运动模式的改变。

3.诊疗设备治疗：根据脑病患者的病理特点，配合吞咽障碍治疗仪及偏瘫治疗仪、经络导频治疗仪、艾灸治疗仪、电脑中频治疗仪以改善患者的神经功能缺损症状。并配合工作重塑及脑机接口康复训练以促康复。

（四）其他中医特色疗法

1.超早期（6小时内）调气溶栓疗法

根据祖国医学理论，结合现代研究成果，经过多年的探索，形成了一整套调气溶栓治疗方案。

（1）确定溶栓的患者，首先给以速效救心丸10粒，舌下含化，每日3次以行气。

（2）尿激酶100万U，以每分钟5万U静脉滴注，必要时可追加50万U。

（3）予以理气活血化痰汤。组成：柴胡15g、黄芩15g、半夏10g、白芍30g、枳壳15g、人参10g、云苓30g、桂枝10g、白术15g、菖蒲10g、郁金10g、当归30g、川芎30g、地龙30g、炙甘草5g。

（4）参麦注射液20～40ml静脉滴注，以益气养阴。血塞通粉针0.4g、血栓通500mg、葛根素0.5g静脉滴注以调气活血化瘀，静脉滴注以活血。

（5）颅内大动脉急性闭塞是取栓的唯一适应证（颈内动脉，大脑中动脉（M1～M2），椎-基底动脉）；患者溶栓后未开通，表现为重度偏瘫，严重失语，不同程度意识障碍。特征性的体征：同向凝视，强迫头位，延髓背外侧综合征（椎动脉闭塞或PICA闭塞），基底动脉尖综合征（明显的意识障碍，瞳孔改变，锥体束征）。在时间窗内可机械取栓。

（6）溶栓24小时后复查血常规、凝血四项，应用低分子肝素皮下注射，每12小时1次，转入脑梗死急性期的治疗。

在治疗过程中患者如出现烦躁、血压波动大、意识状态恶化、肢体功能下降等改变应及时复查脑CT、MRI等，以确定是否有出血性转化或梗死加重。

（7）适应证

①年龄≥18岁。

②CT排除颅内出血，且无明显神经系统功能缺损相对应的低密度病灶。

③发病6小时以内，但若为进展性脑卒中，可延长至12小时。

④患者或亲属签字同意。

（8）绝对禁忌证

①过去3个月患有卒中或头部外伤。

②病史和体检符合蛛网膜下腔出血或怀疑蛛网膜下腔出血（头痛、呕吐、项强，即使 CT 或 MRI 正常）。

③积极的降压治疗后血压仍高于185/110mmHg。

④颅内肿瘤，动静脉畸形或动脉瘤。

⑤最近有颅内或脊髓内手术史。

⑥活动性内出血（30天内）。

⑦7天内不可压迫的部位有动脉穿刺史。

⑧有脑出血病史。

⑨CT证实多脑叶梗死（低密度灶大于1/3大脑半球）。

⑩病史中有血液学异常以及任何原因的凝血、抗凝血疾病（PT＞15sec，INR＞1.7，APTT＞40sec，血小板＜100×1.9/L）。

⑪正在应用抗凝剂（华法令，INR＞1.7，PT＞15sec）或卒中发作前48小时内应用肝素者（APTT延长）。目前应用直接凝血酶抑制剂或直接Xa因子抑制剂伴凝血功能显著异常。

⑫血糖＜2.7mmol/L或血糖＞22.2mmol/L。

（9）相对禁忌证

①轻微及迅速改善的神经功能障碍。

②意识障碍（后循环梗死除外）。

③既往3个月内有心肌梗死病史。

④21天内有消化道和泌尿系统出血。

⑤卒中发作时有癫痫。

⑥妊娠、哺乳。

⑦在过去14天内有大手术和创伤（包括拔牙、活检、腰穿）。

⑧心内膜炎、急性心包炎。

⑨严重内科疾病，包括肝肾功能衰竭、溃疡病、肠憩室及胰腺炎等。

⑩年龄＞80岁（6小时＞发病时间＞3小时）。

⑪严重卒中（NIHSS评分＞25分）（6小时＞发病时间＞3小时）。

⑫服用抗凝药物无论INR是否正常（6小时＞发病时间＞3小时）。

⑬伴有糖尿病及卒中病史（6小时＞发病时间＞3小时）。

2. 补肾活血，健脾化痰，软坚散结法干预粥样斑块

近年来，在中医现代化思想指导下，将传统中医病机与现代病理结合，传统中药功效与现代药理结合，通过对大量临床病例实践的总结，认为粥样斑块是痰瘀互结的产物，不稳定斑块上有明显的炎性反应为斑块存在瘀毒互结的情况，需要辅以清热凉血的中药，而痰瘀的形成多为脾肾两虚所致。基本治法为补肾活血，健脾化痰，软坚散结，辅以清热凉血解毒药物，方药如下。

制首乌20g	酒萸肉15g	山药10g	麦冬10g
当归30g	川芎30g	茯苓20g	肉苁蓉15g
菖蒲10g	郁金10g	葛根30g	益母草30g
黄芪30g	太子参15g	白术15g	三七粉6g
龟甲20g	三棱15g	莪术15g	全虫10g
海藻30g	昆布30g		

水煎服，日1剂，或制作膏方口服。

3. 开窍降逆法治疗中风顽固性呃逆

（1）药物组成：麝香、木香、藿香、降香、沉香、丁香。

（2）操作方法：取麝香0.03～0.1g舌下含化，1次/日（不可重复给药）；配以五香饮（木香10g、藿香10g、降香10g、沉香10g、丁香10g），上方水煎服，日1剂。

（3）组方原理：中医认为呃逆是气逆动上冲，喉间呃呃连声，声短而频，不能自制的病证，古称"哕"。中风急重症多为肝

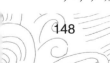

风夹痰热上扰清窍，气机逆乱，引动胃气，胃气夹浊邪上逆动膈引起呃逆。频发难复，易成顽症。《素问·宣明五气篇》篇曰"胃之气逆为哕"。故呃逆的病机为胃气上逆，而调气降浊、和胃止呃为其主要治则。麝香味辛，温，归心、脾经，有开窍醒神，活血通经，止痛，催产的功效。麝香主要含大环酮类、氮杂环类和甾体类化合物，麝香酮是其主要成分。《本草纲目》载："麝香通诸窍，开经络，透肌骨，解酒毒，消瓜果积食，治中风、中气、中恶、痰厥。"其有较强的抗菌消炎、升高血压和调节中枢神经系统（小剂量兴奋，大剂量抑制）的作用，对脑缺血、缺氧亦有保护作用，并呈量效关系，其醒脑开窍作用可能与其改善了脑血流作用有关。五香饮取材于古法五香饮（"第一沉香饮，次丁香饮，次檀香饮，次泽兰香饮，次甘松香饮，皆有别法，以香为主。"）化裁而来。木香温中行气止痛，健脾消食导滞。《纲目》：木香，乃三焦气分之药，能升降诸气。藿香祛暑解表，化湿和胃。《药品化义》：藿香，其气芳香，善行胃气，以此调中，治呕吐霍乱，以此快气，除秽恶痞闷；且香能和合五脏，若脾胃不和，用之助胃而进饮食，有醒脾开胃之功。降香行气活血，止痛，止血。《本草再新》：治一切表邪，宣五脏郁气，利三焦血热，止吐，和脾胃。丁香味辛，性温，功效为理气降逆、温中止痛、暖肾，主治脘腹冷痛、呃逆、恶心、呕吐。沉香降气温中，暖肾纳气。《本草再新》："治肝郁，降肝气，和脾胃，消湿气，利水开窍。"以上五味药合用共奏理气和中，降逆止呃之效。

（4）药物应用不良反应：经严密观察，未发现患者出现皮肤或全身变态反应，口服麝香用量过大入药偶出现轻微头痛、恶心、胃口差。过量使用对中枢神经有抑制作用，对消化道黏膜有刺激性。中毒症状包括口腔黏膜糜烂、恶心、呕吐、牙齿脱落、便血、吐血、尿血，严重者可使呼吸中枢麻痹、心力衰竭，内脏广泛出血而死亡。我科严格药物用量，观察患者心电图改变及肝肾功能等亦无明显差异，未出现中毒死亡病例。

4. 中药熏洗疗法

适应证：肩-手综合征、偏瘫痉挛状态等。

操作：活血通络的中药为主，局部熏洗患肢，每日1～2次或隔日1次，每次15～30分钟；水温宜在37～40℃，不宜过高，避免烫伤皮肤。

5. 冰马膏穴位贴敷外治法

中风后偏瘫肌张力低下者，应用冰马膏穴位贴敷治疗。

应用适量马钱子、冰片、丁香（按1：4：4比例）与蛋清混匀后敷于伤湿止痛膏或敷贴内面，贴于肌张力低侧患肢。一般上肢选取肩髃、曲池、合谷，下肢选取环跳、阳陵泉、足三里等穴位。每2天换1次药，2周为1个疗程。

（五）西医治疗

1. 急性期内科治疗

超早期符合溶栓条件者行调气溶栓治疗，不符合溶栓条件者即转入急性期基础治疗。

治疗方案

（1）一般治疗包括对症治疗、予以吸氧、心电监护等。

降压治疗：收缩压 ≥200mmHg或舒张压 ≥110mmHg，或伴有严重心功能不全、主动脉夹层、高血压脑病时，可予以谨慎降压治疗。有高血压病史且正在服用降压药者，如病情平稳，可于脑卒中24小时后开始恢复使用降压药物。

血糖调整：血糖超过11.1mmol/L时给予胰岛素治疗，血糖低于2.8mmol/L时给予10%～20%葡萄糖口服或注射治疗。

（2）抗栓治疗

①抗凝治疗：低分子肝素钙或低分子肝素钠皮下注射（栓塞性

梗死首选）。

适应证：房颤、有再栓塞危险的心源性疾病、动脉夹层或高度狭窄。禁忌证：NIHSS评分＞15分；头颅CT有出血，有大面积缺血性脑梗死现象；APTT、INR或血小板计数低于正常范围。

②降纤治疗（禁止与抗凝药物同时应用）。

③抗血小板治疗：可选用阿司匹林、氯吡格雷、替格瑞洛、替罗非班、奥扎格雷等，早期可静脉泵入替罗非班、亦可同时服用阿司匹林及氯吡格雷，根据患者临床症状及既往病史，拟定个体化治疗方案。但双重抗血小板聚集药物同时服用疗程不超过3个月。抗栓治疗均应密切观察凝血功能及血小板动态变化，及时调整治疗方案。

（3）脱水剂：对症应用甘露醇、呋塞米、甘油果糖，或交替应用脱水药物。

（4）神经保护剂：包括依达拉奉、胞二磷胆碱、神经节苷酯、奥拉西坦，脑蛋白水解物，小牛血去蛋白提取物。一般情况下，依达拉奉为首选。

（5）扩容治疗：考虑为低灌注导致脑梗死，对症应用羟乙基淀粉以改善脑灌注。

（6）其他治疗：可选用丁苯酞、人尿激肽原酶（尤瑞克林）以改善血循环，保护神经功能。

2. 并发症的处理

（1）脑水肿与颅内压增高的处置

①卧床，避免和处理引起颅内压增高的因素，如头颈部过度扭曲、激动、用力、发热、癫痫、呼吸道不通畅、咳嗽、便秘等。

②对于发病24～48小时内，60岁以下的恶性大脑中动脉梗死伴严重颅内压增高、内科治疗不满意且无禁忌证者，可请脑外科会诊考虑是否行减压术。

③对压迫脑干的大面积小脑梗死患者可请脑外科会诊协助处理。

（2）脑梗死出血性转化

①对于无症状性出血转化，停用抗栓药物，根据患者具体情况可选用活血化瘀之中成药静脉滴注。

②对于需要抗栓治疗的患者，可于出血转化病情稳定后7~10天酌情开始抗栓治疗；但一定要将风险和获益情况告知家属，并征得家属同意。

③对于症状性出血，对症应用止血药物，以处理新发脑出血，必要时行手术治疗。

（3）吞咽障碍：吞咽困难短期内不能恢复者早期可插鼻胃管进食。

（4）肺内及尿路感染：防止误吸并尽量避免留置导尿管，在细菌培养及药敏回示前即应对症足量应用抗炎药物，但要注意避免二重感染。

（5）下肢静脉血栓形成与肺栓塞：鼓励患者尽早活动、抬高下肢；尽量避免下肢（尤其是瘫痪侧）静脉滴注。以下肢抗栓泵预防下肢静脉血栓形成。

（6）癫痫：缺血性脑卒中后癫痫的早期发生率为2%~33%，晚期发生率为3%~67%。孤立发1次或急性期痫性发作控制后，不建议长期使用抗癫痫药物。脑卒中后2~3个月再发的癫痫，建议按癫痫常规治疗，即进行长期药物治疗。

（7）上消化道出血：上消化道出血是脑卒中较常见的严重并发症，表现为呕吐咖啡样胃内容物和排柏油样便。消化道出血常与脑卒中的严重程度有关，病情越重，上消化道出血的发生率越高。脑卒中并上消化道出血的机制主要是因为病变导致下丘脑功能紊乱，引起胃肠黏膜血流量减少，胃黏液、碳酸氢基屏障功能降低和胃黏膜前列腺素 E 含量下降，继而引起胃十二指肠黏膜出血性糜烂、点状出血和急性溃疡。防治措施：①减轻脑损害积极治疗原发病。②尽早插胃管，下管动作要缓慢，将胃内积血抽出后将含去甲肾上腺素冰盐水灌入，一般为生理盐水50ml+去甲肾上腺素4mg胃管冲入，每8小时1次。还可将云南白药、三七粉、白芨粉等中药灌入。注射用血凝酶1000ku胃管灌入，对症应用抑酸剂。③消化道出血时停用抗凝、抗血小板聚集、激素等药物。④加强支持疗法，必要时可输血。

（8）脑心综合征：脑梗死累及丘脑下部、脑干网状结构、边缘系统等可导致高级自主神经中枢功能失调，神经体液调节紊乱。应激状态下，儿茶酚胺、肾上腺素分泌增加，导致神经体液调节紊乱，表现为交感神经功能亢进，而迷走神经功能下降，使心血管活动加强，冠状动脉痉挛，同时影响到心脏的传导系统和心肌的复极而致心肌损害。治疗方面，积极控制原发病，并密切观察心肌酶、肌钙蛋白、心电图及心脏彩超动态变化，应用扩张冠状动脉血管、控制心室率等药物治疗。

3.急性脑梗死血管内治疗方案

（1）动脉溶栓

指南推荐：动脉溶栓开始时间越早，临床预后越好（I类推荐，B级证据）。动脉溶栓需要在由多学科协作的急诊绿色通道及神经介入条件的医院实施（I类推荐，C级证据）。可以在足量静脉溶栓基础上对部分适宜患者进行动脉溶栓（A类推荐，B级证据）。发病6小时内的 MCA供血区的 AIS，当不适合静脉溶栓或静脉溶栓无效且无法实施机械取栓时，可严格筛选患者后实施动脉溶栓（I类推荐，B级证据）。对于急性后循环动脉闭塞患者，动脉溶栓时间窗可延长至24小时（Ⅱb类推荐，C级证据）。

动脉溶栓操作流程

①器械准备

a.造影设备及常规造影用品。

b.5F猪尾巴导管、造影导管和6F或8F导管鞘、Y阀、连接管、三通开关。

c.动脉加压输液装置及袋装生理盐水。

d.6F或8F导引导管、交换导丝、微导丝、微导管。

e.其他介入操作常用器材。

f.药物及特殊材料包括尿激酶、脱水药、肝素、急救药及急救器材。

②操作方法

a.按脑血管造影术常规术前准备后送导管室进行动脉溶栓治疗。

b.不进行全身肝素化，可予以加压输液盐水内加入肝素500U。

c.首先进行全脑血管造影，导管尽快插入初步判断责任病灶，确定动脉闭塞部位，了解侧支循环情况。微导丝引导下将微导管送至血栓近端、血栓内或通过血栓，脑皮质血管闭塞者仅将微导管直入颈内动脉或者椎动脉内，然后通过微导管注入尿激酶。

d.10万U尿激酶溶入20ml生理盐水，持续缓慢注入（1万U/min）；

e.每注射10万U即通过微导管进行一次血管造影；

f.如造影显示闭塞血管再通则停止溶栓；

g.如未再通则继续追加尿激酶直至总量达100万U（时间不应超过2小时）；

h.术后即刻和24小时后常规复查头颅CT，以了解有无颅内出血；

i.术后治疗同常规静脉溶栓治疗后方案。

（2）机械取栓

指南推荐：

推荐使用机械取栓治疗发病6小时内的急性前循环大血管闭塞性卒中，发病4.5小时内可在足量静脉溶栓基础上实施（I类推荐，A级证据）。

如有静脉溶栓禁忌，建议将机械取栓作为大血管闭塞的可选择的治疗方案（I类推荐，A级证据）。

有机械取栓指征时，应尽快实施（I类推荐，a级证据）。有静脉溶栓指征时，机械取栓不应妨碍静脉溶栓，静脉溶栓也不能延误机械取栓（I类推荐，A级证据）。

机械取栓时，建议就诊到股动脉穿刺的时间为60～ 90分钟，就诊到血管再通的时间为90～120分钟（Ⅱa类推荐，B级证据）。

优先使用支架取栓装置进行机械取栓 （I类推荐，A级证据）；可酌情使用当地医疗机构批准的其他取栓或抽吸取栓装置（Ⅱb类推荐，B级证据）。

机械取栓后，再通血管存在显著的狭窄，建议密切观察，如TICI分级小于2b级建议行血管内成形术 （球囊扩张和 （或）支架置入术）（Ⅱb类推荐，C级证据）。

急性基底动脉闭塞患者应行多模态影像 （CT或MRI）检查，评估后可实施机械取栓，可在静脉溶栓基础上进行，或者按照当地伦理委员会批准的随机对照血管内治疗试验进行（Ⅱa类推荐，B级证据）。

机械取栓应由多学科团队共同达成决定，至少包括1名血管神经病学医师和1名神经介入医师，在经验丰富的中心实施机械取栓（Ⅱa类推荐，C级证据）。

机械取栓的麻醉方案要个体化，尽全力避免取栓延迟（Ⅱa类推荐，B级证据）。

①机械取栓流程

流程要点：

a. 准备5种耗材，即导引导管、微导管、微导丝、注射器、SolotireFR。

b.SolotireFR释放后维持5分钟。

c.SolotireFR回拉前进行5个动作。

操作流程步骤：

a.明确闭塞部位：血栓近端行主动脉弓、目标血管近端造影，血栓远端通过血栓后行微导管造影，可确认血栓长度，选择适合长度支架。

b.微导管定位：微导管头端超过血栓远端，以确保当SolotireFR完全释放后，支架有效长度可以覆盖血栓两端，微导管头端 marker 所在位置即为支架远端抵达位置。

c.支架输送：将保护鞘置于微导管前段，直至确认鞘前端就位，顶在内壁。固定 Y 阀后将 SolotireFR血流再通装置推入微导管，待推送导丝柔软部分完全进入微导管，在前进10cm后移除导入鞘。

d.支架定位：持续推进 SolotireFR直至其远端放射显影标志超过血栓（不要推出导管），与微导管 maker重合，尽量确保血栓位于支架有效长度的中后段。

e.支架释放：释放 SolotireFR时，需要固定推送导丝保持支架在原位不动，同时将微导管向近端方向收回，尽量缓慢，避免张力瞬间释放切割血栓，引起远端栓塞。微导管头端必须撤至 SolotireFR近端放射显影标志完全暴露。SolotireFR释放后应在原位保持5分钟。

f.支架回拉：将 SolotireFR和微导管作为整体回撤，导引导管尾端注射器持续抽吸，直到 SolotireFR撤出，并有通畅的倒流血流。

g.取栓后操作：如果需二次取栓，推荐使用原装置。

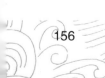

②患者的选择

指南推荐：

实施血管内治疗前，尽量使用无创影像检查明确有无颅内大血管闭塞（I类推荐，A级证据）。

发病3小时内NIHSS评分≥9分或发病6小时内NIHSS评分≥7分时，提示存在大血管闭塞（Ⅱa类推荐，B级证据）。

不推荐影像提示大面积梗死的患者进行血管内治疗（Ⅲ类推荐，C级证据）。大面积梗死定义为CT或DWI影像的ASPECTS评分<6分或梗死体积≥70ml或梗死体积>1/3MCA供血区。确定梗死体积和半暗带大小的影像技术适用于患者选择。与血管内治疗功能性预后相关（Ⅱa类推荐，B级证据）。

单纯高龄的大血管闭塞患者可以选择血管内治疗（I类推荐，A级证据）。

③禁忌证

a.近3周之内有脑出血病史。

b.药物无法控制的高血压（收缩压持续≥185mmHg，或者舒张压≥110mmHg）。

c.已知造影剂过敏。

d.血糖<2.8mmol/L或者>22.2mmol/L。

e.急性出血体质，包括患有凝血因子缺陷病、INR>1.7，或者血小板计数<100×10^9/L。

f.最近7天有不可压迫的动脉穿刺史，最近14天内有大手术或者严重创伤病史；最近21天胃肠道或尿道出血；最近3个月内存在增加出血风险的疾病，如严重颅脑外伤、严重肝脏疾病、溃疡性肠道疾病；既往1个月内有手术、实质性器官活检、活动性出血。

g.疑脓毒性栓子或细菌性心内膜炎。

h.预期生存寿命<90天。

i.严重肾功能异常。

④取栓相对禁忌

a.年龄＞80岁，不是绝对禁忌，但要全面评估患者，谨慎进行。

b.血压、血糖异常不是禁忌，但需要控制在正常范围内。

c.近期大手术也不是取栓绝对禁忌。

d.正在接受抗栓、抗凝治疗者也不是取栓禁忌。

（九）护理调摄要点：

1. 体位的选择

中风急性期患者的头部抬高15°～30°最为合适，切忌无枕仰卧。凡有意识障碍患者宜采用侧卧位，头稍前屈。病初期可注意患者良肢位的保持，病情稳定后即可辅助患者被动活动，而后逐渐增加活动量。

2. 饮食

神志清楚无吞咽障碍者，应予以营养丰富、易消化食物。意识障碍早期，禁食1～2天，避免吸入性肺炎，或引起窒息；可通过静脉输液维持营养。3日后，如患者神志仍不清楚，无呕吐及消化道出血者，可鼻饲流质饮食，以保证营养。在拔除鼻饲管后应注意喂食方法，体位应取45°半卧位；以茶匙喂食糊状为妥；喂食中呛咳时应拍背。

3. 口腔护理

急性脑血管患者宜采取侧卧位，可用镊子夹棉球蘸湿淡盐水为患者擦洗口腔及唇部，还可用小纱布蘸湿温开水敷盖于口腔。对于有假牙患者，睡前及饭后将假牙取下，用牙刷将假牙刷洗干净，放在清水杯中浸泡。

4. 呼吸道护理

勤翻身多拍背。能咳嗽者，鼓励患者咳嗽。咳嗽困难而多痰者，应用超声雾化，属于痰热证可鼻饲竹沥水清化痰热。对于昏迷患者，应使患者头偏向一侧，呕吐物及咽部分泌物应及时用吸引器吸出，舌后坠者，可将下颌托起。

5. 皮肤护理

每隔2～3小时翻身1次，翻身后对受压皮肤进行按摩，可应用气垫床。定时检查骨突部位是否有发红、发紫、水泡等现象，尤其是尾骶部、髂骨、大粗隆及足跟、内外踝、肩胛骨等处。卧床患者早晚要洗脸，定期擦净，保持皮肤的清洁卫生；及时更换床单以免发生褥疮；发现皮肤有发红现象，应增加按摩次数，并使受压部位皮肤悬空，也可使用复元通络擦剂（草红花、川乌、当归、川芎）按摩受压骨突部，以活血通络，促进气血流通。

第二节　头痛病（偏头痛）诊疗方案

一、诊断

（一）疾病诊断

1. 中医诊断标准

按照《实用中医内科学》（王永炎、严世芸主编，上海科技出版社2009年）。

（1）主要症状：头痛，或全头痛，或局部疼痛，性质可为剧痛、隐痛、胀痛、搏动痛等。急性起病，反复发作，发病前多有诱因，部分患者有先兆症状。

（2）辅助检查：血常规、测血压，必要时进行颅脑CT、MRI、MRA检查、脑脊液、脑电图、经颅多普勒彩色超声（TCD），排除器质性疾病。

2. 西医诊断标准

参照《国际头痛疾病分类》第二版（ICHD-Ⅱ）（HIS，2004年）偏头痛诊断标准。

（1）偏头痛不伴先兆

a. 至少5次疾病发作符合标准 B-D。

b. 每次疼痛持续4～72小时（未治疗或治疗无效）。

c. 至少具有下列两个特征：①单侧性；②搏动性；③程度为中度或重度（日常活动受限或停止）；④因日常的体力活动加重，或导致无法进行日常运动（如走路或爬楼梯）。

d. 发作期间至少具有下列的一项：①恶心和（或）呕吐；②畏光和怕声。

e. 不能归因于另一疾病。

（2）偏头痛伴典型先兆

a. 至少2次疾病发作符合标准 B-D。

b. 先兆包括以下症状至少一种，但没有运动机能减弱。①完全可逆的视觉症状，包括阳性的表现（如点状色斑或线形闪光幻觉）和（或）阴性的表现（如视野缺损）；②完全可逆的感觉症状，包括阳性的表现（如针刺感）和（或）阴性的表现（如麻木）；③完全可逆的言语困难性语言障碍。

c. 以下标准至少两项：①双侧视觉症状和（或）单侧视觉症状；②至少一种先兆症状逐渐发展历时 ≥5分钟和（或）不同的先兆症状相继出现历时≥5分钟；③每种症状持续 ≥5分钟且 ≤60分钟。

d. 头痛符合无先兆偏头痛的标准B～D，开始时伴有先兆症状发生，或在先兆发生后60分钟以内出现。

e. 不能归因于另一疾病。

（二）证候诊断

1. 肝郁化热，风火上扰证　头面掣痛，疼势较剧，甚或头痛

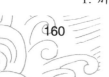

如裂，耳鸣脑热，伴情志不畅，心烦易怒，口干口苦，失眠、溲黄便秘、舌红苔薄黄脉弦。

2. 血虚肝旺，肝脾失调证 痛势绵绵、间有加剧，或伴头晕昏沉，胸胁胀痛，脘腹痞闷，纳差，舌质淡红，苔黄腻，脉弦滑。

3. 气滞血瘀痰阻证 头部胀痛或跳痛、刺痛，头痛每因情志波动而诱发，伴胸闷不舒，头昏头沉，胃纳不振，或呕吐痰涎，舌边尖见瘀点或瘀斑，舌苔薄白或白腻，脉弦滑。

4. 瘀血阻络证 头痛跳痛或如锥如刺，痛有定处，经久不愈，面色晦暗，舌紫或有瘀斑、瘀点，苔薄白，脉弦或涩。

5. 痰浊内阻证 头部跳痛伴有昏重感，胸脘满闷，呕恶痰涎，苔白腻，脉沉弦或沉滑。

6. 肝肾亏虚证 头痛，颧红，潮热，盗汗，五心烦热，烦躁失眠，或遗精，舌红而干，少苔或无苔，脉弦细或弦细数。

7. 气血两虚证 头痛而晕，遇劳则重，自汗，气短，畏风，神疲乏力，面色㿠白，舌淡红，苔薄白，脉沉细而弱。

二、治疗方法

（一）辨证论治

1. 肝郁化热，风火上扰证

治法：清肝泻热、疏风止痛。

（1）推荐方药：头痛I号方加减

生决明30g	黄芩15g	栀子30g	龙胆草10g
白蒺藜20g	川芎15g	荆芥10g	防风10g
细辛5g	白芷10g	薄荷10g	菊花10g
羌活15g	当归15g	葛根30g	

水煎服，日1剂。

中成药：龙胆泻肝丸，黄连上清丸等。

静脉中成药：醒脑静注射液配合葛根素注射液静脉滴注。

（2）针刺治疗

选穴：风池、太阳、百会、侠溪、中渚。

操作：毫针刺，风池、太阳、百会用平补平泻，侠溪、中渚行泻法，每日1次，10次为1个疗程。

（3）中药泡洗技术

根据患者证候特点选用清肝泻热、疏风止痛类中药，煎煮后洗按足部，每日1～2次，每次20～30分钟（注意：水温宜小于42℃，泡足几分钟后再逐渐加水至踝关节以上，水温不宜过高，以免烫伤皮肤）。

（4）饮食疗法

宜进食清肝泻热、疏风止痛的食品，如苦瓜、苦菜、西红柿、绿豆、绿豆芽、黄豆芽、芹菜、白菜、包心菜、金针菜等。

2.血虚肝旺，肝脾失调证

治法：养血柔肝，调和肝脾。

（1）推荐方药：头痛Ⅱ号方加减

旋复花15g	代赭石15g	生石膏30g	川芎10g
当归10g	生地10g	香附10g	木瓜30g
白芍15g	炒枣仁30g	炙甘草10g	

水煎服，日1剂。

中成药：逍遥丸、养血清脑颗粒等。

静脉中成药：当归素注射液配合天麻素注射液静脉滴注。

（2）针刺治疗

选穴：风池、太阳、百会、肝俞、足三里、三阴交。

操作：毫针刺，风池、太阳、百会用平补平泻，肝俞行泻法，足三里、三阴交行补法，每日1次，10次为1个疗程。

（3）中药泡洗技术

根据患者证候特点选用养血柔肝，调和肝脾类中药，煎煮后洗按足部，每日1～2次，每次20～30分钟（注意：水温宜<42℃，泡足几分钟后再逐渐加水至踝关节以上，水温不宜过高，以免烫伤皮肤）。

（4）饮食疗法

宜进食养血柔肝，调和肝脾的食品，如苦瓜、苦菜、绿豆芽、黄豆芽、芹菜、山药、大枣等。

3.气滞血瘀痰阻证

治法：行气活血，通络止痛

（1）推荐方药：散偏汤加减

川芎30g	白芍15g	白芷10g	白芥子10g
柴胡10g	制香附10g	郁李仁6g	生甘草3g
全蝎10g	蜈蚣2条	卷柏15g	

水煎服，日1剂。

中成药：逍遥丸、养血清脑颗粒等。

静脉中成药：血栓通注射液及川芎嗪注射液静脉滴注。

（2）针刺治疗

选穴：风池、太阳、百会、支沟、膈俞、血海、丰隆。

操作：毫针刺，风池、太阳、百会、支沟、膈俞用平补平泻，丰隆、血海行泻法，每日1次，10次为1个疗程。

（3）中药泡洗技术

根据患者证候特点选用行气活血，通络止痛类中药，煎煮后洗按足部，每日1～2次，每次20～30分钟（注意：水温宜小于42℃，泡足几分钟后再逐渐加水至踝关节以上，水温不宜过高，以免烫伤皮肤）。

（4）饮食疗法

宜进食理气活血化瘀的食品，如海带、桔子、桔饼、牡蛎、芹菜、白菜、包心菜、金针菜、油菜、丝瓜、李子等。

4.瘀血阻络证

治法：活血化瘀，行气止痛。

（1）推荐方药：桃红四物汤加减。

桃仁10g	红花10g	川芎15g	生地20g
当归10g	白芍30g	羌活10g	独活15g
鸡血藤30g	白芷10g	细辛3g	防风10g
泽泻10g	薏苡仁20g		

水煎服，日1剂。

中成药：逍遥丸、养血清脑颗粒等。

静脉中成药：血栓通注射液及川芎嗪注射液静脉滴注。

（2）针刺治疗

选穴：风池、太阳、百会、阿是穴、膈俞、血海、三阴交。

操作：毫针刺，风池、太阳、百会、三阴交、膈俞用平补平泻，阿是穴、血海行泻法，每日1次，10次为1个疗程。

（3）中药泡洗技术

根据患者证候特点选用活血化瘀、行气止痛类中药，煎煮后洗按足部，每日1～2次，每次20～30分钟（注意：水温宜小于42℃，泡足几分钟后再逐渐加水至踝关节以上，水温不宜过高，以免烫伤皮肤）。

（4）饮食疗法

宜进食活血化瘀的食品，如桃胶、当归、山楂、酒糟、栗子等。食疗方：桃胶红枣羹、山楂饼、当归红枣汤等。

5.痰浊内阻证

治法：燥湿化痰，降逆止痛。

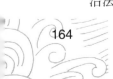

（1）推荐方药：半夏白术天麻汤加减。

半夏10g	白术10g	天麻10g	陈皮10g
茯苓15g	甘草5g	川芎10g	白芷10g
苍术15g	刺蒺藜18g	僵蚕10g	

水煎服，日1剂

中成药：逍遥丸、养血清脑颗粒等。

静脉中成药：银杏叶提取物注射液及川芎嗪注射液静脉点滴。

（2）针刺治疗

选穴：风池、太阳、百会、率谷、头维、足三里、丰隆、阴陵泉。

操作：毫针刺，风池、太阳、百会、率谷、头维行平补平泻，足三里、丰隆、阴陵泉行泻法，每日1次，10次为1个疗程。

（3）中药泡洗技术

根据患者证候特点选用燥湿化痰、降逆止痛类中药，煎煮后洗按足部，每日1～2次，每次20～30分钟（注意：水温宜小于42℃，泡足几分钟后再逐渐加水至踝关节以上，水温不宜过高，以免烫伤皮肤）。

（4）饮食疗法

宜进食健脾和胃、燥湿化痰的食品，如茯苓、薏苡仁、山药、陈皮、杏仁等。食疗方：山药薏米粥、茯苓猪骨汤、陈皮排骨等。

6. 肝肾亏虚证

治法：滋养肝肾，清热泻火。

（1）推荐方药：知柏地黄汤加减

知母10g	黄柏10g	熟地20g	山萸肉10g
茯苓15g	牡丹皮10g	山药10g	泽泻10g
菖蒲10g	郁金10g	白芷10g	石膏10g

细辛5g

水煎服，日1剂。

中成药：六味地黄丸，杞菊地黄丸等。

静脉中成药：血栓通及天麻素注射液静脉滴注。

（2）针刺治疗

选穴：太阳、百会、肾俞、肝俞、太冲、太溪。

操作：毫针刺，太阳、百会用平补平泻，肾俞、肝俞、太冲、太溪行补法，每日1次，10次为1个疗程。

（3）中药泡洗技术

根据患者证候特点选用滋养肝肾、育阴潜阳类中药，煎煮后洗按足部，每日1～2次，每次20～30分钟（注意：水温宜小于42℃，泡足几分钟后再逐渐加水至踝关节以上，水温不宜过高，以免烫伤皮肤）。

（4）饮食疗法

宜进食滋养肝肾的食品，如鲈鱼、乌鸡、枸杞子、石斛、淡菜等。食疗方：石斛瘦肉汤、红枣枸杞乌鸡汤、淡菜山药汤等。

7. 气血两虚证

治法：补气养血，缓急止痛

（1）推荐方药：八珍汤加减

熟地15g	川芎15g	当归15g	白芍15g
白术10g	党参10g	茯苓15g	甘草5g
黄芪15g	鸡血藤30g		

水煎服，日1剂。

（2）针刺治疗

选穴：风池、太阳、百会、气海、血海、足三里。

操作：毫针刺，风池、太阳、百会用平补平泻，气海、血海、足三里行补法，每日1次，10次为1个疗程。

（3）中药泡洗技术

根据患者证候特点选用补气养血、缓急止痛类中药，煎煮后洗按足部，每日1～2次，每次20～30分钟（注意：水温宜小于42℃，泡足几分钟后再逐渐加水至踝关节以上，水温不宜过高，以免烫伤皮肤）。

（4）饮食疗法

宜进食健脾益气养血的食品，如阿胶、人参、比目鱼、苋菜、大枣等。食疗方：黄酒冰糖炖阿胶、人参鸽子汤、红枣蒸比目鱼等。

（二）其他中医特色疗法

以下中医医疗技术可用于多种证型。

1. 辨经取穴针刺法

十二经脉中，六阳经及足厥阴经循行于头的不同部位，故可将头痛分为阳明、少阳、太阳和厥阴头痛。

（1）阳明头痛：疼痛部位在前额、眉棱、鼻根部。

取穴：头维、印堂、阳白、合谷、内庭、阿是穴。

（2）少阳头痛：疼痛部位在侧头部。

取穴：太阳、丝竹空、率谷、风池、外关、侠溪、阿是穴。

（3）太阳头痛：疼痛部位在后枕部，或下连于项。

取穴：天柱、后顶、风池、后溪、昆仑、阿是穴。

（4）厥阴头痛：疼痛部位在巅顶部，或连于目系。

取穴：百会、四神聪、太冲、阿是穴。

2. 推拿治疗：

一般头痛可开天门，推坎宫，按揉太阳穴，拿五经，拿风池穴，点按合谷穴。

3. 阿是穴邻点透刺加缠针震颤法（国家中医药管理局农村中医适宜技术推广项目）

针具选择：0.3mm直径，长40mm的不锈钢毫针。

操作方法：标出阿是穴，平刺进针，若痛点在颞部，从丝竹空向阿是穴透刺；若痛点在眉棱部，从攒竹横透至阿是穴；进针得气后，向右轻轻捻转针柄180～360°，使软组织轻轻缠绕针尖，然后行250～500次/分的震颤法1分钟，轻轻回转针柄180～360°，留针5分钟；如此反复操作5次后出针。出针时应注意按压针孔1分钟以防出血。

4. 热敏灸疗法

热敏灸是一种提高艾灸疗效的新型灸法。头痛患者的热敏穴位以头面部、背部及小腿外侧为高发区，如头部压痛点、风池、率谷、至阳、肝俞、阳陵泉等区域。每次选取上述2～3组穴位，每次治疗以灸至感传消失为度。

5. 塞鼻法

塞鼻法是指选用活血、通络、止痛等中药研细末后，用布袋包少许药末塞鼻的一种中医外治法。左侧头痛塞右鼻孔，右侧头痛塞左鼻孔，发作时用。如用川芎、白芷、制远志各50g，冰片7g，共为细末，和匀，用布袋包少许药末塞鼻；也可采用搐鼻法，将中药研末后，每次用少许药末吸入鼻内。

6. 中药熏洗

古文献有沐浴治头风记载，现代很少见用薰洗法治头痛。我科大量的临床实践证明，此法只要选证准确、使用得当，效果是肯定的，可以用于广大患者。将中药1剂用大砂锅煎煮，头煎取药汁2000ml，二煎取药汁1500ml，混合。先用温水洗净头，再用热药液薰洗头部15～20分钟，令头汗出为佳。对于患偏头痛又不愿服中药和惧怕针刺者，或为孕妇及同时患有高血压、心动过速不宜服麻、桂辛温发散剂者，则本法更有其特殊价值。应用此法，切记掌握薰洗出汗、洗后避风要点。

7. 刺血疗法

中医认为"通则不痛，不通则痛"。故疼痛骤起，选穴太阳、尺泽、委中，针刺放血，通过针刺拔罐放血，排出体内瘀血，促进身体疼痛部位的血液循环，改善局部血管内的血容量和血流量，瘀血排出，血管内血流畅通，则头痛自愈。

8. 耳穴压豆及耳穴埋针法

在耳穴上疼痛敏感点，消毒后将预先备好的耳穴贴贴在耳穴上，嘱患者每日按压各穴3～5次，每次以灼热酸痛为度，两耳每天轮换1次。对于不能耐受长期针灸者，采取耳穴埋针法，辨证取穴后采用图钉形揿针进行耳穴压埋，以患者局部有胀痛或有麻热感为好，每次埋针2天，埋针期间嘱患者每天按压3次以上，每次按压10～20下，7次为1个疗程。

9. 拔罐法

拔罐法是以罐为工具，利用燃烧热力，排出罐内空气形成负压，使罐吸附在皮肤穴位上，造成局部瘀血现象的一种技术操作。此法具有温通经络、驱风散寒、消肿止痛作用，对于实证头痛有良好效果。

10. 中医诊疗设备

电针仪、艾灸治疗仪以及经络导频治疗仪等中医诊疗设备等可辅助止痛。

（三）西医治疗

1. 急性期治疗药物及评价偏头痛急性期的治疗药物分为非特异性药物和特异性药物两类

（1）非特异性药物：包括非甾体抗炎药（如对乙酰氨基酚、阿司匹林、布洛芬、萘普生等及其复方制剂）、巴比妥类镇静药、可待因、吗啡等阿片类镇痛药及曲马朵。解热镇痛药及其咖啡因复合物对于成人及儿童偏头痛发作均有效，故对于轻、中度的偏头痛发作和既往使用有效的重度偏头痛发作，可作为首选，应在偏头痛发作时尽早使用。

（2）特异类药物

①曲坦类药物：目前国内有舒马曲坦、佐米曲坦和利扎曲坦，在头痛期的任何时间应用均有效，但越早应用效果越好。不主张在先兆期使用。

②麦角胺类药物：麦角胺具有药物半衰期长、头痛的复发率低的优势，适用于发作持续时间长的患者。不推荐常规使用。

③降钙素基因相关受体拮抗剂：急性期治疗药物的选择应根据头痛严重程度、伴随症状、既往用药情况和患者的个体情况而定。药物使用应在头痛的早期足量使用，延迟使用可使疗效下降、头痛复发及不良反应的比例增高。有严重的恶心和呕吐时，应选择胃肠外给药。甲氧氯普胺、多潘立酮等止吐和促进胃动力药物不仅能治疗伴随症状，还有利于其他药物的吸收和头痛的治疗。为预防 MOH，单纯非甾体制剂不能超过15天/月，麦角碱类、曲坦类、非甾体复合制剂则不超过10天/月。药物治疗应小剂量单药开始，缓慢加量至合适剂量，同时注意副作用。对每种药物给予足够的观察期以判断疗效，一般观察期为4～8周。患者需要记头痛日记评估治疗效果，并有助于发现诱发因素及调整生活习惯。若发作再次频繁，可重新使用原先有效的药物。若预防性治疗无效，且患者没有明显的不良反应，可增加药物剂量；否则，应换用第二种预防性治疗药物。若数次单药治疗无效，才考虑联合治疗，也应从小剂量开始。

2. 预防性用药

目前，应用于偏头痛预防性治疗的药物主要包括β受体阻滞剂、钙离子通道阻滞剂、抗癫痫剂、抗抑郁剂及其他种类的药物。

3. 积极除去诱因　如避免食用富含酪氨酸或亚硝酸盐的食物；停用血管扩张剂或口服避孕药等可能诱发头痛发作的药物；注意心理疏导，避免紧张、焦虑、疲劳等诱发因素。

4. 免疫三氧自体血回输治疗

将病患的血液从静脉血管内抽出来，混合臭氧后，再回输注入患者体内，从而刺激机体的非特异性免疫反应，改善脑部供氧，从而达到缓解头痛的作用。

5. 心理治疗和物理治疗

偏头痛的心理治疗主要基于行为治疗，包括放松、生物反馈及认知治疗。放松疗法主要目的为降低身体各种系统的激活及促进身体放松。生物反馈是使患者能明确清醒地感受，从而清醒地控制及改变到其身体功能。通过使用各种仪器，感受衡量肌张力（肌电图生物反馈疗法）、皮肤电阻（电皮生物反馈疗法）或周围体温（温度生物反馈疗法）测量、放大并反馈躯体信息给患者，从而达成由生物反馈促进的放松。认知疗法通过指导患者更好地处理与头痛相关的应激反应及其他伴随心理疾患治疗反复发作的头痛。

（四）护理调摄要点

1. 护理要点

包括体位选择（静卧）、避光、饮食、并发症的预防与护理等，并注意做好健康宣教工作。

2. 饮食调理

忌食辛辣刺激性食品，戒烟、戒酒，限制浓茶、咖啡等饮品等，避免食用巧克力、奶酪及鸡肝、番茄等富含酪氨酸的食物，多食用高维生素、低脂肪的新鲜蔬菜和水果，多喝水。

3. 情志调理

重视情志护理，避免情志刺激。

第三节 眩晕病诊疗方案

一、诊断

（一）疾病诊断

1. 中医诊断标准

参照2008年中华中医药学会发布的《中医内科常见病诊疗指南——中医病证部分》，同时结合《实用中医内科学》（王永炎、严世芸主编，上海科学技术出版社，2009年第二版）。

（1）头晕目眩，视物旋转，轻则闭目即止，重者如坐舟船，甚则仆倒。

（2）可伴恶心呕吐、眼球震颤、耳鸣耳聋、汗出、面色苍白等。

（3）起病较急，常反复发作，或渐进加重。

2. 西医诊断标准

参考《眩晕》（粟秀初，黄如训主编，第四军医大学出版社，2008年第二版）并结合《后循环缺血专家共识》（《中华内科杂志》2006年9月第45卷第9期）有关内容制订。

（1）眩晕为发作性视物或自身旋转感、晃动感，不稳感，多因头位或（和）体位变动而诱发。

（2）眩晕同时或伴有其他脑干等一过性缺血的症状，如眼征（黑蒙、闪光、视物变形、复视等）、内耳疼痛、肢体麻木或无力，猝倒、昏厥等。

（3）有轻微脑干损害体征，如角膜和（或）咽部反射减退或消失，调节和（或）辐辏障碍，自发性或转颈压迫一侧椎动脉后诱发的眼震以及阳性的病理反射等。

（4）监测血压，血红蛋白、红细胞计数检测及心电图、电测听、脑干诱发电位、颈椎 X 线摄片、经颅多普勒超声等有助于明确诊断。有条件者可行头颅 CT、MRI或 MRA检查。

（5）肿瘤、脑外伤、血液病、急性脑梗死、脑出血等引起的眩晕除外。

（二）证候诊断

1. 气机失调，痰瘀阻窍证

眩晕有旋转感或摇晃感、漂浮感，头重如裹，伴有口苦，恶心欲呕或呕吐痰涎，胸胁胀闷，善太息，肢体麻木或刺痛，食少便溏，舌苔白或质暗有瘀斑，脉弦滑或涩。

2. 风痰上扰证

头晕有旋转感或摇晃感、漂浮感，头重如裹，伴有恶心呕吐或恶心欲呕、呕吐痰涎，食少便溏，舌苔白或白腻，脉弦滑。

3. 阴虚阳亢证

头晕目涩，心烦失眠，多梦，面赤，耳鸣，盗汗，手足心热，口干，舌红少苔，脉细数或弦细。

4. 肝火上炎证

头晕且痛，其势较剧，目赤口苦，胸胁胀痛，烦躁易怒，寐少多梦，小便黄，大便干结，舌红苔黄，脉弦数。

5. 气阴两虚证

眩晕而头重昏蒙，伴口干，气短，乏力，口唇樱红，舌质绛红或绛淡，苔薄白，脉沉细。

6. 气血亏虚证

头晕目眩，动则加剧，遇劳则发，面色无华，爪甲不荣，神疲乏力，心悸少寐，纳差食少，便溏，舌淡苔薄白，脉细弱。

7. 中气不足，清阳不升证

年老体衰或素体虚弱，时时眩晕，动则尤甚，面色萎黄，心悸气短，肢体不温，时时畏寒，舌淡，苔润滑，脉虚弱无力或沉缓。

8. 肾虚血瘀痰阻证

眩晕久发不已，听力减退，耳鸣，少寐健忘，神倦乏力，腰酸膝软，舌红，苔薄，脉弦细。

9. 脾肾阳亏，痰蒙清窍证

头晕目眩，头昏沉不舒，胸闷心悸，乏力体倦，腰膝酸软，四肢不温，小便短少，舌淡，苔白滑，舌体胖大，脉沉细。

二、治疗方法

（一）辨证论治

1. 气机失调，痰瘀阻窍证

治法：调畅气机，活血化痰。

（1）推荐方药：小柴胡汤合苓桂术甘汤加减。

柴胡15g	黄芩15g	半夏15g	人参10g
云苓30g	桂枝10g	白术20g	枳壳10g
菖蒲10g	郁金10g	当归30g	川芎30g
天麻20g	炙甘草5g	葛根60g	

水煎服，日1剂。

中成药：平眩胶囊等。

静脉中成药：血栓通及葛根素注射液静脉滴注。

（2）针灸治疗：取穴风池、足三里、中脘、丰隆、水道、阴陵泉等穴，用针刺或艾灸刺激穴位，以平补平泻手法为主，每次留针或艾灸20~30分钟，每日1次，连续治疗10~14天。

（3）饮食疗法：宜食清淡，忌油腻辛辣食物。多食用蔬菜、水果，尤其是一些具有利湿、化瘀祛痰的食物，更应多食大头菜、白萝卜、荸荠、紫菜、白果、大枣、扁豆、红小豆、包菜、山药、薏米；应限制食盐的摄入，不宜多食用肥甘油腻、酸涩食品，如饴糖、石榴、柚子、枇杷、砂糖等。此外，杏仁霜、莲藕粉、茯苓饼可食用等。

2. 风痰上扰证

治法：祛风化痰，健脾和胃。

（1）推荐方药：半夏白术天麻汤加减。

半夏10g	白术20g	天麻10g	茯苓30g
陈皮15g	泽泻30g	菖蒲10g	郁金10g

水煎服，日1剂。

（2）针灸治疗：取穴风池、足三里、中脘、丰隆等穴，用针刺或艾灸刺激穴位，以平补平泻手法为主，每次留针或艾灸20～30分钟，每日1次，连续治疗10～14天。

（3）饮食疗法：宜食清淡，忌油腻辛辣食物；宜食用清热化痰醒脑之品，如荷叶、薏苡仁、山楂、白扁豆、薄荷、菊花、决明子等，可选菊花茶、决明子茶等。

3. 阴虚阳亢证

治法：镇肝熄风，滋阴潜阳。

（1）推荐方药：镇肝熄风汤加减。

怀牛膝20g	代赭石20g	生龙骨30g	生牡蛎30g
生龟板30g	生白芍20g	玄参15g	天冬15g
川楝子10g	生麦芽20g	茵陈15g	甘草5g

水煎服，日1剂。

中成药：平眩胶囊、杞菊地黄丸等。

静脉中成药：血栓通及苦碟子注射液静脉滴注。

（2）针灸治疗：取穴风池、肝俞、肾俞、行间、夹溪等穴，用针刺或艾灸刺激穴位，以平补平泻手法为主，留针或艾灸20～30分钟，每日1次，连续治疗10～14天。

（3）饮食疗法：宜食甘凉，忌食辛辣、油腻、温燥、动火之食物；宜平肝潜阳、滋养肝肾之品，如麦冬、百合、桑寄生、黑豆、山茱萸等。

4. 肝火上炎证

治法：平肝潜阳，清火熄风。

（1）推荐方药：天麻钩藤饮加减。

天麻20g	钩藤30g	石决明20g	川牛膝15g
益母草30g	黄芩10g	栀子10g	杜仲15g
桑寄生15g	夜交藤30g	茯神20g	

水煎服，日1剂。

中成药：龙胆泻肝丸等。

静脉中成药：血栓通及苦碟子注射液静脉滴注。

（2）针刺治疗：取穴太冲、曲池、足三里、中脘、丰隆等穴，用针刺刺激穴位，以泻法为主，留针20～30分钟，每日1次，连续治疗10～14天。

（3）饮食疗法：宜食辛甘寒，忌食辛辣、油腻、温燥、动火之食物；宜平肝潜阳、清肝泻火之品，如槐花、决明子、菊花、芹菜、玉米须等。

5. 气阴两虚证

治法：益气养阴，活血化痰。

（1）推荐方药：生脉散加减。

太子参30g	麦冬15g	五味子10g	生黄芪30g
当归30g	川芎10g	赤芍10g	菖蒲10g
郁金10g	葛根30g	水蛭10g	天冬15g

水煎服，日1剂。

中成药：生脉胶囊、正天丸等。

静脉中成药：血栓通、参麦及生脉注射液静脉滴注。

（2）针刺治疗：取穴气海、关元、中脘、下脘、三阴交、太溪等穴，用针刺刺激穴位，以补法为主，留针20～30分钟，每日1次，连续治疗10～14天。

（3）饮食疗法：忌食辛辣、油腻之食物；宜食滋阴补气食物，如银耳、龟板、枸杞、荸荠、燕窝、金针菇、藕等食物。

6. 气血亏虚证

治法：补益气血，健运脾胃。

（1）推荐方药：八珍汤加减。

人参10g	黄芪30g	当归15g	炒白术15g
茯苓20g	川芎10g	熟地黄15g	生白芍20g
肉桂10g	枸杞子15g	怀牛膝15g	炙甘草5g

水煎服，日1剂。

中成药：脑心舒口服液等。

静脉中成药：血栓通、参麦及生脉注射液静脉滴注。

（2）针灸治疗：取穴脾俞、胃俞、足三里、百会等穴，用针刺或艾灸刺激穴位，以补法为主要，留针或艾灸20～30分钟，每日1次，连续治疗10～14天。

（3）饮食疗法：宜食甘温，忌生冷、油腻之食物；宜补养气血、健运脾胃之品，如红枣、阿胶、桂圆、枸杞、茯苓、莲子、当归、白木耳、糯米等，可选红枣莲子粥等。

7. 中气不足，清阳不升证

治法：益气升阳。

（1）推荐方药：补中益气汤加减。

炙黄芪30g	党参10g	白术10g	茯苓15g
柴胡6g	当归12g	山药15g	升麻6g
陈皮10g	砂仁5g	葛根30g	川芎10g
全蝎10g	炙甘草5g		

水煎服，日1剂。

中成药：屏风生脉胶囊、补中益气丸、香砂枳术丸等。

静脉中成药：血栓通或灯盏花素及益气复脉注射液静脉滴注。

（2）针灸治疗：取穴关元、气海、脾俞、足三里、百会等穴，用针刺或艾灸刺激穴位，以补法为主要，留针或艾灸20~30分钟，每日1次，连续治疗10~14天。

（3）饮食疗法：宜食甘温，忌生冷、油腻之食物；宜益气升阳之品，如青椒、蒜苗、洋葱、魔芋、大头菜、芥菜、香菜、生姜、大葱、青笋、香椿、大枣等益气助阳生发之物，可选人参莲子汤等。

8.肾虚血瘀痰阻证

治法：补肾填精，充养脑髓。

（1）推荐方药：地黄饮子加减。

制首乌20g	山萸肉15g	山药15g	麦冬15g
石斛15g	五味子5g	云苓30g	菖蒲10g
郁金10g	葛根30g	肉苁蓉15g	当归30g
川芎30g	龟甲30g	熟地20g	

水煎服，日1剂。

中成药：六味地黄丸、金匮肾气丸等。

静脉中成药：血栓通及刺五加注射液静脉滴注。

（2）针灸治疗：取穴百会、悬钟、肾俞、太溪等穴，用针刺或艾灸刺激穴位，以补法为主，留针或艾灸20~30分钟，每日1次，连续治疗10~14天。

（3）饮食疗法：宜食甘温，忌生冷、寒凉之食物；宜滋补肝肾之品，如龟板、龟甲、枸杞、何首乌、桑椹、山药、黑豆等，可选甲鱼汤等。

9. 脾肾阳亏，痰蒙清窍证

治法：温补脾肾，助阳化气。

（1）推荐方药：真武汤加减。

制附子15g	白术30g	白芍15g	先煎茯苓30g
桂枝20g	泽泻30g	丹参30g	陈皮10g
厚朴15g	泽兰15g	三七10g	

水煎服，每日1剂。

中成药：济生肾气丸、金匮肾气丸等。

静脉中成药：血栓通及刺五加注射液静脉滴注。

（2）针灸治疗：针刺肾俞、太溪、绝骨、三阴交、脾俞、足三里以益精补髓，用补法；命门可助阳化气，用平补平泻法；交替点刺头维、太阳穴以止眩。治疗14天为1个疗程。亦可接电针，断续波，每次30分钟，每日1次，治疗14天为1个疗程。

（3）饮食疗法：宜食甘温，忌生冷、寒凉之食物；宜滋补肝肾之品，如何首乌、山药、黑豆、薏米等。可选鲫鱼糯米粥，将活鲫鱼二条去鳞及内脏，洗净切碎，与黑糯米二两，红枣十枚，添水适量，先用武火煮开，再用文火慢熬，入少许油，盐调味，吃肉喝粥，隔日1次。

（二）西医治疗

根据引起眩晕的不同原因，参照《后循环缺血专家共识》（《中华内科杂志》2006年9月第45卷第9期）规范应用抗血小板聚集剂、抗凝剂、扩张血管剂等，同时积极控制危险因素和合并症，如高血压、糖尿病、高脂血症等。结合患者实际症状，选择性配合免疫氧自体血回输治疗以改善氧供，缓解眩晕症状。

（三）护理调摄要点

辨证护理要点：

1. 生活起居护理

保持良好的康复休养环境，居室宜安静通风整洁，光线柔和，温湿度适宜；遵循合理科学的生活规律，保证充足的休息和睡眠，适当活动和锻炼；眩晕剧烈者应卧床休息，轻症可闭目养神，改变体位时动作缓慢，避免深低头、旋转等大幅度动作。

2. 情志护理

因人施护，作好耐心细致的情志护理，言语开导，保持乐观愉悦的心情，促使气血调和，以利于脏腑功能恢复。

3. 饮食护理

饮食节制，食物合理搭配，营养丰富，忌食辛辣、肥甘生冷、烟酒之品。

第四节 痿病（格林－巴利综合征）诊疗方案

一、诊断

（一）疾病诊断

1. 中医诊断标准

参考《实用中医内科学》（王永炎、严世芸主编，上海科学技术出版社，2009年）。

（1）发病特点

①具有感受外邪与内伤积损的病因。有外感温热疫邪或涉水淋雨，居处湿地或接触、误食毒物；有饮食不洁或房劳、产后体虚或情志失调；有禀赋不足或劳役太过等病因。发病或缓或急。

②多以上肢或下肢、双侧或单侧出现筋脉弛缓，痿软无力甚至

瘫痪日久，肌肉萎缩为主症，也可首先出现眼睑或舌肌等头面部位的肌肉萎缩。

③男女老幼均可罹患。温热邪气致痿，发病多在春夏季节。

（2）临床表现

肢体痿弱无力，甚则不能持物或行走；肌肉萎缩，肢体瘦削，有时伴见麻木、痒痛；可出现面部肌肉瘫痪或舌肌痿软，严重者可导致吞咽、尿便障碍，呼吸困难，肌力下降，肌肉萎缩。

2. 西医诊断标准

参照中华医学会神经病学分会2010年发布的《中国吉兰 –巴雷综合征诊治指南》。

（1）常有前驱感染史，呈急性起病，进行性，多在2周左右达高峰。

（2）对称性肢体和延髓支配肌，面部肌肉无力，重症者可有呼吸肌无力，四肢腱反射减低或消失。

（3）可伴轻度感觉异常和自主神经功能障碍。

（4）脑脊液出现蛋白 –细胞分离现象。

（5）电生理检查提示远端运动神经传导潜伏期延长、传导速度减慢、F波异常、传导阻滞、异常波形离散等。

（6）病程有自限性。

（二）证候诊断

1. 湿热浸淫证

病起发热，热退后或热未退即出现肢体软弱无力，身体困重，进展迅速，心烦口渴，便干，尿短黄，舌质深红，苔薄黄，脉细数。

2. 瘀阻脉络证

四肢痿软，手足麻木不仁，四肢青筋显露，抽掣作痛，舌质青紫，脉涩不利。

3. 脾胃虚弱证

病情稳定，肢体痿软无力，时好时差，甚则肌肉萎缩；神倦，气短自汗，食少便溏，面色少华；舌淡，苔白，脉细缓。

4. 肝肾亏虚证

病久肢体痿软不用，肌肉萎缩，形瘦骨立，腰膝酸软，头晕耳鸣，或二便失禁；舌红绛，少苔，脉细数。

5. 中气不足，清阳不升证

素体虚弱，时时眩晕，动则尤甚，面色萎黄，心悸气短，肢体不温，时时畏寒，舌淡，苔润滑，脉虚弱无力或沉缓。

二、治疗方法

（一）辨证治疗

1. 湿热浸淫证

治法：清热利湿。

（1）推荐方药：加味二妙汤加减。

苍术15g	黄柏15g	当归6g	薏苡仁30g
牛膝15g	萆薢12g	防己10g	板蓝根20g
连翘15g			

水煎服，日1剂。

（2）针刺治疗

选穴：少商、列缺、尺泽、合谷、曲池、足三里、阴陵泉、环跳、风市、丰隆等穴。

操作：足三里采用补法，余穴辨证采用泻法或平补平泻法。每次留针20分钟，每日1次，10次为1个疗程。

（3）饮食疗法：宜食甘凉，忌辛辣、温燥、动火食物。选用清热利湿的食品，如金银花、薄荷、藿香、荷叶、薏苡仁等。

2. 瘀阻脉络证

治法：益气活血行瘀。

（1）推荐方药：补阳还五汤加减。

黄芪30g　　　赤芍15g　　　川芎12g　　　当归6g

地龙30g　　　桃仁12g　　　红花10g

水煎服，日1剂。

中成药：养血荣筋丸等。

静脉中成药：川芎嗪静脉滴注。

（2）针刺治疗

选穴：合谷、手三里、曲池、肩髃、气海、关元、足三里、阳陵泉、三阴交、太溪等穴。

操作：足三里、三阴交采用补法，余穴辨证采用泻法或平补平泻法。每次留针20分钟，每日1次，10次为1个疗程。

（3）饮食疗法：宜食甘辛，忌生冷、厚腻食物。选用行气活血通络的食品，如山楂、桃仁等。

3. 脾胃虚弱

治法：益髓通经，佐以益气升阳。

（1）推荐方药：参苓白术散化裁。

黄芪30g　　　白术15g　　　党参15g

陈皮15g　　　茯苓30g　　　龟板胶30g（烊化）

当归30g　　　炙甘草6g　　　砂仁10g（后入）

水煎服，日1剂。

推荐中成药：补中益气丸、人参归脾丸、参苓白术颗粒等。静脉中成药：生脉液或参麦液及黄芪注射液静脉滴注。

（2）针刺治疗

选穴：脾俞、胃俞、血海、气海、关元、足三里、肩髃、阳溪、手三里、伏兔、阳陵泉、悬钟、解溪、曲池、阴陵泉等穴。

操作：足三里采用补法，余穴辨证采用泻法或平补平泻法。每次留针20分钟，每日1次，10次为1个疗程。

（3）饮食疗法：宜食甘温，忌生冷、寒凉、黏腻食物。选用益气健脾的食品，如山药、莲子、白术、大枣等。

4. 肝肾亏虚

治法：益髓通经，补益肝肾，强壮筋骨。

（1）推荐方药：虎潜丸化裁。

熟地黄20g	山茱萸15g	龟板胶15g（烊化）
锁阳15g	知母15g	白芍20g
黄柏10g	炙甘草5g	

水煎服，日1剂。

推荐中成药：健步虎潜丸、六味地黄丸、知柏地黄丸。

静脉中成药：生脉液或参麦液及黄芪注射液静脉滴注。

（2）针刺治疗

选穴：肾俞、肝俞、太溪、太冲、悬钟、三阴交、曲池、肩贞、阳陵泉、丘墟、环跳等穴。

操作：三阴交采用补法，余穴辨证采用泻法或平补平泻法。每次留针20分钟，每日1次，10次为1个疗程。

（3）饮食疗法：宜食温热，忌生冷、寒凉食物。选用补益肝肾的食品，如黑芝麻、桑椹、杜仲、韭菜子等。

5. 中气不足，清阳不升证

治法：益气升阳。

（1）推荐方药：补中益气汤加减。

炙黄芪30g	党参10g	白术10g	茯苓15g
柴胡6g	当归12g	山药15g	升麻6g
陈皮10g	砂仁5g	葛根30g	川芎10g
全蝎10g	炙甘草5g	马钱子0.6g（冲服）	

水煎服，日1剂。

推荐中成药：屏风生脉胶囊、补中益气丸、香砂枳术丸等。静脉中成药：血栓通或灯盏花素及益气复脉注射液静脉滴注。

（2）针灸治疗：取穴关元、气海、脾俞、足三里、百会等穴，用针刺或艾灸刺激穴位，以补法为主要，留针或艾灸20～30分钟，每日1次，连续治疗10～14天。

（3）饮食疗法：宜食甘温，忌生冷、油腻之食物。宜益气升阳之品，如青椒、蒜苗、洋葱、魔芋、大头菜、芥菜、香菜、生姜、大葱、青笋、香椿、大枣等益气助阳生发之物，可选人参莲子汤等。

（二）其他中医特色疗法

以下中医医疗技术适用于所有证型。

1. 口服制马钱子粉

制马钱子粉每次0.225g～0.45g，每日2次，口服。每连续应用15天，停用3天。注意观察患者有无口唇麻木、心慌、胸闷、呼吸困难、抽搐等中毒表现，如出现以上中毒症状，应立即停药，并以生甘草、绿豆各60g，煎汤100ml，口服。

2. 灸法

以艾条或艾柱施灸，上肢瘫痪选用肩髃、曲池、合谷等，下肢瘫痪选髀关、梁丘、足三里、解溪等。若脾胃虚弱者，可配气海、关元；肝肾亏虚者，可配肾俞、肝俞；湿热浸淫者，可配阴陵泉、脾俞；瘀阻脉络者，可配血海、风池。每次20～30分钟，每日1次，10次为1个疗程。

3. 电针

上肢瘫痪取颈部夹脊穴（颈4至颈7），下肢瘫痪取腰部夹脊穴（胸12至腰5）。采用脉冲电针仪，选取疏波，以肌肉出现节律性收缩为好。每次30分钟，日1～2次，10次为1个疗程。

4. 中药塌渍

选用红花、威灵仙、羌活、白芷、独活、川芎、当归等活血通络药物，以75%医用乙醇浸泡24小时后即可使用，每日1次，塌渍患肢，10次为1个疗程。

5. 中药足浴

威灵仙、伸筋草、艾叶、活血藤、青风藤、独活、川芎、当归等活血通络药物煎汤外洗。每日1次，10次为1个疗程。

（三）康复训练

早期主要是应用呼吸功能训练、感觉训练等方法改善呼吸功能，止痛、消肿，减少卧床并发症，预防患者肌肉萎缩和关节挛缩。

中、后期主要是采用运动治疗（关节活动度训练、肌力训练）、作业治疗等治疗手段促进受损神经的恢复与再生，维持和扩大关节活动范围，预防关节挛缩、畸形等并发症的发生，增强肌力和耐力为主。

（四）西医治疗

参照中华医学会神经病学分会2010年发布的《中国吉兰－巴雷综合征诊治指南》，推荐有条件者尽早应用免疫治疗，常用人血免疫球蛋白、血浆置换等疗法，但血浆置换禁忌证主要是严重感染、心律失常、心功能不全、凝血系列疾病等，一般采取血浆200ml静脉滴注，1次/日，生理盐水250ml+硫辛酸0.6g，静脉滴注，1次/日及口服胞磷胆碱钠营养神经；也可应用糖皮质激素。对于糖皮质激素疗效以及对不同类型 GBS 的疗效还有待于进一步探讨。可以从治疗本病初期就始终应用 B 族维生素治疗，并配合免疫三氧自体血回输治疗以改善患者临床症状。

（五）护理调摄要点

1. 急性发病者，应卧床休息。

2. 高热患者必要时物理降温。

3. 若出现神志昏迷、呼吸、吞咽困难者，应密切观察病情变化，及时组织抢救；对于缓慢起病者，应保证足够的睡眠和休息，注意劳逸结合。

4. 对患肢宜保暖，有肌肤麻木、感觉迟钝者，应防止冻伤、烫伤。

第五节　中风先兆诊疗方案

一、诊断

（一）疾病诊断

1. 中医诊断标准　参照中华中医药学会《中医内科常见病诊疗指南 –病证部分》（中国中医药出版社； 2008年7月），表现为一过性神志昏蒙，半身不遂，口舌歪斜，言语塞涩或词不达意，甚或不语，偏身麻木；或出现头痛，眩晕，瞳神变化，饮水发呛，目偏不瞬，步履不稳等。

2. 西医诊断标准　参照《短暂性脑缺血发作的定义和评价》（美国心脏协会 / 美国卒中协会 /卒中委员会声明2009年），局灶性脑或视网膜缺血引起的短暂性神经功能障碍发作，临床症状通常持续不到1小时，且无急性脑梗死的证据。

（1）TIA起因于脑血管短暂性局灶性功能异常。

（2）发病急剧，通常在2分钟内（最长5分钟）出现全部症状。

（3）发作时间通常在2～30分钟内，偶有持续24小时者。

（4）突然停止，通常在2～3分钟内全部症状消失。

（5）发作频度不一。

（6）根据发作时的症状，分为颈内动脉系统及椎－基底动脉系统TIA。

（二）疾病分型

1. 颈内动脉系统TIA

（1）运动障碍：单肢或多肢无力，失灵，瘫痪。

（2）感觉障碍：单肢或同侧上下肢麻木，感觉减退、消失或感觉异常。

（3）失语症：说话或书写障碍，言语理解障碍。

（4）一侧眼视力障碍。

（5）同向偏盲。

（6）以上症状合并。

2. 椎－基底动脉系统TIA

（1）运动障碍：单肢或多肢无力，失语，无力有时由一侧移到另一侧，由无力到瘫痪。

（2）感觉障碍，单肢或多肢麻木感，感觉消失，感觉异常，通常包括一侧或两侧面、口、舌。

（3）视力障碍，两侧视野完全或部分缺损。

（4）同向性偏盲。

（5）平衡障碍（包括步行及姿势），无眩晕的运动失调，摇晃。

（6）复视，吞咽困难，构音障碍，眩晕（伴或不伴恶心、呕吐）。

（7）短暂性全面性遗忘症或猝倒发作。

（三）证候诊断

1. 肝阳上亢，*痰瘀阻窍证*　符合上述中医诊断标准，伴头痛

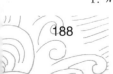

头晕，面红目赤，溲赤便秘，急躁易怒，心烦失眠，口苦咽干，舌质红或暗红，苔薄白或薄黄，脉弦滑或弦涩。

2. 阴虚阳亢，痰瘀阻窍证　符合上述中医诊断标准，伴头胀、耳鸣、耳聋、腰膝酸软，健忘失眠，舌质暗红，苔薄白或薄黄，脉弦滑或弦涩。

3. 肾虚血瘀痰阻证　符合上述中医诊断标准，伴头晕、耳鸣、耳聋、腰膝酸软，精神萎靡，易困，健忘，舌质绛红或暗红，苔薄白或薄黄，脉沉。

4. 气虚血瘀痰阻证　符合上述诊断标准，伴面色萎黄或苍白，气短乏力，血压偏低，舌质暗淡，苔薄白，脉细涩或细滑。

5. 气阴两虚，痰瘀阻窍证　符合上述诊断标准，伴口干，气短，乏力，口唇樱红，舌质绛红或绛淡，苔薄白，脉沉细。

6. 气机失调，痰瘀阻窍证　符合上述诊断标准，伴口苦，恶心，胸胁胀满，善太息，舌红苔薄白，脉细弦。

二、治疗方法

（一）辨证论治

1. 肝阳上亢，痰瘀阻窍

治法：平肝潜阳，活血化痰。

（1）推荐方药：天麻钩藤饮或建瓴汤加减。

天麻10g	钩藤30g	黄芩10g	生石决明30g
栀子10g	杜仲15g	牛膝20g	丹参30g
川芎15g	菖蒲10g	郁金10g	水蛭10g
葛根30g	炒麦芽30g		

水煎服，日1剂。

加减：

①肝阳上亢突出者，加羚羊粉1g冲服。

②大便秘结者加大黄5～15g（后入）。

中成药：酌加银杏叶片、脑血康、天麻丸以活血化痰，通络祛风。苦碟子注射液20～40ml，血栓通0.5g静脉滴注；或银杏达莫注射液20ml入0.9%氯化钠注射液250ml中静脉滴注，天麻素静脉滴注以平肝活血，化痰通络。

（2）针刺治疗：取穴太冲、曲池、足三里、中脘、丰隆等穴，用针刺刺激穴位，以泻法为主，留针20～30分钟，每日1次，连续治疗10～14天。

（3）饮食疗法：宜食辛甘寒，忌食辛辣、油腻、温燥、动火之食物。宜平肝潜阳、清肝泻火之品，如槐花、决明子、菊花、芹菜、玉米须等。

2. 阴虚阳亢，痰瘀阻窍

治法：滋阴潜阳，活血化痰。

（1）推荐方药：杞菊地黄汤加减。

枸杞子15g	菊花10g	熟地20g	山芋肉12g
山药12g	云苓9g	丹皮9g	泽泻9g
葛根30g	菖蒲10g	郁金10g	川芎15g
丹参30g	水蛭10g	制首乌20g	炒麦芽30g

水煎服，日1剂。

中成药：银杏叶片、脑血康、复方活脑舒、血塞通滴丸、天麻丸以活血化痰，通络祛风。苦碟子注射液20～40ml，血栓通0.5g静脉滴注，或银杏达莫注射液20ml入0.9%氯化钠注射液250ml中静脉滴注及天麻素静脉滴注以平肝活血，化痰通络。

（2）针灸治疗：取穴风池、肝俞、肾俞、行间、侠溪等穴，用针刺或艾灸刺激穴位，以平补平泻手法为主，留针或艾灸20～30分钟，每日1次，连续治疗10～14天。

（3）饮食疗法：宜食甘凉，忌食辛辣、油腻、温燥、动火之食物；宜平肝潜阳、滋养肝肾之品，如麦冬、百合、桑寄生、黑豆、山茱萸等。

3. 肾虚血瘀痰阻

治法：补肾活血化痰。

（1）推荐方药：地黄饮子加减。

熟地20g	山芋肉15g	山药15g	麦冬15g
石斛15g	云苓10g	肉苁蓉15g	菖蒲10g
郁金10g	葛根30g	川芎30g	丹参30g
水蛭10g	炒麦芽30g		

水煎服，日1剂。

加减：①气虚症状明显者加生黄芪30～120g。②大便秘结者加大黄5～15g。

中成药：复方活脑舒、脑血康、银杏叶片口服以益肾通脉。血塞通粉针0.4g、刺五加注射液60ml、银杏达莫注射液20ml、血栓通、舒血宁20ml静脉滴注，日1次。

（2）针灸治疗：取穴百会、悬钟、肾俞、太溪等穴，用针刺或艾灸刺激穴位，以补法为主，留针或艾灸20～30分钟，每日1次，连续治疗10～14天。

（3）饮食疗法：宜食甘温，忌生冷、寒凉之食物；宜滋补肝肾之品，如龟板、龟甲、枸杞、何首乌、桑椹、山药、黑豆等，可选甲鱼汤等。

4. 气虚血瘀痰阻

治法：益气活血化痰。

（1）推荐方药：补阳还五汤加减。

赤芍10g	川芎10g	当归10g	生黄芪30～120g
桃仁10g	红花10g	水蛭10g	葛根30g

菖蒲10g	郁金10g	丹参30g	炒麦芽30g
山芋肉15g	仙灵脾30g	黄精30g	

水煎服，日1剂。

中成药：活脑舒4粒，每日两次；脑血康片3片，每日3次口服。生脉注射液、参麦注射液30～40ml加入0.9%氯化钠注射液或5%葡萄糖注射液250ml中静脉滴注，日1次；配合血栓通注射液、银杏达莫注射液、灯盏细辛注射液、灯盏花素注射液以活血化瘀。

（2）针灸治疗：取穴脾俞、胃俞、足三里、百会等穴，用针刺或艾灸刺激穴位，以补法为主要，留针或艾灸20～30分钟，每日1次，连续治疗10～14天。

（3）饮食疗法：适食山药、薏苡仁、黄芪、莲子、白菜、冬瓜、丝瓜、木耳、赤小豆等，忌食生冷油腻、肥甘厚味。

5.气阴两虚，痰瘀阻窍

治法：益气养阴，活血化痰。

（1）推荐方药：生脉散加减。

太子参30g	麦冬15g	五味子10g	生黄芪30g
当归30g	川芎10g	赤芍10g	菖蒲10g
郁金10g	葛根30g	水蛭10g	天冬15g

水煎服，日1剂。

中成药：活脑舒4粒，每日两次；脑血康片3片，每日3次口服。生脉注射液、参麦注射液30～40ml加入0.9%氯化钠注射液或5%葡萄糖注射液250ml中静脉滴注，日1次；配合灯盏细辛、灯盏花素以活血化瘀。

（2）针灸治疗：取穴风池、足三里、中脘、丰隆等穴，用针刺或艾灸刺激穴位，以平补平泻手法为主，每次留针或艾灸20～30分钟，每日1次，连续治疗10～14天。

（3）饮食疗法：宜食清淡，忌油腻辛辣食物；宜补气滋阴之品，如西洋参、薏苡仁、山楂、白扁豆、薄荷、菊花、决明子等。

6.气机失调，痰瘀阻窍

治法：调畅气机，活血化痰。

（1）推荐方药：小柴胡汤和苓桂术甘汤加减。

柴胡15g	黄芩15g	半夏15g	人参10g
云苓30g	桂枝10g	白术20g	炙甘草5g
菖蒲10g	郁金10g	当归30g	川芎30g
天麻20g	枳壳10g		

水煎服，日1剂。

中成药：银杏叶2片，每日3次；脑血康1粒，每日3次口服。葛根素及血栓通静脉滴注以活血通络。

（2）针灸治疗：取穴合谷、三阴交、血海、中脘、丰隆等穴，用针刺或艾灸刺激穴位，以泻法为主，留针或艾灸20～30分钟，每日1次，连续治疗10～14天。

（3）饮食疗法：宜食清淡，忌油腻肥甘食物；宜理气化痰、健脾活血之品，如西洋参、山楂、薏苡仁、三七、丹参等。可选薏米党参粥、三七粉等。

注：脑动脉硬化症，脑动脉供血不足参照以上方案治疗。

（二）西医治疗

1.调整血压、血黏度、血糖、血脂等。

2.对颈部和颅内血管行超声、TCD、MRA、DSA等检查，评价其功能状态。

3.药物主要采用三联疗法（PAS）：抗动脉粥样硬化药物——普罗布考；抗血小板聚集药物——阿司匹林和（或）氯吡格雷；他汀类药物。

4.抗凝治疗：①发作频繁，24小时发作大于2次；②持续时间长，前循环大于14分钟，后循环大于8分钟。

5. 反复发作，症状持续时间长，ABCD2评分高，必要时行溶栓治疗。

6. 血管评估检查存在症状性颅内外动脉狭窄，行介入治疗。

（三）护理调摄要点

1. 情志调理　注意卧床休息，尽可能避免外界环境的各种刺激，避免焦虑、紧张、抑郁、恐惧等不良情绪，保持心情舒畅；加强宣教，使患者学会自我心理调节。

2. 饮食护理　宜食用低盐、低脂、清淡、易消化等食物，少食多餐。

第六节　中风先兆（脑动脉狭窄）诊疗方案

一、诊断

（一）疾病诊断

1. 中医诊断标准

参照中华中医药学会《中医内科常见病诊疗指南 –病证部分》（中国中医药出版社；2008年7月）。

临床表现为一过性神志昏蒙，半身不遂，口舌歪斜，言语謇涩或词不达意，甚或不语，偏身麻木；或出现头痛，眩晕，瞳神变化，饮水发呛，目偏不瞬，步履不稳等。

2. 西医诊断标准

参照《急性缺血性卒中血管内治疗中国指南》（中国卒中学

会，中国卒中学会神经介入分会和中华预防医学会卒中预防与控制专业委员会介入学组2015年7月）及《症状性颅内外动脉粥样硬化性狭窄管理规范的科学声明》（中国卒中学会）。

颅内 / 外动脉狭窄是指以上动脉出现一处或多处狭窄率50%～99%的病变，临床表现为突发的与对应的动脉供血区相匹配的（通常位于显著的动脉粥样硬化性病变的同侧）局灶性神经系统症状。

（1）触诊：包括双侧的颈动脉和桡动脉，比较搏动的对称性及可能存在的由于杂音带来的颤动。

（2）血压测量：双侧的血压同时测量，如双侧收缩压相差20mmHg以上视为异常。

（3）脑血管听诊：使用钟形听诊器在颈动脉听诊区（颈动脉分叉处）、椎动脉听诊区（头部后下方）、锁骨下动脉听诊区（锁骨上窝）和眼动脉听诊区（眼眶部）听诊，动脉声音减弱也是相应动脉狭窄的重要征象。

（4）血管影像学无创检查：包括颈部血管超声、经颅多普勒超声（TCD）、CT血管成像（CTA）、磁共振血管成像（MRA）。

（5）血管影像学有创检查：包括数字减影血管造影（DSA）、血管内超声（IVUS）。其中DSA是目前诊断脑动脉狭窄的金标准。

（二）疾病分级及分型

1. 分级

依据狭窄程度分为轻度狭窄 ≤49%、中度狭窄（50%～69%）、重度狭窄（70%～99%）、完全闭塞（100%）。

2. 临床分型

（1）无症状性狭窄。

（2）症状性狭窄：分为三型，Ⅰ型为引起狭窄相应区域的缺血性临床表现；Ⅱ型为引起侧支血管供血区缺血症状（盗血），而狭窄相应区域由于盗血得到代偿未出现相应的症状；Ⅲ型为混合型或复杂型。

（三）证候诊断

1. 肝阳上亢，痰瘀阻络证　符合上述中医诊断，伴头痛头晕，面红目赤，溲赤便秘，急躁易怒，心烦失眠，口苦咽干，舌质红或暗红，苔薄白或薄黄，脉弦滑或弦涩。

2. 阴虚阳亢，痰瘀阻络证　符合上述中医诊断，伴头胀、耳鸣、耳聋、腰膝酸软，健忘失眠，舌质暗红，苔薄白或薄黄，脉弦滑或弦涩。

3. 肾虚血瘀痰阻证　符合上述中医诊断，伴头晕、耳鸣、耳聋、腰膝酸软，精神萎靡，易困，健忘，舌质绛红或暗红，苔薄白或薄黄，脉沉。

4. 气虚血瘀痰阻证　符合上述中医诊断，伴面色萎黄或苍白，气短乏力，血压偏低。舌质暗淡，苔薄白，脉细涩或细滑。

5. 气阴两虚，痰瘀阻络证　符合上述中医诊断，伴口干，气短，乏力，口唇樱红，舌质绛红或绛淡，苔薄白，脉沉细。

6. 气机失调，痰瘀阻络证　符合上述中医诊断，伴口苦，恶心，胸胁胀满，善太息，舌红，苔薄白，脉细弦。常规辨证治疗效果较差者。

二、治疗方法

（一）辨证论治

对于有下述证候表现的患者，在基本方基础上合用相关方药。

1. 肝阳上亢，痰瘀阻络

治法：平肝潜阳，活血化痰。

（1）推荐方药：天麻钩藤饮或建瓴汤加减。

天麻10g	钩藤30g	生石决明30g	黄芩10g
栀子10g	杜仲15g	牛膝20g	丹参30g
川芎15g	菖蒲10g	郁金10g	水蛭10g
葛根30g	炒麦芽30g		

水煎服，日1剂。

中成药苦碟子注射液20～40ml，血栓通0.5g静脉滴注，或血塞通粉针剂，或银杏达莫注射液20ml入0.9%氯化钠注射液250ml中静脉滴注，舒血宁及天麻素静点以平肝活血，化痰通络。

加减：①肝阳上亢突出者，加羚羊粉1g冲服；②大便秘结者加大黄5～15g（后入）。

（2）饮食疗法：可食用冬瓜、丝瓜、茯苓、黑木耳、苦瓜、萝卜、荷叶、燕、莜、荞麦、玉米、芋头、海带等，忌食羊肉、狗肉、桂圆、荔枝、酒类、花椒、大料、油炸等食品。

2. 阴虚阳亢，痰瘀阻络

治法：滋阴潜阳，活血化痰。

（1）推荐方药：杞菊地黄汤加减。

枸杞子15g	菊花10g	熟地20g	山芋肉12g
山药12g	云苓9g	丹皮9g	泽泻9g
葛根30g	菖蒲10g	郁金10g	川芎15g
丹参30g	水蛭10g	制首乌20g	炒麦芽30g

水煎服，日1剂。

中成药血塞通粉针0.4g、刺五加注射液60ml、银杏达莫注射液20ml、血栓通0.5g、舒血宁20ml静脉滴注，日一次。

（2）饮食疗法：可食用百合、黑米、海参、鲤、鳖、鸡、鸭、瘦猪肉，多食山药、枸杞、芝麻、木耳等甘润滋阴食物，多喝清淡汤类；忌食羊肉、桂圆、酒类、油炸等食品，勿嗜食辛辣。

3. 肾虚血瘀痰阻

治法：补肾活血化痰。

（1）推荐方药：地黄饮子加减。

熟地20g	山芋肉15g	山药15g	麦冬15g
石斛15g	云苓10g	肉苁蓉15g	菖蒲10g
郁金10g	葛根30g	川芎30g	丹参30g
水蛭10g	炒麦芽30g		

水煎服，日1剂。

中成药血塞通粉针0.4g、刺五加注射液60ml、银杏达莫注射液20ml、血栓通0.5g、舒血宁20ml静脉滴注，日1次。

加减：

①气虚症状明显者加生黄芪30～120g。

②大便秘结者加大黄5～15g。

（2）饮食疗法：可食用黑豆、黑米、木耳、山药、薏苡仁、黄芪、莲子、白菜、冬瓜、丝瓜、木耳、赤小豆等，忌食生冷油腻、肥甘厚味。

4. 气虚血瘀痰阻

治法：兼以益气活血化痰。

（1）推荐方药：补阳还五汤加减。

赤芍10g	川芎10g	当归10g	生黄芪30～120g
桃仁10g	红花10g	水蛭10g	葛根30g
菖蒲10g	郁金10g	丹参30g	炒麦芽30g
山芋肉15g	仙灵脾30g	黄精30g	

水煎服，日1剂。

中成药生脉注射液、参麦注射液30～40ml加入0.9%氯化钠注射液或5%葡萄糖注射液250ml中静脉滴注，日1次；配合灯盏细辛、葛根素以活血化瘀。

（2）饮食疗法：可食用山药、薏苡仁、黄芪、莲子、白菜、冬瓜、丝瓜、木耳、赤小豆等，忌食生冷油腻、肥甘厚味。

5. 气阴两虚，痰瘀阻络

治法：兼以益气养阴，活血化痰。

（1）推荐方药：生脉散加减。

太子参30g	麦冬15g	五味子10g	生黄芪30g
当归30g	川芎10g	赤芍10g	菖蒲10g
郁金10g	葛根30g	水蛭10g	天冬15g

水煎服，日1剂。

中成药生脉注射液、参麦注射液30～40ml加入0.9%氯化钠注射液或5%葡萄糖注射液250ml中静脉滴注，日1次；配合灯盏细辛、葛根素以活血化瘀。

（2）饮食疗法：可食用百合、薏苡仁、黄芪、莲子、百合、黑米、海参、鸡、鸭、瘦猪肉，多食山药、枸杞、芝麻、木耳等甘润滋阴、补气食物，忌食生冷油腻、肥甘厚味。

6. 气机失调，痰瘀阻络

治法：兼以调畅气机，活血化痰。

推荐方药：小柴胡汤合苓桂术甘汤加减。

柴胡15g	黄芩15g	半夏15g	人参10g
云苓30g	桂枝10g	白术20g	炙甘草5g
菖蒲10g	郁金10g	当归30g	川芎30g
天麻20g	枳壳10g		

水煎服，日1剂。

中成药葛根素或血栓通静脉滴注以活血通络。

（二）中医特色疗法

辩证选择口服中药汤剂或膏方治疗。

近年来，在中医现代化思想指导下，将传统中医病机与现代病理结合，传统中药功效与现代药理结合，通过大量的临床病例的实践总结，认为动脉粥样硬化、脑动脉狭窄的中医基本病机为肾脾两虚，血瘀痰阻，基本治法为补肾活血，健脾化痰，软坚散结，基本应用方药如下。

制首乌20g	酒萸肉15g	山药10g	麦冬10g
当归30g	川芎30g	茯苓20g	肉苁蓉15g
菖蒲10g	郁金10g	葛根30g	益母草30g
黄芪30g	太子参15g	白术15g	三七粉6g
龟甲20g	三棱15g	莪术15g	全虫10g
海藻30g	昆布30g		

水煎服，日1剂，或制作膏方口服。

（三）西医治疗

1. 药物主要采用三联疗法（PAS）

抗动脉粥样硬化药物—普罗布考；抗血小板聚集药物—阿司匹林和（或）氯吡格雷；他汀类药物。

2. 脑动脉狭窄的外科治疗和血管内治疗

（1）对于症状性颅内动脉粥样硬化性狭窄（狭窄程度70%～99%）的患者，在内科标准治疗无效或侧支循环代偿不完全的情况下，血管内治疗可以作为内科药物治疗辅助治疗手段。

（2）对于无症状的颈动脉严重狭窄患者，可选择支架治疗或颈动脉内膜剥脱术作为药物治疗的辅助手段。

（3）对于近期发生 TIA或6个月内发生缺血性卒中合并同侧颈动脉颅外段严重狭窄（70%～99%）的患者，可选择支架治疗或颈动脉内膜剥脱术作为药物治疗的辅助手段。

（四）护理调摄要点

1. 饮食调理

低盐低脂饮食，宜富含营养及粗纤维食物。忌食辛辣刺激食品，忌肥甘厚腻之品。戒烟忌酒，限制茶、咖啡等饮品。

2. 情志调护

重视情志调护，避免情志刺激。

3. 二便调护

保持大便通畅，避免用力排便。

4. 精神调护

注意观察患者"神"的变化，包括瞳神、神态、神志、呼吸等。

第七节　出血性中风（脑出血）中医诊疗方案

一、诊断

（一）疾病诊断

1. 中医诊断标准

参考2008年中华中医药学会发布的《中医内科常见病诊疗指南》。

临床表现为神志昏蒙，半身不遂，口舌歪斜，言语謇涩或语不达意，甚或不语，偏身麻木；或出现头痛，眩晕，瞳神变化，饮水发呛，目偏不瞬，步履不稳等。

急性起病，渐进加重，或骤然起病。一般出血性中风多动态起病，迅速达到症状的高峰；而缺血性中风往往安静状态起病，渐进加重，或有反复出现类似症状的病史。少部分缺血性中风患者可起病突然，病情发展迅速，伴有神志昏蒙。

发病前多有诱因，常有先兆症状，可见眩晕，头痛，耳鸣，突然出现一过性言语不利或肢体麻木，视物昏花，1日内发作数次，或几日内多次复发。

发病年龄多在40岁以上。

具备以上临床表现，结合起病形式、诱因、先兆症状、年龄即可诊断中风病，结合影像学检查（头颅CT或MRI）可明确诊断。

2. 西医诊断标准

参照2014年中华医学会神经病学分会制定的《中国脑出血诊治指南》。

（1）急性起病。

（2）局灶神经功能缺损症状（少数为全面神经功能缺损症状），常伴有头痛、呕吐、血压升高及不同程度意识障碍。

（3）头颅CT或MRI显示出血灶。

（4）排除非血管性脑部病因。

（二）证候诊断

1. 痰热内闭证

神昏，半身不遂，鼻鼾痰鸣，项强身热，气粗口臭，躁扰不宁，甚则手足厥冷，频繁抽搐，偶见呕血，舌质红绛，舌苔黄腻或干腻，脉弦滑数。

2. 元气败脱证

神昏，肢体瘫软，目合口张，呼吸微弱，手撒肢冷，汗多，重则周身湿冷，二便失禁，舌痿不伸，舌质紫暗，苔白腻，脉沉缓、沉微。

3. 肝阳暴亢，风火上扰证

半身不遂，口舌歪斜，言语謇涩或不语，偏身麻木，头晕头痛，面红目赤，口苦咽干，心烦易怒，尿赤便干，舌质红或红绛，舌苔薄黄，脉弦有力。

4.痰热腑实，风痰上扰证

半身不遂，口舌歪斜，言语謇涩或不语，偏身麻木，腹胀，便干便秘，头晕目眩，咯痰或痰多，舌质暗红或暗淡，苔黄或黄腻，脉弦滑或偏瘫侧脉弦滑而大。

5.肾虚血瘀痰阻证

半身不遂，神识昏蒙，言语謇涩或不语，偏身感觉异常，口舌歪斜，面色晦暗，头痛头昏，耳鸣失眠，大便无力，舌质淡黯，苔薄白或少苔，脉沉细。

6.气虚血瘀证

半身不遂，口舌歪斜，言语謇涩或不语，偏身麻木，面色反复㿠白，气短乏力，口角流涎，自汗出，心悸便溏，手足肿胀，舌质暗淡，舌苔薄白或白腻，或舌边有齿痕，脉沉细、细缓或细弦。

7.阴虚风动证

半身不遂，口舌歪斜，言语謇涩或不语，偏身麻木，烦躁失眠，头晕耳鸣，手足心热，咽干口燥，舌质红绛或暗红，或舌红瘦，少苔或无苔，脉弦细或弦细数。

二、治疗方法

（一）辨证论治

1.痰热内闭证

治法：清热化痰，醒神开窍。

推荐方药：羚羊角汤加减。

水牛角20g	龟板10g	生地15g	生石决明20g
白芍20g	夏枯草10g	丹皮10g	三七粉3g（冲）
菖蒲10g	郁金10g	胆南星10g	瓜蒌30g

云苓30g　　　　大黄10g　　　　炙甘草5g（先煎）

水煎服，口1剂。

中成药：安宫牛黄丸，清开灵口服液等。

静脉中成药：醒脑静注射液静脉滴注。

2. 元气败脱证

治法：益气回阳，扶正固脱。

治法：益气回阳救逆。

方药：参附汤加减。

人参10g　　　制附子10g　　生甘草10g　　五味子10g

水煎服，日1剂。

汗出不止加山萸肉15g，黄芪15g，煅龙骨15g，煅牡蛎15g以敛汗固脱；若见冷汗肢厥者，合用四逆汤以回阳救逆。

静脉中成药：参附注射液静脉滴注。

3. 肝阳暴亢，风火上扰证

治法：平肝潜阳，息风清热。

推荐方药：天麻钩藤饮加减。

天麻12g　　　钩藤30g　　　生石决明30g　黄芩12g

栀子12g　　　杜仲10g　　　牛膝18g　　　丹参30g

川芎15g　　　菖蒲10g　　　郁金10g　　　水蛭10g

葛根30g　　　大黄5～15g　　益母草30g　　三七粉3g（冲）

羚羊角份0.9g（冲）

水煎服，日1剂。

中成药：天麻丸、脑血康胶囊、清开灵口服液等。

静脉中成药：醒脑静注射液静脉滴注。

4. 痰热腑实，风痰上扰证

治法：清热化痰，熄风通腑。

推荐方药：星蒌承气汤加减。

全瓜蒌30g	胆南星10g	大黄10g	后下芒硝30g（冲）
丹参20g	菖蒲10g	郁金10g	三七粉3g（冲）
栀子10g	羚羊角份粉.9g（冲）		

水煎服，日1剂。

中成药：天麻丸、脑血康胶囊、清开灵口服液等。静脉中成药：醒脑静注射液静脉滴注。

5.肾虚血瘀痰阻证

治法：补肾活血化痰。

推荐方药：补肾活血化痰方加减。

制首乌20g	山芋肉15g	山药15g	麦冬15g
石斛15g	五味子5g	云苓30g	肉苁蓉15g
菖蒲10g	郁金10g	葛根30g	陈皮10g
益母草30g	三棱6g		

水煎服，日1剂。

中成药：华佗再造丸、脑血康等。

静脉中成药：血栓通注射液静脉滴注。

6.气虚血瘀证

治法：补益元气，活血通络。

推荐方药：补阳还五汤加减。

桃仁10g	红花10g	赤芍10g	生黄芪30～120g
当归6g	鸡血藤30g	地龙10g	川芎20g
葛根30g	菖蒲10g	郁金10g	熟地20g
生麻黄7g			

水煎服，日1剂。

中成药：华佗再造丸、中风回春丸、人参再造丸、脑血康等。

静脉中成药：血栓通注射液静、参麦液静脉滴注。

7. 阴虚风动证

治法：滋养肝肾，潜阳熄风。

推荐方药：镇肝熄风汤加减。

怀牛膝15g	生赭石15g（先煎）
生龙骨15g（先煎）	生牡蛎15g（先煎）

怀牛膝15g　　　　　　　　生赭石15g（先煎）

生龙骨15g（先煎）　　　　生牡蛎15g（先煎）

生龟板15g　　生杭芍15g　　玄参15g　　　天冬15g

川楝子10g　　生麦芽15g　　茵陈15g　　　炙甘草5g

水煎服，日1剂。

中成药：杞菊地黄丸、脑血康等。

静脉中成药：血栓通注射液静脉滴注。

8. 常见变证

脑出血急性期出现神识昏蒙等严重并发症时，应积极采取措施予以救治。

（1）痰热内闭清窍者可灌服安宫牛黄丸。每次1丸，每6～8小时，1次鼻饲。

（2）痰湿蒙塞清窍者可灌服苏合香丸，每日1次，鼻饲。

（3）出现脱证的患者可选择使用具有扶正作用的中药注射液，如生脉注射液、参麦注射液、参附注射液。

（4）腑气不通，大便秘结者，急用星蒌承气汤或大承气汤煎服，每日1剂，分2次口服或鼻饲。

（5）呕血、便血者，予以云南白药0.5～1g，或加用大黄粉3g，每日3次，口服成鼻饲。

（6）高热不退者，予紫雪丹口服或鼻饲每次1.5g～3g，每日2次。

（7）肢体拘挛、肌张力较高者，加木瓜30g、白芍30g、全蝎10g、蜈蚣2条。

（8）肢体肿胀疼痛较甚者，加细辛5g，炮附子10g，徐长卿

15g。

（9）吞咽障碍，饮水呛咳者加僵蚕30g，白芥子15g，蝉蜕30g。

（10）呃逆频繁腑气不通者，予大承气汤煎服，也可配合针剂或耳针治疗；如呃声短促不连续，神昏烦躁，舌质红或红绛，苔黄燥或少苔，脉细数者，可用人参粳米汤加减以益气养阴、和胃降逆；若呃声频频，胃冷虚寒者可用丁香柿蒂散或五香饮化裁（丁香、降香、沉香、木香、檀香、泽兰、甘松）。

（11）痰阻征象明显者，益母草可加量至50g。

（三）其他中医特色疗法

1. 针灸治疗

（1）应用时机：病情平稳后可进行。

（2）治疗方法：以石学敏院士的"醒脑开窍针刺疗法"为核心，结合靳瑞教授的"靳三针疗法"、薄智云教授的"腹针疗法"以及王乐亭老中医总结的"中风十三法"、宋正廉治瘫三方、贺普仁"贺氏针灸三通法"、头针疗法等临床适宜技术和专家经验，应用各种量化针刺手法，对患者进行有效的针刺疗法，包括体针、头针、电针、腹针等。

取穴：主穴为肩髃、极泉、曲池、手三里、外关、合谷、环跳、阳陵泉、足三里、丰隆、解溪、昆仑、太冲、太溪；闭证加十二井穴、合谷、太冲；脱证加关元、气海、神阙。

操作：毫针刺，平补平泻。1日1次，10次1个疗程。

2. 点穴治疗

予以手指点穴，日1次，5个穴位治疗。取穴治疗为点按其印堂、神庭、上星、前顶、百会，之后转抹头部运动区、感觉区和语言区3～5分钟。

3. 推拿治疗

根据肢体功能缺损程度和状态进行中医按摩循经治疗，可使用不同手法以增加全关节活动度、缓解疼痛、抑制痉挛和被动运动等。避免对痉挛组肌肉群的强刺激是偏瘫按摩中应注意的问题。按摩手法常用揉法、捏法，亦可配合其他手法如弹拨法、叩击法、擦法等。

4. 中药熏洗

主要针对常见并发症如肩－手综合征或偏瘫痉挛状态，予以活血通络的中药为主加减局部熏洗患肢，每日1～2次或隔日1次，每次15～30分钟，水温宜在37～40℃，浸泡数分钟后，再逐渐加水至踝关节以上，水温不宜过高，以免烫伤皮肤。

5. 治疗设备治疗

根据需要和临床症状可以选用以下设备，如艾灸治疗仪、电针仪、脑电仿生治疗仪、经络疏通治疗仪、吞咽障碍治疗仪及偏瘫治疗仪以及经络导频治疗仪等诊疗设备。

6. 冰马膏穴位贴敷外治法

中风后偏瘫肌张力低下者，应用冰马膏穴位贴敷治疗。

冰马膏药物组成有冰片、制马钱子、丁香等，以鸡蛋清、蜂蜜等作黏合剂，由我院制剂室制作。依据现代康复理论，结合传统针灸"治痿独取阳明"理论，脾胃同居中焦，升降相因，共为后天之本。选穴方面，上肢以阳明经穴为主，取肩髃、曲池、外关、合谷；下肢以太阴穴为主，取血海、阴陵泉、三阴交、太溪为主。健患双侧取穴。冰马膏贴敷于穴位后局部轻轻按摩2～3分钟，每天两次。治疗起始与康复同步，疗程1～2周，以患者患侧肢体肌张力达改良 Asworth 分级2级为止。2周达不到者亦停止穴位贴敷治疗。

7. 耳穴压豆及耳穴埋针法

辨证选好耳穴，消毒后将预先备好的耳穴贴贴在耳穴上，嘱患者每日按压各穴3～5次，每次以灼热酸痛为度，两耳每天轮换1次。对于不能耐受长期针灸者，采取耳穴埋针法，辨证取穴后采用图钉形揿针进行耳穴压埋，以患者局部有胀痛或有麻热感为好，每次埋针2天，埋针期间嘱患者每天按压3次以上，每次按压10～20下，7次为1个疗程。

8. 一般在中风病患者病情相对稳定后，可给予四联神经促通疗法

（1）物理因子治疗：根据脑病患者的病理特点，给予艾灸治疗仪、电针仪、脑电仿生治疗仪、经络疏通治疗仪、吞咽障碍治疗仪、偏瘫治疗仪以及经络导频治疗仪等诊疗设备。

（2）合理的功能训练：应用先进的 PT、OT、ST等训练技术及设备，合理地对患者进行肢体、躯干以及语言、吞咽等功能的训练。

（四）西医治疗

参照2014年中华医学会神经病学分会制订的《中国脑出血诊治指南》。

1. 病程治疗原则

（1）急性期（发病2周内）：①消除占位病变；②控制脑水肿；③调控血压；④防治感染。

（2）恢复期（2周～6个月）：①改善脑灌流和脑营养；②康复治疗。

（3）后遗症期（6个月左右）：①预防再次发病；②康复治疗。

2. 内科具体治疗方案

（1）一般治疗

①卧床休息：一般应卧床休息2～4周，避免情绪激动及血压升

高。

②保持呼吸道通畅：昏迷患者应将头歪向一侧，以利于口腔分泌物及呕吐物流出，并可防止舌根后坠阻塞呼吸道，随时吸出口腔内的分泌物和呕吐物，必要时行气管切开。

③吸氧：有意识障碍、血氧饱和度下降或有缺氧现象（PO_2 $<60mmHg$ 或 $PCO_2>50mmHg$）的患者应给予吸氧。

④鼻饲：昏迷或有吞咽困难者在发病第2～3天即应鼻饲。

⑤对症治疗：过度烦躁不安的患者可适量使用镇静药；便秘者可选用缓泻剂。

⑥预防感染：加强口腔护理，及时吸痰，保持呼吸道通畅；留置导尿时应做膀胱冲洗，昏迷患者可酌情使用抗菌素预防感染。

⑦观察病情：严密注意患者的意识、瞳孔大小、血压、呼吸等改变，有条件时应对昏迷患者进行监护。

（2）调控血压

脑出血患者血压的控制并无一定的标准，应视患者的年龄、既往有无高血压、有无颅内压增高、出血原因、发病时间等情况而定，一般可遵循下列原则。

①脑出血患者应积极降血压，要求1小时内血压下降至140/90mmHg。

②血压降低幅度不宜过大，否则可能造成脑低灌注。

③选用尼莫地平30～60mg，每日3次或10mg静脉滴注日1次，治疗开始的2小时可按照每小时0.5mg尼莫地平给药（相当于2.5ml尼莫地平注射液/小时），2小时后，剂量可增至1mg尼莫地平，2小时后如无不适可增至2mg。严重肝功能不全时，根据血压情况适当减量，如有必要，也应考虑中断治疗。

（3）降低颅内压

颅内压升高是脑出血患者死亡的主要原因，因此降低颅内压为治疗脑出血的重要任务。脑出血的降颅压治疗首先以高渗脱水药为主，如甘露醇或甘油果糖、甘油氯化钠等，注意尿量、血钾及心肾功能。可酌情选用呋塞米（速尿）、白蛋白。建议尽量不使用类固醇，因其副作用较大，且降颅压效果较高渗脱水药差。应用脱水药时要注意水及电解质平衡。20%甘露醇125ml静脉滴注每日1～4次（无头痛1次，有头痛2次，呕吐3次，昏迷4次），或甘油果糖。并配合速尿20～40mg静脉滴注每日1～4次，白蛋白隔日1次。七叶皂苷钠20mg静脉滴注，日1次。

（4）止血药物

一般不用，若有凝血功能障碍可应用，时间不超过1周。白眉蛇毒血凝酶2000或立止血2000U即刻静脉滴注，每日1次（用三天）。

（5）亚低温治疗

亚低温治疗是脑出血的一种辅助治疗方法，初步的基础与临床研究认为亚低温是一项有前途的治疗措施，而且越早用效果越好。有条件的单位可以试用，并总结经验。

（6）调控血糖

血糖多在卒中发病后12小时之内升高，血糖升高的水平与卒中的严重程度有关。1周内死亡的患者血糖最高，脑出血患者的血糖改变高于脑梗死患者。当患者血糖增高超过11.1mmol/L时，应立即给予胰岛素治疗，将血糖控制在8.3mmol/L以下。开始使用胰岛素时应1～2小时监测血糖1次。当血糖控制之后，通常需要给予胰岛素维持。急性卒中患者很少发生低血糖，血糖太低也会加重病情，此时可用10%～20%的葡萄糖口服或注射纠正。

（7）脑活化剂及脑保护剂

①奥拉西坦2.0～4.0g或脑蛋白水解物61mg或小牛血清去蛋白注射液10ml，使用前注意肾功能。

②依达拉奉注射液30mg静脉滴注，每日2次。

（8）防治并发症

①肺炎及肺水肿：早期识别和处理卒中患者的吞咽和误吸，定时翻身和拍背，加强康复活动，呼吸支持（如氧疗）和抗生素治疗。药敏试验有助于抗生素的选择。

②上消化道出血

对于上消化道出血的处理，首先插胃管，然后给以予以下方法。

a.胃内灌洗：冰生理盐水100～200ml；冰盐水加入去甲肾上腺素配置成0.8%口服液，每次30ml，每6小时1次或每8小时1次，口服；仍不能止血者，将另外50～100ml加入凝血酶1000～2000U口服。也可使用立止血、云南白药、止血敏、止血芳酸、生长抑素等。

b.H_2受体阻断剂或质子泵抑制剂的使用：选用甲氰咪胍400～600mg/d、奥美拉唑40～60mg或泮托拉唑40～80mg静脉滴注，每日两次。

c.防治休克：如有循环衰竭表现，应补充血容量；如血红蛋白低于100g/L，红细胞比容小于30%，心率大于120次/分钟，收缩压低于90mmHg，可静脉输注新鲜全血或红细胞成分输血。

d.胃镜下止血：上述多种治疗无效情况下，仍有顽固性大量出血，可在胃镜下进行高频电凝止血。

e.手术治疗：对于胃镜下止血仍无效时，因过多过久地大量出血危及生命时，可考虑手术止血。

③尿失禁与尿路感染：主要继发于尿失禁和留置导尿管的患者，约5%出现败血症。定时小便并训练患者和家属正确使用导尿管。一旦出现尿路感染，应及时采用抗生素治疗，并进行尿细菌培养和药敏试验，以指导抗生素的应用。

④脑卒中后抑郁与焦虑状态：注重患者的心理护理，一旦确诊有抑郁症和焦虑症，首选第二代新型抗抑郁药，即五羟色胺再摄取抑制剂（SSRIs）；其次为第一代经典抗抑郁药，即三环类抗抑郁药（TCA）；应同时辅以心理治疗（见上述）及行为治疗（主要是松弛疗法，如生物反馈疗法、音乐疗法、瑜伽功、静气功等）。

⑤心脏损害：减轻心脏负荷，避免或慎用增加心脏负担的药物。注意补液速度及控制补液量，快速静脉滴注甘露醇溶液进行脱水治疗时，要密切观察心脏情况。对于高龄患者和原有心脏病患者，甘露醇用半量或改用其他脱水剂。

⑥急性肾功能衰竭：对于并发急性肾功能衰竭患者，首先保证足够血容量，保持出入量平衡，同时避免应用对肾功能有损害的药物，减少甘露醇的用量或停止使用。为促进体内水分的排出，首先应用速尿40～100mg静脉推注，每日2～4次。如仍为少尿或无尿者，应进行透析性治疗。积极纠正水电解质和酸碱平衡紊乱。

⑦深部静脉血栓形成与肺栓塞：可早期做 D-二聚体筛选实验，阳性者可进一步进行多普勒超声、磁共振显影（MRI）等检查。尽量避免下肢静脉输液，特别是瘫痪侧肢体。出血性疾病（如脑出血）或有出血倾向的患者避免使用抗凝与溶栓治疗。

⑧脑卒中继发癫痫。

⑨压疮。

（五）康复治疗

康复治疗师在应用传统的推拿、按摩等中医诊疗项目技术的同时，根据患者病情的需要，针对性地应用西方的 Bobath、Rood、PNF等现代神经促通技术以及关节松动技术等，在促进患者肢体血液循环的同时，能更好地诱导肢体、躯干肌肉张力的平衡，并诱导神经生理反射的出现，从而促进神经功能的恢复。配合合理地功能训练：应用先进的 PT、OT、ST等训练技术及设备，合理地对患者进行肢体、躯干以及语言、吞咽等相关功能的训练，包括良肢位设定、被动关节活动度维持训练、体位变化适应性训练、平衡反应诱发训练、抑制痉挛训练、语言康复训练、吞咽功能训练等内容。

（六）微创手术治疗

1. 对于大多数脑出血患者，外科治疗的效果不确切

目前没有足够的证据表明超早期开颅术能改善功能结局或降低死亡率，极早期开颅术可能使再出血的风险加大（Ⅱ级推荐，B级证据）；对于72小时内的中−较大量基底节脑出血可以考虑微创血肿粉碎清除术（Ⅱ级推荐，B级证据）。

2. 根据出血部位及出血量决定治疗方案

（1）基底节区出血：小量出血可内科保守治疗；中等量出血（壳核出血 ≥30ml，丘脑出血 ≥15ml）可根据病情、出血部位和医疗条件，在合适时机选择微创穿刺血肿清除术或小骨窗开颅血肿清除术，及时清除血肿；大量出血或脑疝形成者，多需外科行去骨片减压血肿清除术，以挽救生命。

（2）小脑出血：易形成脑疝，出血量 ≥10ml，或直径 ≥3cm，或合并明显脑积水，在有条件的医院应尽快手术治疗，进行脑室引流，同时应进行外科血肿清除。

（3）脑叶出血：脑叶血肿距离脑表面1cm内且出血体积大于30ml者，可以考虑用标准开颅术清除幕上脑出血；高龄患者常为淀粉样血管病出血，除血肿较大危及生命或由血管畸形引起需外科治疗外，宜行内科保守治疗。

（4）脑室出血：轻型的部分脑室出血可行内科保守治疗；重症全脑室出血（脑室铸形）需脑室穿刺引流加腰穿放液治疗。

（六）护理调摄要点

1. 体位的选择

中风急性期患者的头部抬高15°～30°最为合适，切忌无枕仰卧。凡有意识障碍患者宜采用侧卧位，头稍前屈。患病初期可注意患者良肢位的保持，病情稳定后即可辅助患者被动活动，而后逐渐增加活动量。

2. 饮食

神志清楚无吞咽障碍者，应予以营养丰富、易消化食物。意识障碍早期，禁食1～2天，避免吸入性肺炎，或引起窒息；可通过静脉输液维持营养。3日后，如患者神志仍不清楚，无呕吐及消化道出血，可鼻饲流质饮食，以保证营养。在拔除鼻饲管后应注意喂食方法，体位应取45°半卧位；以茶匙喂食糊状为妥；喂食中呛咳时应拍背。

3. 口腔护理

急性脑血管患者宜采取侧卧位，可用镊子夹棉球蘸湿淡盐水为患者擦洗口腔及唇部，还可用小纱布蘸湿温开水敷盖于口腔。对有义齿的患者，睡前及饭后将义齿取下，用牙刷刷洗干净，放在清水杯中浸泡。

4. 呼吸道护理

勤翻身多拍背。能咳嗽者，鼓励患者咳嗽。咳嗽困难而多痰者，应用超声雾化，属于痰热证可鼻饲竹沥水清化痰热。对于昏迷患者，应使患者头偏向一侧，呕吐物及咽部分泌物应及时用吸引器吸出；舌后坠者，可将下颌托起。

5. 皮肤护理

每隔2～3小时翻身1次，翻身后对受压皮肤进行按摩，可应用气垫床。定时检查骨突部位是否有发红、发紫、水泡等现象，尤其是尾骶部、髂骨、大粗隆及足跟、内外踝、肩胛骨等处。卧床患者早晚要洗脸，定期擦净，保持皮肤的清洁卫生，及时更换床单以免发生压疮。发现皮肤有发红现象，应增加按摩次数，并使受压部位皮肤悬空，也可使用复元通络擦剂（草红花、川乌、当归、川芎）按摩受压骨突部，以活血通络，促进气血流通。

6. 情志调护

重视情志调护，避免情志刺激。

7. 二便调护

注意观察大便性状，注意保持大便通畅，避免用力排便。

8. 精神调护

注意观察患者"神"的变化，包括瞳神、神态、神智、情绪等。

第八节　中风（蛛网膜下腔出血）诊疗方案

一、诊断

（一）疾病诊断

1. 中医诊断标准

参照国家中医药管理局脑病急症科研协作组起草制订的《中风病中医诊断疗效评定标准》（试行，1995年）。

主要症状：突发剧烈头痛，神识昏蒙，颈项强直，视物不清，偏瘫，言语謇涩或不语，偏身感觉异常，口舌歪斜。

次要症状：面红目赤或面色晦暗，躁扰不宁或静卧不烦，头晕头昏，口苦咽干或口淡不渴，瞳神变化。

急性起病，发病前多有诱因，常有先兆症状。

发病年龄多在40岁以上。

具备2个主症以上，或1个主症、2个次症，结合起病、诱因、先兆症状、年龄即可确诊。不具上述各条件，结合影像学检查结果或腰穿结果亦可确诊。

2. 西医诊断标准

参照《神经病学》（贾建平主编，2008年第六版）

（1）临床表现

从起病数分钟到数小时内出现下述两个以上症状者。

①发病及入院时有剧烈头痛。

②意识障碍。

③脑膜刺激征。

④眼底可见视网膜前的玻璃体下出血。

⑤偏瘫。

⑥动眼神经损伤所致的眼球运动障碍。

（2）辅助检查

颅脑 CT：可见蛛网膜下腔、桥池、枕大池、大脑前后纵裂、侧裂及脑沟回的表面充满血液，有时可见脑室内也有血液。

一般发病时间距 CT扫描时间越短，CT阳性率越高。发病当天达95%，次日90%，5天后80%，7天后50%。

CSF：可见均匀血性脑脊液。出血已经7～14天，可见脑脊液黄变，镜下有大量皱缩红细胞，脑脊液细胞学检查可见吞噬了血红蛋白、含铁血黄素或胆红素的巨噬细胞，有助于判断出血时间。

脑血管造影：可找到动脉瘤或血管畸形。

根据临床表现，结合 CT或 CSF可确诊。

（二）疾病分级

1. 颅脑 CT分级

Fisher分级标准

Ⅰ级：未发现血液。

Ⅱ级：血液层厚<1mm，遍及整个蛛网膜下腔。

Ⅲ级：血液层厚>1mm。

Ⅳ级：伴脑实质血肿或脑室积血。

临床意义：约半数Ⅲ级有脑血管痉挛。Ⅰ、Ⅱ、Ⅳ鲜有脑血管痉挛，Ⅳ级常有脑积水。在病情允许下，应尽早进行脑血管造影。

2. 临床分级

美国动脉瘤协作组分级标准

Ⅰ级：无症状，末次出血后完全恢复。

Ⅱ级：轻度，神志清楚，有头痛，无重要神经功能障碍。

Ⅲ级：中度。①昏睡，有头痛和颈项强直，无大脑半球功能障碍；②清醒，出血后基本恢复，遗有大脑半球功能障碍。

Ⅳ级：重度。①神志不清，但无重要神经功能障碍；②昏睡或反应迟钝，有大脑半球功能障碍（如偏瘫、失语、精神症状）。

Ⅴ级：去大脑强直，对刺激反应消失。

临床意义：Ⅰ级、Ⅱ级者手术耐受性较好，疗效较佳，应早期手术；Ⅲ级、Ⅳ级者大多伴有明显脑积水或脑血管痉挛，须缓解后再手术，如病情恶化，应紧急手术；Ⅴ级者不宜手术。

动脉瘤临床表现Hunt-Hess分级：

0级：无症状，未破裂动脉瘤。

Ⅰ级：轻微头痛/颈项强直，未破裂的动脉瘤。

Ⅱ级：中度或重度头痛/颈项强直。仅有固定的神经功能缺损。

Ⅲ级：轻度局灶性功能缺损，嗜睡/精神错乱。

Ⅳ级：昏迷/中度或重度偏瘫，早期去大脑强直。

Ⅴ级：深昏迷，去大脑强直，濒死状态。

（三）证候诊断

1. 风火上扰，痰热腑实证　半身不遂，神识昏蒙，言语謇涩或不语，偏身感觉异常，口舌歪斜；头痛头晕，面赤身热，烦躁甚或躁扰不宁；口苦咽干，大便不通，舌质红，苔黄，脉弦数或滑数。

2. 风痰上扰，痰瘀阻窍证　半身不遂，神识昏蒙，言语謇涩或不语；偏身感觉异常，口舌歪斜，头痛头晕，面色晦暗或苍白，静卧不烦，大便不通，口淡不渴，舌质淡，苔白厚腻，脉细或滑。

3. 肾虚血瘀痰阻证　半身不遂，神识昏蒙，言语謇涩或不语，偏身感觉异常，口舌歪斜，面色晦暗，头痛头昏，耳鸣失眠，大便无力，舌质淡黯，苔薄白或少苔，脉沉细。

二、治疗方法

（一）辨证论治

1. 风火上扰，痰热腑实

治法：清热平肝，化痰通腑，醒脑开窍，活血止血。

推荐方药：安脑通脉Ⅰ号。

菖蒲10g	郁金10g	天麻15g	羚羊粉（冲）1g
制首乌20g	云苓30g	益母草30g	三七粉（冲）6g
生大黄粉（冲）3g		厚朴10g	胆南星10g
人工牛黄粉（冲）2g			

水煎服，日1剂，口服或鼻饲。

中成药：安宫牛黄丸：每次1丸，口服或鼻饲，每6～8小时1次。

2. 风痰上扰，痰瘀阻窍

治法：熄风化痰，破瘀通腑，醒脑开窍，活血止血。

推荐方药：安脑通脉Ⅱ号。

天麻15g	天竺黄15g	云苓30g	菖蒲15g
半夏10g	制首乌20g	益母草30g	厚朴10g

大黄粉（冲）3g　　　　三七粉（冲）6g

水煎服，日1剂，口服或鼻饲。

中成药：①苏合香丸鼻饲，每次1丸，每日2～3次。

②脑血康口服，1粒/日，3次/天。

3. 肾虚血瘀痰阻

治法：补肾活血化痰。

推荐方药：补肾活血化痰方加减。

制首乌20g	山茱肉15g	山药15g	麦冬15g
石斛15g	五味子5g	云苓30g	肉苁蓉15g
菖蒲10g	郁金10g	葛根30g	陈皮10g

益母草30g　　三七粉（冲）3g

水煎服，日1剂，口服或鼻饲。

加减：

（1）肝阳上亢者，加天麻12g、羚羊粉1g（冲服），生石决明30g。

（2）大便秘结者，加大黄5～15g。

（3）肢体拘挛、肌张力较高者，加木瓜30g、白芍30g。

（4）心烦失眠，卧起不安者，加生龙骨30g、生牡蛎30g、珍珠母30g。

（5）患肢功能恢复迟缓，加制马钱子1g、麻黄5～10g。

（6）血脂较高者加决明子30g。

（7）糖尿病加片姜黄15g，鬼箭羽10g。

（8）吞咽障碍，饮水呛咳者加僵蚕30g，白芥子15g，蝉蜕30g。

（9）血压等病情平稳，血肿较规则者，及早加用当归30g，川芎30g。

中成药：脑血康1粒，日3次口服，以活血祛瘀。

（二）西医治疗

1. 内科基础治疗

（1）安静卧床，保持呼吸道通畅，防止肺炎、大小便潴留及压疮，不少于4周。

（2）调控血压：血压最高不超过150/90mmHg，多数使用硫酸镁、硝酸甘油，但不要降得过低，以防脑供血不足。血压偏低时可用参麦注射液或生脉注射液。

（3）镇静镇痛，控制精神症状，可使用平痛新、地西泮、奋乃静等。

（4）抗抽搐，可使用苯妥英钠、苯巴比妥、地西泮等。

（5）保护各主要脏器功能（心、肾、肺）。

（6）保证足够热量和水电平衡，控制血糖，纠正低血钠。

（7）药物治疗

①尼莫地平30～60mg，每日3次或8～12mg静脉滴注，日一次。

②立止血2000U或氨甲环酸1g，静脉滴注，日1次（3～5天）。

③20%甘露醇125ml静脉注射，每日1～4次，或复方甘油注射液或甘油果糖。并配合速尿20～40mg静脉滴注，每日1～4次及白蛋白隔日1次。

④七叶皂苷钠20mg静脉滴注，日1次。

⑤甲氢咪呱0.6g，静脉滴注，日2次。

2. 脑脊液置换术

脑脊液引流及置换，方法及步骤：

（1）患者侧卧于硬板床上，背部与床板垂直，头向前胸部屈曲，并屈膝，使其紧贴腹部。患者自己不能完成者，可由助手协助，以增宽脊椎间隙，便于进针。

（2）确定穿刺点，一般选两侧髂后上棘的连线与后正中线的交点（第3～4腰椎间隙）必要时可取腰4～5或腰2～3椎间隙。

（3）常规消毒皮肤，术者戴好口罩、手套，用胶布固定。然后用1%利多卡因自皮下至椎间韧带逐层麻醉。

（4）术者左手拇指及食指固定穿刺部位皮肤，右手持针，针尖垂直或稍指向头侧、用力均匀、缓缓刺入，当感到阻力突然降低时，示针尖已穿过硬脑膜，一般成人进针4～7cm，儿童2～3cm，抽出针芯，可见脑脊液流出，否则插入针芯，轻轻转动针柄或稍微改变深度或方向，即可获得脑脊液，如穿刺针遇到脊椎骨的阻力，应拔针至皮下，并用干纱布擦拭针芯，重新插入，改变方向进针。

（5）颅压过低，可用注射器轻吸一下后可见脑脊液流出，若压力过高，则不宜放液，以免发生脑疝。

（6）若压力不高，需要行脑脊液置换，可让脑脊液缓慢滴入预先准备好玻璃试管中，每次放液5ml，然后用空针抽等量生理盐水，再缓慢注入蛛网膜下腔，等待2～3分钟，再重复上述操作。一般可等量置换30～50ml，若颅压稍高，可在置换完毕后，再缓慢放出5～10ml脑脊液，以降颅压。

（7）术毕，插入针芯，拔出穿刺针，局部按压1～2分钟，覆盖无菌纱布用胶布固定，嘱患者去枕平卧4～6小时。

3. 动脉瘤介入和外科手术治疗

（1）对于大部分破裂动脉瘤患者，血管内治疗或开颅手术应尽早进行，以降低aSAH后再出血风险。

（2）建议由神经外科医师和神经介入医师共同讨论，制订治疗方案。

（3）对于同时适合血管内治疗和开颅手术的破裂动脉瘤患者，有条件者可首选血管内治疗。

（4）对于伴有脑内大量血肿（大于50ml）和大脑中动脉动脉瘤，可优先考虑开颅手术；而对于高龄患者（大于70岁）、aSAH病情重（WFNSIV/V级）、后循环动脉瘤或合并脑血管痉挛患者，可优先考虑血管内治疗。

（三）护理调摄要点

1. 饮食调理　低盐低脂饮食，宜富含营养及粗纤维食物。忌食辛辣刺激食品，忌肥甘厚腻之品。戒烟忌酒，限制茶、咖啡等饮品。

2. 情志调护　重视情志调护，避免情志刺激。

3. 二便调护　注意观察大便性状，注意保持大便通畅，避免用力排便。

4. 精神调护　注意观察患者"神"的变化，包括瞳神、神态、神智、情绪等。

第九节　痴呆（血管性痴呆）诊疗方案

一、诊断

（一）疾病诊断

参照中华医学会神经病学分会《血管性痴呆诊断标准（草案）》（2002年）。

1. 血管性痴呆

（1）临床很可能（probable）血管性痴呆

①痴呆符合 DSM–Ⅳ–R的诊断标准，主要变现为认知功能明显

下降，尤其是自身前后对比，记忆力下降以及2个以上认知功能障碍，如定向、注意、言语、视空间功能、执行动能、运动控制等，其严重程度已干扰日常生活，并经神经心理学测试证实。

②脑血管疾病的诊断：临床检查有局灶性神经系统症状和体征，如偏瘫、中枢性面瘫、感觉障碍、偏盲、言语障碍等，符合CT、MRI上相应病灶，可有／无卒中史。

影像学表现：多个腔隙性脑梗死或者大梗死灶或重要功能部位的梗死（如丘脑、基底前脑），或广泛的脑室周围白质伤害。

③痴呆和脑血管病密切相关，痴呆发生于卒中后3个月内，并持续6个月以上；或认知功能障碍突然加重或波动或呈阶梯样逐渐进展。

④支持血管性痴呆诊断：认知功能损害不均匀性（斑块状损害）；人格相对完整；病程波动，多次脑卒中史；可呈现步态障碍、假性球麻痹等体征；存在脑血管病的危险因素。

（2）可能为（possible）

①符合上述痴呆的诊断；

②有脑血管病和局灶性神经系统体征；

③痴呆和脑血管病可能有关，但在时间或影像学方面证据不足。

（3）确诊血管性痴呆

临床诊断为很可能或可能的血管性痴呆，并由尸检或活检证实不含超过年龄相关的神经原纤维缠结（NFTs）和老年斑数以及其他并行疾患组织学特性。

（4）排除性诊断（排除其他原因所致的痴呆）

①意识障碍；

②其他神经系统疾病所致的痴呆（如阿尔茨海默病等）；

③全身性疾病引起的痴呆；

④精神障碍（抑郁症等）

注：当血管性痴呆合并其他原因所致的痴呆时，建议采用并列诊断，而不用"混合性痴呆"的诊断。

2. 痴呆程度评定

采用临床痴呆评定表（CDR）进行程度评定，按照 CDR量表 =1分为轻度，CDR量表 =2分为中度，CDR量表 =3分为重度。

3. 血管源性认知障碍（VCI）

（1）患者有获得性认知障碍，根据病史推断较以前的认知水平有所下降并得到认知检查的证实。

（2）临床特点提示为血管源性病因，并至少要满足以下中的两项。

①急性起病；

②阶梯式恶化；

③波动性病程；

④有自动恢复期；

⑤起病或加重与卒中或低灌注有关（例如心律失常、术中低血压症）；

⑥局灶性神经系统症状；

⑦局灶性神经系统体征；

⑧总体认知检查正常，但个别项目受损。

（3）影像学检查提示为血管源性：一处或多处皮质或皮质下卒中或出血；腔隙性梗死；白质缺血性改变。

（4）VCI可以单独出现，也可以与其他痴呆形式并存。

（5）VCI可以符合或不符合（基于阿尔茨海默病 （AD）的痴呆诊断标准。混合性痴呆的典型表现是1名患者既有 AD表现又有临床和（或）影像学缺血病灶表现。

（6）VCI可以呈现以下影像模式的一种或几种的组合：

①多发性皮质性卒中；

②多发性皮质下卒中；

③单个关键部位卒中；

④脑室周围白质改变；

⑤未见病灶。

（7）认知损害的严重程度视疾病对患者功能的影响而定，必须个体化，反映与病前相比的变化程度。

①极轻度：患者接受治疗或通过设备辅助代偿认识损害；或者认知损害使患者不能从事复杂的职业或精细的爱好；

②轻度：原来能完成的复杂的需要工具的自我照料活动（如开车、结账、打电话、服药）变得难以完成；

③中度：不能完成中等难度的自我照料活动，如洗澡、散步、做家务、做饭、购物或外出行走；

④重度：不能完成基本的自我照料活动，如上厕所、穿衣、进食、搬动物体、梳头。

如果患者符合以上条件，但未达到痴呆，则诊断为V-CIND；如果患者符合以上条件，而且符合痴呆的诊断标准，则诊断为VD；如果患者病程提示 AD，但又有局灶性症状和体征，或影像学检查提示脑缺血，则诊断为 MixedAD／VD；但如果有 AD型痴呆的患者仅仅有血管性危险因素，则不能诊断为 MixedAD／VD。

（二）证候诊断

1.肝肾阴虚，痰瘀阻络证

多忘善误，多疑寡断，神思不聚，言辞颠倒，神情呆滞，反应迟钝，忽哭忽笑，头晕昏沉或头晕目眩，耳鸣耳聋，腰膝酸软，肢体麻木，舌质暗红或有瘀点，苔腻或薄，脉细弦或细数。

2. 脾肾阳虚，痰瘀阻络证

神情呆滞，善忘迟钝，嗜卧懒动，头昏沉或头重如裹，面色㿠白，气短乏力，肢体瘫软，夜尿频多，大便溏，舌体胖大，有齿痕，舌质暗红，苔腻或滑，脉沉。

3. 痰瘀化热，上扰清窍证

表情呆滞，心绪不宁，在外感、劳累等诱因下，原有智能障碍症状加重，伴见口干口臭，面红尿赤，大便干，舌质红或红绛，舌苔黄厚腻，脉弦滑。

4. 肾精亏虚，髓海不足证

记忆缺失，失认失算，神情呆滞，双目无神，齿枯发焦，倦怠嗜卧，步履蹒跚，举动不灵，生活难以自理，舌红，少苔，脉沉细。

二、治疗方法

（一）辨证论治

1. 肝肾阴虚，痰瘀阻络证

治法：补益肝肾，化痰通络。

方药：知柏地黄丸合转呆定智汤加减。

熟地20g	山茱萸20g	山药15g	制首乌15g
肉苁蓉15g	牡丹皮15g	知母10g	黄柏10g
荷叶10g	地龙20g	天麻15g	三七10g
灵芝30g			

水煎服，日1剂。

中成药：常选银杏叶片、华佗再造丸等。

2. 脾肾阳虚，痰瘀阻络证

治法：健脾益肾，化痰通络。

方药：还少丹合归脾汤加减。

熟地20g	枸杞子20g	山茱萸20g	肉苁蓉15g
巴戟天15g	小茴香10g	杜仲15g	怀牛膝15g
茯苓30g	山药15g	石菖蒲10g	远志15g
五味子5g	人参15g	黄芪30g	灵芝30g
大枣十枚			

水煎服，日1剂。

中成药：可选复方苁蓉益智胶囊、人参归脾丸等。

3. 痰瘀化热，上扰清窍证

治法：清热化痰，通络开窍。

方药：涤痰汤合黄连解毒汤加减。

胆南星15g	黄连10g	制半夏15g	竹茹15g
黄芩10g	石菖蒲10g	枳实10g	川芎15g
栀子10g	天麻15g	三七粉6g（冲服）	

水煎服，日1剂。

中成药：病情波动、加重时可静脉输注醒脑静注射液、清开灵注射液、苦碟子注射液等中成药，也可口服牛黄清心丸、安脑丸、安宫牛黄丸、复方苁蓉益智胶囊等。

4. 肾精亏虚，痰瘀阻窍

治法：补肾填精，化痰活血。

方药：地黄饮子加减。

熟地20g	山茱萸15g	山药15g	茯苓30g
石斛10g	麦冬10g	五味子5g	肉苁蓉15g
菖蒲10g	远志10g	当归30g	川芎30g
巴戟天15g	灵芝30g	三七10g	

水煎服，日1剂。

中成药：可选用复方活脑舒胶囊、安神补脑液、银杏叶片等。

228

（二）针灸疗法

（1）治法：采用辨经刺井法、颞三针治疗。

（2）主穴：百会、四神聪、神庭、本神、颞三针、膻中、中脘、气海、血海、足三里、外关。

（3）配穴：少冲、隐白、厉兑、至阴、丰隆、大敦、绝骨等。

（4）取穴及操作。

①取穴

颞三针："颞三针"位于头颞部。其中第一针通过率谷穴及角孙穴，前者为足太阳、少阳之会，后者为手足少阳之会；第二针通过手、足少阳、阳明之会的悬厘穴及足太阳、少阳之会的曲鬓穴；第三针位于天冲穴附近，该穴为足太阳、少阳之交会穴。

②针刺操作

头穴：平刺，针刺得气以后以180～200次/分的频率捻转2分钟，第20分钟行针2次，共留针30分钟。

③疗程：每日1次，每周针5次。

（三）康复疗法

一旦患者被确诊为痴呆，在积极治疗的同时，应尽早全面进行康复训练，即认知功能训练与止痛功能训练，认知功能训练包括记忆训练、注意力和集中力训练、视觉障碍训练、语音功能训练、作业训练、睡眠训练等。

（四）推拿疗法

有神经损害局灶体征的患者，可选用不同推拿手法，同时让患者进行各种改善运动功能的锻炼。

第十节　风温（颅内炎症）诊疗方案

一、诊断

（一）疾病诊断

1. 中医诊断标准

参照中华中医药学会《中医内科常见病诊疗指南 –病证部分》（中国中医药出版社，2008年7月）。

参照暑温、湿温、风温等疾病证候诊断：

（1）头痛发热、咳嗽、口渴、微恶寒、无汗或汗出异常、舌边尖红、脉浮等邪在肺卫的表现，病情进一步发展可表现为神昏、烦躁等症状。

（2）头痛发热、身重倦怠、呕恶，尿黄赤少涩，胸痞闷等症状，病势缠绵，病程较长。

（3）壮热头痛呕吐，面赤项强，皮肤斑疹，或尿血便血，神昏抽搐发病有明显季节性。

2. 西医诊断标准

参照《神经病学》（王维治主编，人民卫生出版社2006年1月）。

（1）定位

脑膜炎：病变在脑膜，主要表现为脑膜刺激征（＋），如头痛、呕吐、颈部抵抗，布氏征、克氏征（＋）；一般无脑实质损害，如昏迷、偏瘫、病理反射。

脑炎：病变在脑实质，表现为脑实质损害，如昏迷、抽搐、肢体瘫痪、失明、失语、大小便失禁、病理反射。

脑膜脑炎：同时出现脑膜炎和脑炎体征。

（2）疾病分类

①病毒性脑膜炎：由各种病毒感染引起的软脑膜弥漫性炎症的临床综合征，主要表现为发热、头痛、脑膜刺激征，是临床最常见的无菌性脑膜炎，85%～95%由肠道病毒引起。CSF淋巴细胞增多，达（100～1000）×10^6/L，是一种自限性疾病，一般4～14天即愈，抗病毒治疗可缓解症状，缩短病程。

②病毒性脑炎

a. 由虫媒感染：如乙脑，特别是7、8、9月份发病。初热期（毒血症期）3天，然后进入高热期（脑炎期），T39℃以上有脑实质损害，如昏迷、抽搐、大小便失禁，并有脑膜刺激征、颅压高、CSF细胞数高、乙脑抗体（+），如为阴性也不能排除。恢复期，体温逐渐正常，神志开始恢复。

b. 呼吸道感染：如单纯疱疹性病毒性脑炎、带状疱疹性脑炎、巨细胞病毒脑炎。单纯疱疹脑炎又称坏死性脑炎，相当于过去的散脑，可在任何季节发生，起病急，进展快，颅压高，可伴有精神症状，CSF中WBC升高，还有红细胞是本病特点。后两种不多见。

c. 肠道病病毒感染：发病前可有腹泻病史。

③急性播散性脑脊髓炎：多见于儿童、青少年，由接种疫苗或出疹后发病，突然高热、昏迷、抽搐，大小便失禁，可出现失明、失语等后遗症。

④坏死性脑炎：一种是前述的单纯疱疹性病毒性脑炎，另一种是急性出血性坏死性白质脑病，后者可在几小时内造成死亡。

⑤流行性脑脊髓膜炎（流脑）：多发生在1～3月份，由脑膜炎双球菌传染，患者出现高热、颅压增高，脑膜刺激征，皮肤可见华-弗斑，CSF细胞数高，糖低，检菌观革兰阳性菌（脑膜炎双球菌）。

⑥代脓性脑膜炎：有原发灶，发病急、时间短，在1～3天内

即有头痛、呕吐、查CSF呈米汤样，细胞数上千，糖低，治疗很快好转。

⑦结核性脑膜炎：病程长，明显的颅内压增高征，脑膜刺激征和发热出现颅神经粘连征，CSF两高两低，蛋白高，细胞数高，糖低，氯化物低，检菌可查到抗酸杆菌，临床中一般很难查到，早期的结脑CSF可以正常或不典型，要早想到，早治疗，早用抗结核药，否则预后很差，要在Ⅰ期即应用。

分期

Ⅰ期：无局灶性体征和意识障碍；

Ⅱ期：有局灶体征；

Ⅲ期：意识障碍。

⑧隐球菌脑膜炎

三长：病程长，长期应用抗生素，长期用激素，有难以控制的颅内压增高、消瘦、电解质紊乱、复视、CSF细胞数高、蛋白高、墨汁染色（＋）。

⑨感染性头痛：由于头部或其他某一部位脏器感染，其毒素作用使血管扩张引起头痛，一般发热，血象高，但没有脑膜刺激征和颅内压增高，病变在头皮血管。

⑩感染性脑病：由于受凉或感染引起，表情淡漠，反应迟钝或精神症状、嗜睡，一般通过输液可治愈。

⑪感染中毒性脑病：由于身体某一部位感染严重，严重毒素引起毒血症并损害了脑实质引起昏迷、抽搐、呕吐、失明失语、瘫痪等，一般易留后遗症。

⑫虚性脑膜炎：由于身体某一部位的严重感染，毒血症、渗透压的关系，使脑膜出现炎性反应出现脑膜刺激征、头痛、呕吐、颈抵抗、克氏征（＋）、布氏征（＋）、CSF细胞数高。

（三）证候诊断

1. 邪在肺卫证

头痛头胀，发热口渴，舌红，苔白，脉浮数。

2. 热入阳明证

壮热烦渴，面赤大汗或呕逆，心下痞满，大便不通，苔黄燥，脉洪数。

3. 热入营血证

身热烦躁、谵语、神昏、斑疹，舌绛、脉细数。

4. 正虚邪恋，气津两伤证

头痛、发热或低热，气短乏力，脉虚数。

二、治疗方案

（一）辨证论治

可参考冬温、湿温、风温等治疗。

1. 邪在肺卫

治法：疏风清热。

方药：芎芷石膏汤加减。

川芎15g	白芷15g	生石膏30g	菊花15g
银花20g	连翘15g	黄芩10g	栀子10g

舌红少津加花粉，便秘加大黄，水煎服，日1剂

中成药苦碟子注射液20～40ml，血栓通0.5静脉滴注，或血塞通粉针剂。

饮食疗法：宜进食马齿苋、黄瓜、苦瓜等清热的食品。

2. 热入阳明

治法：清气泄热。

方药：白虎汤加减。

生石膏30g	知母15g	甘草5g	粳米10g

双花10g	连翘20g	黄芩10g	黄连10g
瓜蒌20g	半夏10g		

水煎服，日1剂。

苔腻兼有湿邪者加苍术15g。中成药苦碟子注射液20～40ml，血栓通0.5静脉滴注，或血塞通粉针剂。

饮食疗法：宜进食西瓜、藕、苹果、柚子等清热的食品。

3. 热入营血

治法：清营泄热，凉血解毒。

入营分者，清营汤加减。

水牛角10g	生地10g	丹参10g	麦冬10g
竹叶10g	银花10g	连翘10g	黄连10g

水煎服，日1剂。

入血分者，犀角地黄汤加减：水牛角10g、生地10g、丹皮10、赤芍10，配合口服安宫牛黄丸，1丸，1次/日。中成药苦碟子注射液20～40ml，血栓通0.5g，或血塞通粉针剂或天麻素静脉滴注。

饮食疗法：宜进食山楂、桃仁、白萝卜等行气活血的食品。

4. 正虚邪恋，气津两伤

治法：益气生津兼清余热。

方药：竹叶石膏汤加减。

竹叶10g	石膏20g	人参15g	半夏10g
麦冬15g	甘草5g	粳米10g	

水煎服，日1剂。

中成药生脉注射液、参麦注射液30～40ml加入0.9%氯化钠注射液或5%葡萄糖注射液250ml中静脉滴注，日1次。

饮食疗法：宜进食山药、薏米、扁豆等健脾利湿的食品。

（二）西医内科基础治疗

1. 脱水降颅压药物。

2. 抗生素。

3. 病毒脑炎用阿昔洛韦、更昔洛韦、膦甲酸钠等。

4. 免疫球蛋白5～10g/日。

5. 补充电解质，营养支持疗法。

6. 抗惊厥药物。

（三）护理调摄要点

1. 全身观察

注意精神、神志、呼吸、心率、心律、体温、血压等变化，观察舌苔、大小便等情况。

2. 情志护理

针对患者存在的紧张、忧虑、急躁的不良情志，因势利导，改善患者情绪，解除顾虑和烦恼，使其保持乐观愉快情绪，积极配合治疗，增强患者战胜疾病的信心。

3. 饮食护理

宜于清淡饮食或流质，多饮水，保证液体和营养充足；忌饮酒，忌生冷、油腻、辛辣刺激性食物；饮食宜清淡，以营养丰富、易消化、易吸收的食物为主，多吃水果，少食多餐。

4. 生活护理

注意起居有时、寒温适度、劳逸得当、生活有节。急性期以卧床休息为主。待病情减轻，逐步开始轻度活动，但以不疲劳为原则。

第十一节　颤病（帕金森病）诊疗方案

一、诊断

（一）疾病诊断

1. 中医诊断

参考《中医内科学》（张伯礼主编，人民卫生出版社

2. 12年）。

（1）头部及肢体颤抖、摇动，不能自制，甚者颤动不止，四肢强急。

（2）常伴动作笨拙、活动减少、多汗流涎、语言缓慢不清、烦躁不寐、神识呆滞等症状。

（3）多发生于中老年人，一般呈隐性起病，逐渐加重，不能自行缓解。部分患者发病与情志有关，或继发于脑部病变。

2. 西医诊断

参照中华医学会神经病学分会2016年《中国帕金森病的诊断标准（2016版）》。

诊断的首要核心标准是明确帕金森病，定义为出现运动迟缓，并且至少存在静止性震颤或强直这两项主征的一项。对所有核心主征的检查必须按照国际运动障碍学会-统一帕金森病评估量表（MDS-UPDRS）中所描述的方法进行。一旦明确诊断为帕金森病，按照以下标准进行诊断。

临床确诊帕金森病（PD）需要具备：

（1）不符合绝对排除标准；

（2）至少两条支持性标准；

（3）没有警示征象。

诊断为很可能PD需要具备：

（1）不符合绝对排除标准。

（2）如果出现警示征象需要通过支持性标准来抵消：如果出现1条警示征象，必须至少1条支持性标准抵消；如果出现2条警示征象，必须至少2条支持性标准抵消；如果出现2条以上警示征象，则诊断不能成立。

（二）证候诊断

1.肝血亏虚，风阳内动证

肢体颤振，项背僵直，活动减少，面色少华，步态不稳，头晕眼花，心烦不安，不寐多梦，四肢乏力，舌质淡，苔薄白或白腻，脉弦细。

2.痰热交阻，风木内动证

头摇肢颤，神呆懒动，形体稍胖，头胸前倾，活动缓慢，胸脘痞闷，烦热口干，心中懊恼，头晕目眩，小便短赤，大便秘结，舌质红，舌苔黄或黄腻，脉弦滑数。

3.血脉瘀滞，筋急风动证

头摇或肢体颤振日久，面色晦暗，肢体拘痉，活动受限，项背前倾，言语不利，步态慌张，皮脂外溢，发甲焦枯，舌质紫暗或夹瘀斑，舌苔薄白或白腻，脉弦涩。

4.肝肾阴虚，虚风内动证

肢摇头颤，表情呆板，筋脉拘急，动作笨拙，言语謇涩，失眠多梦，头晕耳鸣，腰酸腿软，小便频数，便秘盗汗，舌质红，舌体瘦小，少苔或无苔，脉细弦或细数。

5.寒热错杂，肝风内动证

肢体颤振，行动迟缓，面赤口苦，烦渴，咽喉肿痛，口舌生疮，腰以上汗出而心烦，腰以下无汗而发凉，腰酸喜按，大便稀溏，舌质暗红，脉沉细。

二、治疗方法

（一）辨证论治

1. 肝血亏虚，风阳内动证

治法：养血柔肝，舒筋止颤。

（1）推荐方药：补肝汤合天麻钩藤饮加减，药物组成包括当归、白芍、川芎、熟地、酸枣仁、木瓜、天麻、钩藤、石决明、桑寄生、夜交藤等；或具有同类功效的中成药（包括中药注射剂）。

（2）针灸治疗

①体针

选穴：百会、四神聪、足三里、气海、合谷、血海。

操作：平补平泻法，留针30分钟，1天1次，10天为1个疗程，休息3～5天后进下1个疗程。

②耳针

选穴：肝、脾、胃、交感、皮质下。

操作：每次选取2～3个穴位，轻刺激；或王不留行贴耳穴。

③艾灸：足三里、血海、肝俞、脾俞、三阴交。手持艾条对准穴位，每穴灸3～5分钟。1日1次，10次为1个疗程。

（3）中药泡洗技术

选用养血柔肝、舒筋止颤中药加减，煎煮后，洗按足部，每日1次，每次15～30分钟；水温宜在37～40℃，浸泡几分钟后，再逐渐加水至踝关节以上，水温不宜过高，以免烫伤皮肤。

2. 痰热交阻，风木内动证

治法：清热化痰，息风定颤。

（1）推荐方药：搐肝丸加减，药物组成包括胆南星、僵蚕、竹沥、黄连、天麻、钩藤、薏苡仁、川牛膝、葛根、生甘草等；或具有同类功效的中成药（包括中药注射剂）。

（2）针灸治疗

①体针

选穴：百会、四神聪、风池、丰隆、阴陵泉、中脘、阳陵泉。操作：采用平补平泻法，留针30分钟，1天1次，10天为1个疗程。

②耳针

选穴：交感、皮质下、胃、心、脾、三焦。

方法：每次选取2～3个穴位，轻刺激；或王不留行贴耳穴。

③艾灸

选穴：中脘、阴陵泉、阳陵泉。

操作：每穴灸3～5分钟。1日1次，10次为1个疗程。

（3）中药泡洗技术：选用清热化痰、熄风定颤中药加减，煎煮后，洗按足部，每日1次，每次15～30分钟，水温宜在37～40℃。

3. 血脉瘀滞，筋急风动证

治法：活血化瘀，柔肝通络。

（1）推荐方药：血府逐瘀汤加减，药物组成包括赤芍、川芎、桃仁、红花、生地、当归、白芍、柴胡、枳壳、木瓜、鸡血藤、女贞子、枸杞、全蝎等；或具有同类功效的中成药（包括中药注射剂）。

（2）针灸治疗

①体针

选穴：合谷、曲池、少海、血海、青灵、内关。

操作：采用平补平泻法，留针30分钟，1天1次，10天为1个疗程。

②耳针

选穴：肝、脾、肾、交感、皮质下、三焦。

方法：每次选取2～3个穴位，轻刺激；或王不留行贴耳穴。每天按4～6次，以有酸胀感为度。

③艾灸

选穴：肝俞、脾俞、肾俞、膈俞。

方法：每穴灸3～5分钟，1日1次，10次为1个疗程。

（3）中药泡洗技术：选用活血化瘀、柔肝通络中药加减，煎煮后，洗按足部，每日1次，每次15～30分钟，水温宜在37～40℃。

4. 肝肾阴虚，虚风内动证

治法：滋补肝肾，育阴熄风。

（1）推荐方药：归芍地黄丸加减，药物组成包括当归、白芍、枸杞子、山萸肉、葛根、熟地、地龙、天麻、肉苁蓉、黄精、龟板等；或具有同类功效的中成药（包括中药注射剂）。

（2）针灸治疗：

①体针

选穴：三阴交、复溜、太溪、肝俞、肾俞。

操作：采用平补平泻法，留针30分钟，1天1次，10天为1个疗程。

②耳针

选穴：皮质下、交感、肝、肾、心。

方法：每次选取2～3个穴位，轻刺激；或王不留行贴耳穴。

③艾灸

选穴：三阴交、气海、关元、肝俞、肾俞。

操作：每穴灸3～5分钟。1日1次，10次为1个疗程。

（3）中药泡洗技术：根据患者证候特点选用滋补肝肾，育阴熄风中药加减，煎煮后，洗按足部，每日1次，每次15~30分钟，水温宜在37~40℃。

5. 寒热错杂，肝风内动证

治法：寒热平调，柔肝熄风。

（1）推荐方药：乌梅丸加减，药物组成包括乌梅、黄连、白芍、当归、熟附子、熟地黄、山茱萸、川芎、甘草等，或具有同类功效的中成药（包括中药注射剂）。

（2）针灸治疗

①体针

选穴：百会、风池、合谷、曲池、太溪、太冲、足三里、气海、血海，肾俞。

操作：百会、风池、合谷、曲池、行间用泻法，太溪、太冲平补平泻，足三里、气海、血海，肾俞用补法，留针30分钟，1天1次，10天为1个疗程，休息3~5天后进下1个疗程。

②耳针

选穴：肝、肾、脾、胃、神门、内分泌。

操作：每次选取2~3个穴位，轻刺激；或王不留行贴耳穴。

③艾灸：足三里、气海、血海、肾俞。手持艾条对准穴位，每穴灸3~5分钟。1日1次，10次为1个疗程。

（3）中药泡洗技术

选用寒热平调，柔肝熄风中药加减，煎煮后，洗按足部，每日1次，每次15~30分钟，水温宜在37~40℃，水温不宜过高，以免烫伤皮肤。

（二）其他中医特色疗法

以下中医医疗技术适用于所有证型。

1. 头针

取穴：舞蹈震颤控制区、运动区、足运感区。

操作：取患侧对侧穴位，头针选用1.5～2寸毫针，进针时针身与头皮呈30°，在帽状腱膜下将针身进到2/3后快速平稳捻针，使局部产生热、麻、重压感，每隔5～10分钟行针1次或配合电针，留针30～40分钟，10次1个疗程。

2. 太极拳

每日清晨及晚餐前练习太极拳，每次40分钟，15天1个疗程。可改善患者的平衡性和步态稳定性。

3. 推拿治疗

按揉头面百会、印堂、太阳穴等穴各2分钟。捏拿上肢曲池、手三里、外关、合谷等穴，从肩部到腕部，反复5～10遍。用拳背点按腰部脊柱旁脾俞、肝俞、肾俞穴各1分钟。动作轻柔和缓，1天1次，10次1疗程。

（三）运动康复

参考《神经康复学（第2版）》（倪朝民主编，人民卫生出版社，2013年出版），根据患者的具体病情采用松弛训练、平衡训练、步态训练等方法。

（四）西医治疗

根据2014年《中国帕金森病治疗指南（第三版）》规范应用抗胆碱能药、金刚烷胺、复方左旋多巴制剂、多巴受体激动剂、单胺氧化酶 –B抑制剂、儿茶酚 –氧位 –甲基转移酶抑制剂，同时积极控制精神异常、感染、运动并发症（症状波动和异动症）等，配合免疫三氧自体血回输疗法改善帕金森病患者的非运动症状。

（五）护理调摄要点

1. 饮食调理

忌食辛辣刺激食品，忌肥甘厚腻之品，忌烟酒。多食新鲜蔬菜、水果、瓜子、杏仁、芝麻等，多饮绿茶。

复方左旋多巴制剂应在进餐前1小时服用，进餐时缓慢进食，防止吸入性肺炎。

2. 预防跌伤

平衡差者需有专人护理，防止跌伤。

3. 预防感染

加强口腔护理，翻身叩背，以预防坠积性肺炎、压疮的发生。

4. 情志调理

保持心情舒畅，鼓励患者积极面对疾病，配合治疗。

第十二节　郁病（抑郁发作）诊疗方案

一、诊断

（一）疾病诊断

1. 中医诊断标准

参照《中医内科学》（王永炎主编，人民卫生出版社，第二版，2011年出版）。

郁病是由于情志不舒，气机郁滞，脏腑功能失调所引起的一类病证；临床表现主要为心情抑郁，情绪不宁，胸胁胀痛，或易怒喜哭，或咽中如物梗塞，不寐等；以情志内伤为主要因素，病机发展以气郁为先，进而变生他证。

2. 西医诊断标准

参照《ICD－10精神与行为障碍分类》（世界卫生组织编，人民卫生出版社，1995年）。

（1）F32抑郁发作

①抑郁发作须持续至少2周。

②在患者既往生活中，不存在足以符合轻躁狂或躁狂标准的轻躁狂或躁狂症状。

③须除外的常见情况包括此种发作不是由于精神活性物质使用或任何器质性精神障碍所致。

（2）F32.0轻度抑郁发作

①符合 F32抑郁发作一般标准。

②至少具有下述3条症状中的2条。

抑郁心境，对个体而言肯定异常，存在于一天中大多数时间里，且几乎每天如此，基本不受环境影响，持续至少2周；对平日感兴趣的活动丧失兴趣或愉快感；精力不足或过度疲劳；

③附加下述症状，共计至少4项。

自信心丧失或自卑；无理由的过分自责或过分和不恰当的罪恶感；反复出现死的想法，或任何一种自杀行为；主诉或有证据表明存在思维或注意力降低，例如犹豫不决或者踌躇；精神运动型活动改变，表现为激越或迟滞（主观感受或客观证据均可）；任何类型的睡眠障碍；食欲改变（减少或增加），伴有相应的体重变化。

（3）F32.1中度抑郁发作

①符合 F32抑郁发作一般标准；

②至少具有 F32.0B中3个症状中的2条；

③.F32.0C中附加症状，共计至少6个症状。

（4）F32.2与 F32.3重度抑郁发作

①符合 F32抑郁发作一般标准；

②具有 F32.0B 3个症状中的3条；

③F32.0C中附加症状，共计至少8个症状。

（二）证候诊断

1. 肝经郁热，痰火扰心证

烦躁，失眠易惊，腹胸胁胀满，头晕耳鸣，头胀，口苦，咽有异物感，恶心，小便短赤，舌质红，舌苔黄腻，脉弦数或滑数。

2. 肝郁脾虚证

精神抑郁，胸胁胀满，多疑善虑，喜太息，纳呆，消瘦，稍事活动便觉倦怠，脘痞嗳气，大便时溏时干，或咽中不适，舌苔薄白，脉弦细或弦滑。

3. 肝郁气滞证

精神抑郁，胸胁作胀或脘痞，面色晦暗，嗳气频作，善太息，夜寐不安，月经不调，舌质淡，苔薄白，脉弦。

4. 心脾两虚证

善思多虑不解，胸闷心悸，神疲，健忘，面色萎黄，头晕，神疲倦怠，易自汗，纳谷不化，便溏，舌质淡苔白，脉细。

5. 肾虚肝郁证

情绪低落，烦躁兼兴趣索然，神思不聚，善忘，忧愁善感，胁肋胀痛，时有太息，腰酸背痛，性欲低下，脉沉细弱或沉弦。

二、治疗方法

（一）辨证论治

1. 肝经郁热，痰火扰心证

治法：疏肝解郁，化痰镇惊。

（1）推荐方药：柴胡加龙骨牡蛎汤加减。

柴胡15g　　　半夏10g　　　黄芩10g　　　人参15g

云苓30g　　　桂枝10g　　　大黄10g　　　生龙骨30g

牡蛎30g　　　炒麦芽30g　　炙甘草5g

水煎服，日1剂。

（2）针刺治疗

取穴：太冲期门内关膻中。

随证配穴：腹胀便秘加中脘、天枢，失眠加神门、三阴交。

操作：针用补泻兼施法，偏阳虚者加灸志室、命门，每日1次，每次留针30分钟，10次为1个疗程。

（3）五行音乐疗法

角调式乐曲的曲调亲切爽朗，有疏肝之功，可清热疏肝，祛湿解郁。每日治疗1次，每次30分钟，共治疗20次结束。

2. 肝郁脾虚证

治法：疏肝健脾，化痰散结。

（1）推荐方药：逍遥散合半夏厚朴汤。

柴胡10g	当归15g	白芍15g	紫苏叶10g
法半夏10g	厚朴10g	茯苓15g	生姜5g
炙甘草5g			

水煎服，日1剂。

（2）针刺治疗

取穴：期门、太冲、丰隆、脾俞、足三里、天突等。

随证配穴：胸胁痞闷者，加内关；腹胀、便溏者，加上巨虚、天枢。

操作：针用补泻兼施法，每日1次，每次留针30分钟，10次为1个疗程。

（3）五行音乐疗法

角调式乐曲具有疏肝之功，配合宫调式乐曲可入脾，以健脾气，助运化，两者合用以达到疏肝健脾，理气化痰之功。每日治疗1次，每次30分钟，共治疗20次结束。

3. 肝郁气滞证

治法：疏肝和胃，理气解郁。

（1）推荐方药：柴胡疏肝散加减。

柴胡10g	白芍15g	香附10g	枳壳10g
当归30g	陈皮10g	绿萼梅10g	百合15g
合欢花15g	徐长卿10g	佛手10g	川芎15g
甘草5g			

水煎服，日1剂。

（2）针刺治疗

取穴：百会、印堂、神门、内关、太冲、大陵、肝俞，太冲、期门等。

操作：针刺用泻法，肝俞平补平泻法，每日1次，每次留针30分钟，10次为1个疗程。

（3）五行音乐疗法

角调式乐曲构成了大地回春，万物萌生，生机盎然的旋律，曲调亲切爽朗，具有"木"之特性，可入肝疏肝；若患者有实证表现，亦可选用徵调而泄肝。每日治疗1次，每次30分钟，共治疗20次结束。

4. 心脾两虚证

治法：健脾养心，补益气血。

（1）推荐方药：归脾汤加减。

党参30g	茯苓15g	白术15g	黄芪30g
当归30g	远志15g	郁金10g	酸枣仁30g
木香10g	龙眼肉15g	大枣3g	甘草5g

水煎服，日1剂。

（2）针刺治疗

取穴：神门、心俞、脾俞、三阴交、足三里、中脘、章门等。

随证配穴：兼郁闷不舒者，加内关、太冲。

操作：针用补法，加灸心俞、脾俞、足三里，每日1次，每次留针30分钟，10次为1个疗程。

（3）五行音乐疗法

宫调式乐曲风格悠扬沉静，淳厚庄重，有如"土"般宽厚结实，可入脾以健脾养血；和（或）徵调式乐曲入心养心。每日治疗1次，每次30分钟，共治疗20次结束。

5.肾虚肝郁证

治法：益肾调气，解郁安神。

（1）推荐方药：颐脑解郁方加减。

五味子5g	郁金10g	合欢皮15g	北刺五加15g
柴胡10g	栀子10g	白芍15g	甘草5g

水煎服，日1剂。

辨证选择中成药：逍遥丸、逍遥颗粒、解郁丸、舒肝解郁胶囊、乌灵胶囊等。

（2）针刺治疗

取穴：太冲、期门、内关、膻中、关元、肾俞等。

随证配穴：偏阳虚者，加志室、命门以温肾助阳，引火归元；偏阴虚者，加三阴交、太溪以滋补肾阴，培精固本；腰膝痠软者，加腰阳关。

操作：针用补泻兼施法，偏阳虚者加灸志室、命门，每日1次，每次留针30分钟，10次为1个疗程。

（二）其他中医特色疗法

以下中医医疗技术适用于所有证型。

1.穴位刺激调控法

凡是由社会心理因素诱发的郁病（抑郁发作）均可采用穴位刺激调控法治疗。采用低频穴位刺激仪，刺激频率为40～50Hz，将导

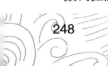

电黏胶贴片贴于双侧内关穴或劳宫穴，刺激强度的设定以患者能耐受的强度为宜。开始进行穴位刺激后，采用认知行为疗法，包括让患者回忆第一次患郁病时的经历，回忆重大的精神刺激或所经历生活事件，快速减轻患者因各种生活事件所带来的压力，改变患者由错误认知所带来的负面情绪，使郁病得以较快缓解。

2. 穴位贴敷

选穴：神阙、足三里（双侧）、中脘、天枢（双侧）。用药：肉桂、吴茱萸、当归、五味子、蜂蜜适量。

操作步骤：将各方药物打粉装瓶备用，使用时按0.5∶1∶1∶1比例混合，平铺切成1cm×1cm×2mm大小的药块，每次使用时取1小块粘于胶布，用干净棉签擦干净穴位皮肤表面，贴于穴位上。

3. 电针

百会与印堂、神庭与四神聪组成两组处方，交替使用。在针刺的穴位上接 G6805-1型电针治疗仪，输出波形为连续波，80～100次/分，强度以患者能耐受为宜，每次通电30分钟。每日1次，每周6次，3周为1个疗程。

4. 耳针

取穴：心、肝、脾、肾、内分泌、交感、神门等。

根据患者具体症状，将王不留行籽压于耳穴，用胶布固定，嘱患者定时按压，每日3次，每次3～5分钟；能疏通气血，安神定志。

5. 温灸

将艾条点燃靠近双侧足三里，以温热为度；能温补脾胃，温通经络，可配合多功能艾灸仪治疗。

6. 理疗

患者情绪紧张可使用脑波治疗仪进行辅助治疗，从而使患者缓解压力，消除紧张，减轻焦虑和抑郁情绪，消除疲劳，以提高患者的思维能力及社会适应能力。

7. 可配合经络导平治疗仪进行治疗

8. 静坐疗法

焦虑症状较明显、杂念较多者可采用静坐疗法治疗。

9. 中医系统心理疗法

存在错误的认知、童年经历心理创伤者可采用中医系统心理疗法。

10.饮食疗法

肝郁气滞证宜选用疏肝理气和中之品，如鸡蛋、橘皮、绿茶等；肝郁脾虚证宜选用疏肝解郁、健脾和胃之品，如术芍猪肚汤；心脾两虚证宜选用食滋阴养血、安神宁心之品，如百合、龙眼肉等；肾虚肝郁证宜选用滋肾益脾、通络解郁之品，如杜仲黄精烧猪腰；肝经郁热，痰火扰心证宜选用疏肝解郁、镇静安神之品，如陈皮、酸枣仁、百合。

11. 足药浴

予以当归、牛膝、桂枝、酸枣仁、夜交藤、川芎、菖蒲、郁金、葛根等煎药泡脚，每天1次，10天为1个疗程。

（三）西医治疗

1. 基础治疗

符合郁病（抑郁发作）中、重度者，可根据《抑郁障碍防治指南》（中华医学会主编，2015年）的规范，在使用中药的同时，应用5-HT再摄取抑制剂，或5-HT及NE再摄取抑制剂，或NaSSAs类，或三环类抗抑郁药等药物治疗。

2. 无抽搐电休克（MECT）治疗 对中药、西药治疗效果均欠佳、出现自杀或自伤行为者，可采用电抽搐（MECT）治疗。

（四）护理调摄要点

1. 常规护理

仔细观察患者的表情及行为。

2. 心理护理

鼓励患者倾诉内心的苦闷与烦恼，通过宣泄排除不良情绪的困扰。

第十三节　不寐（失眠症）诊疗方案

一、诊断

（一）疾病诊断

1. 中医诊断标准

参照中华中医药学会发布的《内科常见病诊疗指南中医病证部分》（中国中医药出版社，2008年），症见入睡困难，或睡而易醒，醒后不能再睡，重则彻夜难眠，连续4周以上；常伴有多梦、心烦、头昏、头痛、心悸健忘、神疲乏力等症状；无妨碍睡眠的其他器质性病变和诱因。

2. 西医诊断标准

参照《ICD-10精神与行为障碍分类》（人民卫生出版社，1993年）。

主诉是入睡困难，或是难以维持睡眠，或是睡眠质量差。

（1）这种睡眠紊乱每周至少发生3次并持续1个月以上。

（2）日夜专注于失眠，过分担心失眠的后果。

（3）睡眠质或（和）量的不满引起了明显的苦恼或影响了社会及职业功能。

（二）证候诊断

1. 肝郁气滞，心神不安

心烦失眠，噩梦，躁扰不宁，胸胁胀满，易惊恐，咽喉有异物感，小便短赤，舌质红，苔黄，脉弦数。

2. 肝郁化火

突发失眠，性情急躁易怒，不易入睡或睡后多梦惊醒，胸胁胀满，善太息，口苦咽干，头晕头胀，目赤耳鸣，溲赤便秘，舌红，苔黄，脉弦数。

3. 痰热扰心

失眠时作噩梦纷纭，易惊易醒，头目昏沉，脘腹痞闷，口苦心烦，口黏多痰，舌质红，苔黄腻，脉滑数。

4. 瘀血内阻

失眠日久，躁扰不宁，夜多惊梦，夜不能睡，夜寐不安，面色暗或色斑，胸痛、头痛日久不愈，痛如针刺而有定处，口唇紫暗，舌质暗红、有瘀点，脉涩或弦紧。

5. 心脾两虚

不易入睡，睡而不实，多眠易醒，醒后难以入睡，心悸健忘，神疲乏力，四肢倦怠，纳谷不香，面色萎黄，口淡无味，腹胀便溏，舌淡苔白，脉细弱。

6. 心肾不交

夜难入寐，心中烦乱，头晕耳鸣，潮热盗汗，男子梦遗阳痿，女子月经不调，健忘，口舌生疮，大便干结，舌尖红，少苔，脉细。

7. 阴虚火旺

心烦失眠，入睡困难，手足心热，盗汗，口渴咽干，或口舌生疮，舌红，少苔，脉细数。

8. 肾虚血瘀

失眠日久，伴有健忘，头痛，头晕，耳鸣，腰膝酸软，小便频数，舌质暗，苔白，脉沉细。

9. 心胆气虚证

心悸胆怯，不易入睡，寐后易惊，遇事善惊，气短倦怠，自汗乏力，舌质淡，苔白，脉弦细。

10. 阳气不足，虚寒内扰

经常彻夜难以入寐或多梦易醒，健忘，头晕头昏，耳鸣，神疲乏力，心悸怔忡，精神萎靡，下肢发凉，便稀或结，小便清长，舌胖大边有齿痕、苔薄白或白厚，脉沉弱虚数无力。

二、治疗方法

（一）辨证论治

1. 肝郁气滞，心神不宁

治法：疏肝理气，镇静安神。

方药：柴胡加龙骨牡蛎汤加减。

柴胡15g	半夏10g	黄芩10g	人参10g
茯苓30g	桂枝10g	大黄10g	龙骨30g
牡蛎30g	珍珠母30g	厚朴15g	枳壳10g

水煎服，日1剂。

2. 肝郁化火

治法：疏肝泻火。

方药：丹栀逍遥散加减。

丹皮10g	栀子15g	当归10g	柴胡10g
白芍10g	茯苓15g	炙甘草5g	龙骨30g
牡蛎30g等			

水煎服，日1剂。

253

3. 痰热扰心

治法：清热化痰。

方药：黄连温胆汤加减。

黄连10g	陈皮10g	半夏10g	枳实10g
竹茹10g	茯苓15g	远志10g	栀子10g

水煎服，日1剂。

中成药：牛黄清心丸1丸日两次。

4. 瘀血内阻

治法：活血化瘀。

方药：血府逐瘀汤加减。

当归15g	生地10g	桃仁10g	红花10g
川芎10g	柴胡10g	桔梗10g	牛膝10g
枳实10g	牛膝15g	丹皮10g	香附10g

水煎服，日1剂。

中成药：血府逐瘀口服液1支，日两次。

5. 心脾两虚

治法：补益心脾。

方药：归脾汤加减。

人参15g	白术15g	黄芪30g	当归10g
茯苓30g	木香10g	远志10g	龙眼肉15g
酸枣仁30g	合欢皮30g	甘草5g	

水煎服，日1剂。

中成药：归脾丸或人参归脾丸1丸日两次。

6. 心肾不交

治法：交通心肾。

方药：六味地黄丸合交泰丸加减。

黄连10g	肉桂6g	生地10g	熟地15g

山萸肉15g　　山药15g　　　茯苓15g　　　泽泻10g

丹皮10g

水煎服，日1剂。

中成药：六味地黄丸1丸日两次。

7. 阴虚火旺

治法：滋阴降火。

方药：黄连阿胶汤加减。

黄连10g　　　黄芩10g　　　生地15g　　　白芍20g

阿胶15g（烊化）　　　　鸡子黄1枚

水煎服，日1剂。

中成药：朱砂安神丸1丸，日两次；知柏地黄丸1丸，日两次。

8. 肾虚血瘀

治法：补肾活血安神。

方药：五子饮加减。

枸杞子20g　　菟丝子30g　　女贞子20g　　桑椹子30g

五味子10g　　酸枣仁30g　　首乌20g　　　龙骨30g

牡蛎30g　　　黄精15g　　　熟地15g　　　当归10g

川芎10g　　　赤芍10g　　　牛膝15g

水煎服，日1剂。

9. 心胆气虚证

治法：益气镇惊。

方药：安神定志丸合酸枣仁汤加减。

人参10g　　　龙齿30g　　　茯神15g　　　石菖蒲10g

远志10g　　　川芎10g　　　合欢皮30g　　知母10g

夜交藤30g　　酸枣仁30g

水煎服，日1剂。

10. 阳气不足，虚寒内扰

治法：益阳和阴，安神定志。

方药：桂枝甘草龙骨牡蛎汤加减。

桂枝20g	炙甘草10g	生龙骨30g（先煎）
白芍15g	黄芪30g	生牡蛎30g（先煎）
炒白术15g	制半夏20g	茯苓20g 陈皮10g
炒枣仁20g	夜交藤30g	郁金10g

水煎服，日1剂。

（二）针灸疗法

1. 体针

主穴：神门、内关、百会、四神聪。肝郁化火者，加太冲、行间、风池；痰热扰心者加太冲、丰隆；瘀血内阻者加肝俞、膈俞、血海；心脾两虚者加心俞、脾俞、三阴交；心肾不交加太溪、心俞、肾俞，阴虚火旺加太溪、太冲。

操作：平补平泻法。

2. 耳穴疗法

取穴：神门、心、脾、肾、皮质下，配穴交感、内分泌，随症加减。

操作：先用耳穴探测棒在耳穴上寻找阳性点，用75%乙醇消毒，耳廓后，将粘有王不留行籽的胶布对准选定的穴位贴紧并加压，使患者有酸麻胀痛或发热感，嘱患者每日按压2～3次，每穴每次30秒，上述治疗隔日进行1次，两耳交替。或选耳穴埋针法，对于不能耐受长期针灸者，采取耳穴埋针法，辨证取穴后采用图钉形揿针进行耳穴压埋，以患者局部有胀痛或有麻热感为好每次埋针2天，埋针期间嘱患者每天按压3次以上，每次按压10～20下，7次为1个疗程。

3. 其他疗法

可选用滚针疗法、热敏灸疗法、穴位埋线、浅针疗法等进行治疗。

①滚针疗法

滚针刺激背足太阳经脉循行的一、二线及督脉。背部足太阳膀胱经第一线从肺俞至肾俞，由上而下；第二线从大杼至志室，由上而下；督脉从命门至大椎，由下而上。偏实证型治疗开始时即可用力稍重，偏虚证型开始时可用力稍轻；滚动15～20分钟。注意事项：伴有恶性、消耗性疾病，背部治疗部位皮肤溃疡或疮疡患者不适用。

②热敏灸疗法：热敏穴位以头面部、腰背部及小腿内侧为高发区，多出现在百会、至阳、心俞、脾俞、胆俞、三阴交等区域。每次选取上述2～3组穴位。每次治疗以灸至感传消失为度，每天1～2次。10次为1个疗程。疗程间休息2～5天，共2～3个疗程。

③穴位埋线：取心俞、内关、神门、足三里、三阴交、肝俞、脾俞、肾俞、安眠穴。每次取3～5个穴位，将"00"号羊肠线1.5cm装入9号一次性埋线针中，按基本操作方法埋入选定穴位中。半月埋线1次，一月1个疗程。

④浅针疗法：取印堂、太渊（双侧）、太溪（双侧）、大陵（双侧），采用补法。若兼有外感或胃肠紊乱者，加合谷（双侧）、足三里（双侧），采用泻法；兼喘咳，加期门（双侧）、足三里（双侧）、列缺（双侧），采用补法；兼虚烦，惊悸者，加气海、三阴交（双侧），采用补法；兼胁痛、易怒，加章门（双侧）、气冲（双侧），采用泻法。每日1次，10次为1个疗程，疗程间隔1周。

（三）穴位贴敷

吴茱萸6g，黄连2g研末，用陈醋调成膏状，贴敷于足心涌泉穴上包扎固定，每晚1次，晨起取下。

（四）足浴

黄连10g、肉桂3g、丹参10g加水煎取1000ml，40℃泡脚，或市上销售的足浴粉泡脚，每次15～30分钟，每晚1次，10次为1个疗程。

（五）推拿疗法

头部推拿：用双手拇指桡侧缘交替推印堂至神庭30次；用双手拇指螺纹面分推攒竹至太阳穴30次；用拇指螺纹面按摩百会、角孙、四神聪各30～50次；用拇指螺纹面按太阳穴前后各转15次；轻轻拿捏风池10次；由前向后用五指拿头顶，至后头改为三指拿，顺势从上向下拿捏项肌3～5次，用双手大鱼际从前额正中线抹向两侧，在太阳穴处按揉3～5次，再推向耳后并顺势向下颈部，做3遍。

（六）认知疗法

用认知理论改变患者对失眠认识的偏差，指出这种不正确的、不良的认知方式，分析其不现实和不合逻辑的方面，采用较现实的或较强适应能力的认知方式取而代之，以消除或纠正其适应不良的情绪和行为。如对睡眠的认识和期望、对做梦的认识、对症状与失眠关系的认识等。

（七）行为疗法

1. 刺激控制法

仅在有睡意时上床，上床后（15～20分钟）仍然睡不着，应下床做一些轻松的活动，直到有睡意时再上床。除了睡觉不要把床作为他用外，无论夜间睡眠多久，每天早晨均要按时起床。

2. 睡眠限制法

减少或限制无效睡眠。按照患者每晚的实际睡眠时间规定卧床时间，如果每天晚上睡眠时间为4个小时，那规定卧床时间4.5～5

个小时，以提高睡眠的效率；如果连续5天的睡眠效率均达到90%，可将卧床时间增加15分钟。

3. 反意向控制法

适合入睡困难的患者，目的是消除可能影响入睡的操纵性焦虑。上床后，努力保持觉醒而不睡去，可以关掉卧室的灯，并尽可能地睁开眼睛，不做任何影响睡眠的事情，例如听音乐，看电视或报纸。

（八）导引疗法

1. 三线放松法

第一条线：由头顶百会穴→面部→前颈部→胸部→腹部→两大腿前面→两小腿前面→两脚的脚背和脚趾放松。

第二条线：头顶百会穴→后枕部→后颈部→背部→腰部→臀部→两大腿后面→两小腿后面→两脚跟及脚心涌泉穴。

第三条线：头顶百会穴→两侧颞部→两侧颈部→两肩→两上臂→两前臂→两手，然后意守两手心劳宫穴片刻，再重复做。

2. 分段放松法

头部放松→颈部放松→肩与上肢放松→胸背放松→腹腰放松→大腿放松→小腿放松→足放松。一般反复做3～5遍即可。

3. 局部加强放松法

在整体放松后，通过意念的调节有侧重地放松身体的某一局部。例如过于紧张、疼痛的部位或某一穴位，可在此局部或穴位加强放松数分钟，乃至半个小时。

4. 默念词句放松法

即通过默念词句帮助放松。通过默念良好的词句，不但可以帮助排除杂念，放松入静，而且这些词句对大脑皮质还是一种良性刺激，通过第二信号系统，对患者能起很好的心理治疗作用。默念的词句可根据具体情况有针对性地选择，如有高血压或兴奋占优势的神经官能症患者，易焦虑紧张，可以默念"松、静"或"松静好"等。默念词句一般与呼吸配合，如吸气时默念"静"，呼气时默念"松"，同时随意念向下放松。

（九）音乐疗法

失眠患者可以应选择我国传统的乐曲、古典音乐和轻音乐为主。听音乐的时间不宜太长，一般在30～60分钟以内，可选用一组在情调、节奏、旋律等方面和谐的多支乐曲或歌曲。音量不宜过大，应在70～45分贝。每日睡前1次，每次治疗30～60分钟。

（十）中医心理疗法

低阻抗意念导入疗法（TIP技术）。低阻抗状态的诱导过程即在一个安静的环境中，让患者躺在一个舒适的床上，或者坐在椅子上，通过听音乐、放松诱导的语言或者针灸、按摩、点穴等任何一种患者可以接受的治疗手段使患者进入一种放松的状态等。

1. 睡眠刺激适应技术

"睡眠刺激适应技术"产生的基本观点是患者在复杂的心理病理条件下，各种情绪反应使患者对外界的刺激如光线、声音、温度、湿度等外在的睡眠条件刺激过于敏感，对睡眠环境的适应能力降低，从而诱发失眠。因此，在某种状态下，增强其对睡眠环境的适应能力，便成为这种技术追求的目标，主要操作要点如下。

（1）睡眠刺激适应诱导语："你已经进入了低阻抗状态，在这种状态中，外面的声音刺激慢慢地离你越来越远，你感到越来越放松，越来越安静，周围的各种干扰慢慢地离你飘然而去"等。

（2）"刺激–惊醒–安静–再入睡"诱导过程：在一般的睡眠状态下，一个较重的声音刺激很快会使其清醒，破坏其睡眠状态，并且难以恢复睡眠状态，对于失眠症患者，这种刺激效应尤为明显。但在低阻抗状态下，这种情况则很容易改变。可以在低阻抗状态中设计一个"刺激–惊醒–安静–再入睡"诱导过程，并且反复进行，最终使失眠患者完全适应睡眠过程中的环境刺激，降低了对睡眠条件的主观要求，增强了睡眠适应能力，改善了各种失眠症状。这个过程有以下程序。

预备程序：在低阻抗状态中进入上述第一个程序，即给予"睡眠环境适应"的"诱导语"，让患者早有准备。这个程序可以进行2～3次。

刺激程序：即在患者进入低阻抗状态甚至入睡状态后，然后出其不意地在其耳边或身边给予一个巨大的声音刺激，这种刺激既可以由重到轻，也可以由轻到重，关键看患者的承受能力与治疗者的控制能力。

惊醒程序：患者在突如其来的巨大刺激中突然"惊醒"，表现为眼睛突然睁开，甚至出现全身"惊动"状态，部分完全进入清醒状态。

安静程序：在患者清醒时，医生站在患者身边，用手掌盖在患者眼睛上方约10cm的地方，给患者以绝对的安全感，并迅速给予新的诱导，如很好，你现在处在很安全的状态，请你轻轻地合上眼睛，你很快会再一次放松下来，保持原来的低阻抗状态，而且进入更深的入静状态，你很快就会睡下去的。

再入睡程序：在上述基础上再一次进行诱导，你是安全的，你很快又再一次入睡了，而且睡得越来越沉，无论什么干扰都不会影响你的睡眠了。

以上是一个完整的"刺激–惊醒–安静–再入睡"诱导过程，这个过程也可以在一次完整的治疗过程中反复进行多次。

2. 情绪–睡眠剥离技术

失眠虽与人的情绪密切相关，但不等于情绪一定会影响睡眠，即大多数人一般的情绪如思虑、兴奋或烦恼并不会影响睡眠。虽然在以前的事件发生过程中，当时的思虑、兴奋或焦虑烦恼曾经给你带来了失眠的症状，但那些事件毕竟已经过去，不会再影响到你现在的睡眠。即使你在白天遇到了各种烦恼的事件，有着各种不良的情绪，那也是正常的。只要你在睡眠前能够做到"先睡心，后睡眼"，理性排除各种情绪的干扰，使其"非理性"地断然认为失眠与情绪关系并不相关，这样对改善睡眠更为有益。情绪-睡眠剥离技术既可以作为认知疗法通过对话的形式进行，但如果在低阻抗状态下进行导入性治疗的效果更好。

3. 睡眠信心增强技术

当患者被诱导进入入静状态过程中，或进入入静状态以后，进行诱导：其实你的神经系统的功能是完全正常的，你看，现在你又很快进入了放松、安静和宁静的状态，说明你完全有能力排除一切烦恼的事物，安心睡眠的。

在上述"睡眠环境适应技术"的各种程序应用之后进行诱导：既然在睡眠过程中，如此巨大的刺激对你而言，你都能够很快入睡，你的神经系统功能已经完全恢复正常了，你完全可以"先睡心，后睡眼"；你倒上床以后，会很快进入现在这种状态，很快会轻松睡眠的，以增强其睡眠信心。

在低阻抗状态中，针对那些入静比较好甚至在入静中完全睡眠的患者，可以在诱导入静过程中或结束"收功"前进一步诱导："很好，你能在这样的环境中入静甚至入睡，你的神经系统功能已经完全恢复正常了，你以后在家中自己的床上入睡时会睡得更好，下一次的治疗会在今天的治疗效果上增加更好的治疗效果"等，以增强其睡眠信心。

三、西药治疗

1. 苯二氮䓬类

短效：佐匹克隆，睡前服1片，起效快，适合入睡困难者；

中效：阿普唑仑0.4～0.8mg睡前服，有一定改善情绪的作用，适合失眠伴有轻度焦虑患者；

长效：氯硝西泮1～2mg，每晚1次，镇静抗癫痫抗惊厥作用，适合失眠较重患者。

2. 抗抑郁焦虑药物

长期失眠患者伴有不同程度的抑郁、焦虑，可酌情应用抗抑郁药，如多虑平、帕罗西丁等。

3. 免疫三氧自体血回输疗法：

调节长期失眠患者的免疫紊乱状态，改善长期失眠患者的耳鸣、周身酸楚无力、精神萎靡等不良躯体化症状，从而达到改善睡眠的目的。

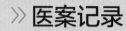
第六批全国老中医药专家学术经验
继承医案记录（跟师□　独立☑）

患者姓名： 李某　　**性　别：** 女

出生日期： 1969年6月

就诊日期： 2018年1月8日初诊

发病节气： 冬至

主　　诉： 头晕1年余

现 病 史： 1年来因情志不节，忧思恼怒后出现头晕头胀，视物昏花，活动后头晕加重，曾口服"谷维素、阿司匹林、镇脑宁"等药物效果不明显，并伴有腰痛、足麻、耳鸣、双目干涩、迎风流泪；纳差，眠少，大小便尚可；舌红少苔，脉沉紧。

既 往 史： 既往有"高血压病"病史6年，间断服药"尼莫地平"降压，平素血压控制不详。

过 敏 史： 否认有药物及食物过敏史。

体格检查： 血压150/80mmHg，四肢肌力、肌张力正常，无病理反射。

辅助检查： 颅脑 MRI示多发性髓质脱髓鞘。心电图示窦性心律，正常心电图。血脂血糖正常。

中医诊断：眩晕病

证候诊断：阴虚阳亢，痰瘀阻窍证

西医诊断：脑动脉供血不足

治　　法：滋阴潜阳，活血化痰

处　　方：

枸杞子15g	菊花10g	熟地20g	山芋肉12g
山药12g	云苓9g	丹皮10g	泽泻10g
葛根30g	菖蒲10g	郁金10g	川芎15g
当归20g	全蝎10g		

5剂，水煎服，日1剂。

2018年1月13日复诊：患者头晕、腰痛症状减轻，仍头胀、动则汗出，耳鸣，肢麻，迎风流泪，纳眠仍欠佳，舌红，苔少，脉弦细。

原方加鸡血藤30g、知母10g、菊花10g、薄荷12g、炒麦芽30g、天冬30g；原方减全蝎10g。

继服5剂，水煎服，日1剂。

2018年1月18日复诊：诸症减轻，仍轻度耳鸣，汗出，舌红，苔少，脉细。

原方加黄精20g，蝉蜕30g，通草10g，原方减郁金10g。

继服7剂，水煎服，日1剂。

2018.1.25复诊：耳鸣汗出减轻，饮食可，舌红，苔薄白，脉细。

原方未做改动，继续服用7剂，并嘱口服草药结束后再口服杞菊地黄丸1个月以善后。

【按语】

眩晕证多以内伤为主，有虚实之分、"上盛下虚"之说。上盛者为痰涎风火所致，是标实之证；下虚者是气血阴阳虚损，为本虚之因。其病变脏腑以肝、脾、肾为主，三脏之中又以肝、肾为首要。肝为风木之脏，体阴用阳，主动易升。有"诸风掉眩，皆属于肝"之说。可因抑郁恼怒太过伤肝，气郁化火劫伤肝阴，使阴不潜阳，风阳上扰头目以致眩晕；或因肾精不足，脑髓空虚，"髓海不足，则脑转耳鸣，胫酸眩冒"（《灵枢·海论》）；且"肝肾同源"，精血互生，若阴精亏损，不能养肝涵木，阴不维阳，阳亢上扰，动则生风，而发眩晕。故治疗方面，应滋阴潜阳，活血化痰，基本方以杞菊地黄汤加减。耳鸣、汗出等症状随证加减而取得临床疗效。

第六批全国老中医药专家学术经验继承医案记录（跟师□　独立☑）

患者姓名： 林某　　**性　别：** 男

出生日期： 1973年11月

就诊日期： 2018年1月12日初诊、复诊

发病节气： 冬至

主　　诉： 头阵发性胀痛半年。

现 病 史： 半年前无明显诱因出现阵发性头痛发作，头痛部位不定，以颠顶部为著，头痛时自觉头部发热感，唇干但不喜饮，平素喜欢偏凉食物，胃脘部无不适感；纳尚可，眠差，舌体大，舌质暗，舌白腻，脉弦。

既往体健，否认有近期外感病史。

过 敏 史： 否认有药物及食物过敏史。

体格检查： 血压130/80mmHg，颈软，四肢肌力、肌张力正常。

辅助检查： 颅脑 CT 示未见异常（3月前查于山口镇卫生院）。

中医诊断： 头痛病

证候诊断： 肝郁化热，风火上扰证

西医诊断： 紧张性头痛

治　　法： 清肝泻热、疏风止痛

处　　方：

生决明30g	黄芩15g	栀子12g	龙胆草10g
白蒺藜20g	川芎15g	荆芥10g	防风10g
蔓荆子10g	细辛3g	白芷10g	薄荷10g
菊花10g	当归15g	葛根30g	地龙12g
僵蚕12g			

5剂，水煎服，日1剂。

2018年1月17日复诊： 患者头痛减轻，仍头部烘热感，睡眠仍欠佳，舌红，苔白腻，脉弦数。

原方加煅龙骨30g、煅牡蛎30g、牛膝10g、石膏12g、蜈蚣2条，原方减细辛3g、白芷10g、葛根30g。继服5剂，水煎服，日1剂。

2018年1月22日复诊： 诸症减轻，自觉夜间睡眠较前大有好转，舌红，苔白，脉细。

原方继服5剂以巩固疗效。

【按语】

紧张性头痛是比偏头痛更为多见的一种常见病，起病多在 30 岁前后，临床表现多为钝痛、胀痛、压迫麻木或束带样紧箍感，涉及双颞侧、枕、额、顶或全头部；呈轻中度发作性或持续性，不因体力活动而加重，病程数小时、数日至数年不等；疼痛部位肌肉可有触痛或压痛，有时出现头发牵拉性痛，头颈、肩背部肌肉有僵硬感，转颈时尤为明显。多数患者伴有焦虑、抑郁、失眠等症状。

紧张性头痛一般属于内伤头痛范畴。内伤之原因颇多，但精神紧张，劳神过度，失眠不足，或劳作、坐卧姿势不当，损伤筋脉、肌肉，等是临床常见病因。故紧张型头痛发病与心神过劳、形劳不当关系最为密切。其病位在心、肝，损在气血筋脉。紧张性头痛虽虚实皆有，但以"实"为主，以"郁"为核心，临证应重视形神兼病的病机特点；"肝为万病之贼"，紧张性头痛发病与肝经郁火上扰有着密切的关系，故临证中要加疏风止痛药物。病久多夹痰夹瘀，"头为诸阳之首"、颠顶系至高之处，为风所扰，加虫类剔风之品，直达病所，取得较为满意的临床疗效。

第六批全国老中医药专家学术经验继承医案记录（跟师☐ 独立☑）

患者姓名： 孟某 **性 别：** 女

出生日期： 1956年2月

就诊日期： 2018年2月6日初诊

发病节气： 立春

主 诉： 面部不自主抽动3个月。

现 病 史： 半年前受凉后出现口眼歪斜，就诊于当地医院，诊断为"面瘫病"，予以相应药物治疗，患者口眼歪斜等症状好转，但出现面部不自主抽动，多方求治不见缓解，心烦失眠，口干口渴，五心烦热；纳尚可，眠差，大便干，小便可，舌质红，苔白，脉弦。

既 往 史： 有"2型糖尿病病史"10年余，目前应用胰岛素控制血糖，血糖控制良好。

过 敏 史： 否认有药物及食物过敏史。

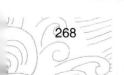

体格检查：血压130/80mmHg，四肢肌力、肌张力正常，双侧面部针刺觉对称。

辅助检查：颅脑MRI示基底节多发点样缺血灶（1个月前于泰安市中心医院）。

中医诊断：风病

证候诊断：阴虚风动证

西医诊断：面肌痉挛

治　　法：养阴柔肝，熄风止痉

处　　方：

白芍30g	炙甘草15g	当归15g	枸杞子15g
旱莲草20g	天麻15g	牛膝12g	阿胶9g（烊化）
酸枣仁30g	玄参15g		

7剂，水煎服，日1剂。

2018年2月13日复诊：患者面部抽动减轻，仍口干口渴，腰膝酸软，大便干。

原方加生地10g、麦冬30g、天冬30g。

继服7剂，水煎服，日1剂。

2018年2月20日复诊：患者面部抽动明显减轻，口干口渴减轻，大便恢复正常。

效不更方，原方继服10剂善后。

【按语】

面肌痉挛中医无此病名，属于《内经》所说的"微风"。《素问·调经论》曰"肌肉蠕动，命曰微风。"《圣济总录·肌肉瞤动》也有类似论述："论曰肌肉瞤动，命曰微风。盖邪搏分肉，卫气不通，阳气内鼓，故肌肉瞤动。然风之入脉，善行数变，亦为口眼瞤动偏㖞斜之病也"。

其病机主要是由于素体阴亏或体弱气虚引起阴虚、血少、筋脉失养或风寒上扰于面部而致，病位在面部阳经，与肝、脾、肾、胆、胃、脏腑相关；病性或虚或实。

此患者"心烦失眠，口干口渴，五心烦热"为一派阴虚火旺之象。阴虚原因大致考虑以下两点，一为病久加之外感之邪郁而化热，耗伤气血；二为他医乱投清热泻火之中药而耗伤气血阴液。

肝藏血，主筋。肝血不足，虚风内动，筋脉失养，故见面部肌肉抽动。治疗总以养肝熄风止痉为主，予以经方芍药甘草汤加减以养阴柔肝，熄风止痉。方药配伍：芍药与甘草属于相使配伍，甘草助芍药补血化气，芍药助甘草益气生血；芍药之酸，甘草之甘，酸甘化阴，柔筋缓急。

第六批全国老中医药专家学术经验继承医案记录（跟师□　独立☑）

患者姓名： 刘某　　**性　别：** 女

出生日期： 1949年11月

就诊日期： 2018年2月10日初诊

发病节气： 立春

主　　诉： 言语不清，饮水呛咳3个月。

现 病 史： 患者3个月前无明显诱因出现饮水呛咳，吞咽障碍，就诊于当地医院，行颅脑 MRI检查诊断为脑梗死，给予静脉滴注及口服药物治疗，患者病情好转后出院。出院后自觉症状无缓解，为求进一步诊治来我院门诊就诊，现症见饮水呛咳，吞咽困难，乏力体倦，腰膝酸软，动则汗出，精神倦怠，纳差，睡眠尚安，小便可，大便稍干，舌质红，苔薄白，脉沉细。

既 往 史： 有"高血压病"20年余，目前服用"苯磺酸氨氯地平"控制血压，血压控制在130/80mmHg左右。

过 敏 史：否认有药物及食物过敏史。

体格检查：血压130/80mmHg，咽反射弱，四肢肌张力正常，双上肢肌5级，双下肢肌力5-级。

辅助检查：颅脑MRI示脑干梗死（3个月前于泰医附院）。

中医诊断：中风病中经络

证候诊断：肾虚血瘀痰阻证

西医诊断：脑梗死

治 法：补肾活血化痰

处 方：

制首乌20g	山萸肉15g	山药15g	麦冬15g
石斛10g	五味子5g	肉苁蓉15g	茯苓20g
石菖蒲10g	郁金10g	葛根30g	当归30g
川芎30g	全蝎10g	天麻10g	蝉蜕30g
白芥子10g	僵蚕15g		

10剂，水煎服，日1剂。

2018年2月20日复诊：患者饮水呛咳减轻，仍腰膝酸软，周身无力，动则汗出。

原方加黄芪30g，继服10剂，水煎服，日1剂。

2018年3月8日复诊：患者诸症减轻，仍自诉轻度乏力感。

效不更方，原方黄芪加至45g以加强益气治疗之力，继服10剂善后。

【按语】

中医学无"卒中后吞咽障碍"病名，根据其主要临床表现应属"中风"范畴，与"喑痱"相类似。多数医家认为卒中后吞咽障碍的主要病机与中风病的病机一致，以肾虚为本。

中风病多发于年迈之人。老年人精血渐衰，脏腑功能日趋衰弱，无力推动血行，血行迟缓，聚而为瘀，阻于脉络；或因阴虚阳亢，气血逆乱，上冲于脑，脑络受损，血溢于外，离经之血便为瘀血，瘀血阻窍，发为卒中。其症在咽，病位在脑，其本在肾。病机为肾阴亏虚、痰瘀阻窍。肾阴亏虚致风、火、痰、瘀阻滞经络，上扰神明，阻闭咽关舌窍。病性属本虚标实，以肾阴亏虚为本，瘀血与痰涎互结为标。故当标本兼治，不可偏执，治以补肾养阴、活血化痰、通利咽喉。补肾养阴不仅可以调整脏腑功能状态，还可使气旺血和、血脉通畅、瘀去新生、气化复常、痰浊得消、清窍复聪。补肾可使脑髓得充，从而气旺血生，加强活血化瘀之功；补肾还可进一步增强气化功能，使痰阻得化。在具体应用时应遵张介宾所言："善补阳者，必于阴中求阳，则阳得阴助而生化无穷；善补阴者，必于阳中求阴，则阴得阳生而泉源不竭"。津血同源，痰瘀同病，活血化瘀有利于化痰，痰浊得化易使瘀祛络通，从而肾络通畅，不仅有利于脑髓的培补，也有利于肢体功能的恢复。

肾虚痰瘀内生。肾气亏虚，元气不足，五脏六腑气化乏源，则气虚无力行血而致瘀，正如《医林改错》云："元气既虚，必不能达于血管，血管无气，必停留而瘀"。肾精又能化血，若肾精不足，则精不能化血而血少，血脉不充，血行迟缓亦可致瘀。《景岳全书·胁肋》亦有论述："凡人之气血，犹源泉也，盛则流畅，少则淤滞，故气血不虚则不滞，虚则无有不滞者。"

肾为水脏，主气化，肾虚则气化失职，聚湿生痰。《医贯》云："要之痰从何来？痰者水也，其源发于肾"。加之年高脾失健运，也易聚湿为痰，痰浊一旦生成，或留着一处，或伴随血行，均可阻滞脑脉，损络溢血。少阴之脉循喉咙，挟舌本，肾虚则精气不能上承，则咽喉失于濡养，加之痰浊上犯，堵塞窍道，从而出现吞咽困难、言语不利。

肾虚血瘀痰阻是卒中后吞咽障碍发病的重要病机。肾亏虚为本，血瘀痰阻为标，补肾活血化痰是治疗卒中后吞咽障碍的重要治法。

第六批全国老中医药专家学术经验继承医案记录（跟师□　独立☑）

患者姓名：彭某　　**性　别**：男

出生日期：1946年9月

就诊日期：2018年3月7日初诊

发病节气：惊蛰

主　　诉：进行性反应迟钝记忆力下降3年。

现 病 史：患者3年前无明显诱因出现反应迟钝，记忆力下降，表情淡漠，行动迟缓。遂就诊于当地医院，行颅脑相应检查诊断为脑梗死，予以相应治疗，病情稳定后出院。出院后坚持服用"阿司匹林、胞磷胆碱"等药物，患者症状仍呈波动性加重。曾多方就诊，效果欠佳，故来诊。现症见反应迟钝，表情淡漠，记忆力减退，言语含混，词不达意，行走拖曳，乏力体倦，腰膝酸软，纳差，眠差，小便频数，大便干，舌质红，苔薄白，脉沉细。

既 往 史：有"冠心病"病史20年余，目前应用"单硝酸异山梨酯、阿司匹林、辛伐他汀"等药物治疗。

过敏史：否认有药物及食物过敏史。

体格检查：血压150/80mmHg，言语含混，表情淡漠，查体欠配合，定向力尚可，理解力计算力差，四肢肌张力稍高，四肢肌力5级，双巴宾斯基征阳性。

辅助检查：颅脑 MRI 示多发性缺血梗死灶。

中医诊断：呆证

证候诊断：肾精亏虚，痰瘀阻窍证

西医诊断：血管性痴呆

治　　法：补肾填精，化痰活血

处　　方：

熟地20g	山茱萸15g	山药15g	茯苓30g
石斛10g	麦冬10g	五味子5g	肉苁蓉15g
菖蒲10g	远志10g	当归30g	川芎30g
巴戟天15g	灵芝30g	三七10g	赤芍20g
龟板胶15g	丹参20g	益智仁20g	肉桂9g

15剂，水煎服，日1剂。

2018年3月22日复诊：患者反应迟钝好转，言语较前清楚，自诉口干，轻度头胀，舌质红，苔薄白而干，脉沉细。

原方加天冬30g、灵芝加至45g以加强益气养阴之力。

继服15剂，水煎服，日1剂。

2018年4月8日复诊：患者诸症减轻，自觉烦躁，口中黏腻。舌质红，苔黄腻，脉滑。

原方加胆南星10g，竹茹15g以清热化痰开窍，嘱原方制膏方以调理善后。

【按语】

呆证多由脑减髓消或痰瘀痹阻脑络，神机失用而引起，以影响生活和社交能力为主要临床表现的一种脑功能减退性疾病。轻者可见表情淡淡、反应迟钝；重者终日不语，或闭门独居，不欲饮食等。本病多发于老年人，多为虚实夹杂。虚者可因脑髓空虚、气血不足，致神机失用；实者可由痰、瘀、火引起。痴呆病位在脑，与心、肝、脾、肾四脏相关，尤以肾虚为要。

西医学老年性痴呆、脑血管性痴呆等属于本病范畴，特征是大脑多种高级皮层功能紊乱，涉及记忆、思维、定向、理解、计算、判断、言语和学习能力等多方面。

肾为封藏之本，内寓元阴元阳，肾虚虽有阴虚阳虚之别，但阴阳互根，久病常易相互累及，即"阳损及阴，阴损及阳"，转而变为阴阳两虚，其为肾病虚损的常见症候，在治疗方面须滋阴与扶阳兼顾，既可促进生化之机，又可避免互伤之弊。滋阴之品多柔润滋腻、常响脾胃的运化，导致胀满腹泻；扶肾阳之品多辛温燥热，易伤阴液，故古人制方多于补肾阴药中加助阳之品，如地黄饮子。原方用以治由于下元虚衰，虚阳上浮，痰浊随之上泛，堵塞窍道所致之暗痱，具有滋肾阴，补肾阳，开窍化瘀之功。方中以熟地黄、山萸肉滋补肾阴；肉苁蓉、巴戟温肾壮阳；肉桂引火归元，摄纳浮阳；麦门冬、石解、五味子滋阴敛液，使阴阳相配；菖蒲、远志交通心肾，开窍化痰。全方温补下元，摄纳浮阳，开窍化痰，宣通心气，使水火相济，痰浊得除，则暗痱可愈。脑为髓海，肾主骨生髓，肾中阴阳化合为髓，对于脑及脊髓病变，如老年痴呆、脑萎缩、脊髓空洞症、蛛网膜炎等辨证属肾阴阳两虚、精髓不足者，地黄饮子壮阳滋阴，填精益肾，往往收效满意。

第六批全国老中医药专家学术经验继承医案记录（跟师□ 独立☑）

患者姓名：贾某 **性 别：**女

出生日期：1999年10月

就诊日期：2018年3月10日初诊

发病节气：惊蛰

主 诉：烦躁失眠2个月余。

现 病 史： 患者近2个月来因学业压力，焦虑不安，心神不宁，夜间睡眠差，多梦，白天上课时无法集中精力，学习成绩下降，遂成恶性循环，烦躁不安，口舌生疮，五心烦热。服用西药"阿普唑仑和劳拉西泮"等药物次日头部昏沉不适，为求中医治疗，遂来诊。现症见失眠烦躁，时有面部烘热，手足心热，盗汗，口舌生疮，咽干，纳差，眠差，小便频数，大便可，舌红，少苔，脉细数。

既 往 史： 体健。

过 敏 史： 否认有药物及食物过敏史。

体格检查： 血压110/80mmHg，无明显阳性体征。

辅助检查： 心电图：未见异常（今日查于本院）。

中医诊断： 不寐

证候诊断： 阴虚火旺

西医诊断： 失眠症

治 法： 滋阴降火

处 方：

黄连10g	黄芩10g	生地15g	阿胶15g（烊化）
白芍20g	鸡子黄1枚	当归15g	龙骨15g（先煎）
酸枣仁30g	女贞子15g	旱莲草15g	牡蛎15g（先煎）

7剂，水煎服，日1剂。

2018年3月17日复诊： 患者睡眠较前好转，仍五心烦热，舌质红，苔薄白，脉细。

原方加丹皮10g以清虚火。

继服10剂，水煎服，日1剂。

2018年3月27日复诊： 患者诸症减轻，睡眠好转，饮食可，学习精力较前明显增加，舌质红，苔薄白，脉细。

原方加继服10剂，嘱口服中草药结束后以天王补心丹调理善后。

【按语】

结合老师教导"总体把握，病证结合"，要胸有全局，通盘分析。辨证时首分虚实。神赖人身正气之奉养，凡能影响正气奉养心神的诸多因素，都可造成神的功能失常而出现不寐。这些因素可概括为虚、实两大类。虚者，正气亏虚，无力奉养而不寐；实者，邪扰心神而神不安，不得寐。治疗大法为虚者补之，实者泻之。

此患者因学业压力，郁而化火，阴虚火旺，虚火内灼而出现面部烘热，手足心热，盗汗，口舌生疮，咽干。正如《伤寒论》第三百零三条曰"少阴病，得之二三日以上，心中烦，不得卧，黄连阿胶汤主之"。方中黄连、黄芩以泻心火，阿胶、鸡子黄以养心血，芍药以滋阴养血。阴血即足，虚火得降、心神得安，睡眠自能如常。

第六批全国老中医药专家学术经验继承医案记录（跟师□　独立☑）

患者姓名： 孙某　　**性　　别：** 男

出生日期： 1942年3月

就诊日期： 2018年4月10日初诊

发病节气： 春分

主　　诉： 发作性言语不利1个月。

现病史： 患者近1个月来无明显诱因出现言语不利，每次发作持续2～3分钟，每日发作5～6次，伴急躁易怒，口苦，恶心，胸胁胀满，耳鸣耳闷。曾于外院住院治疗10余天，口服"阿司匹林肠溶片"等药物。近1周来患者发作次数减少，但仍2～3日发作1次，故来诊。现症见发作性言语不利，急躁易怒，口苦，恶心，胸胁胀满，耳鸣耳闷，纳尚可，睡眠差，小便可，大便可，舌红，苔薄白，脉细弦。

既 往 史：体健。

过 敏 史：否认有药物及食物过敏史。

体格检查：血压110/80mmHg，无明显阳性体征。

辅助检查：心电图未见异常（今日查于本院），颅脑CT示多发性腔隙性脑梗死（1个月前查于山口镇卫生院）。

中医诊断：中风先兆

证候诊断：气机失调，痰瘀阻窍

西医诊断：短暂性脑缺血发作

治 法：调畅气机，活血化痰

处 方：

柴胡15g	黄芩15g	半夏15g	人参10g
云苓30g	桂枝10g	白术20g	炙甘草5g
菖蒲10g	天麻20g	郁金10g	枳壳10g
当归30g	川芎30g		

5剂，水煎服，日1剂。

2018年4月15日复诊：患者服用药物后言语不利仍发作1次，烦躁耳鸣等症状减轻，舌质红，苔薄白，脉弦。

原方加全蝎10g以活血通络

继服7剂，水煎服，日1剂。

2018年4月22日复诊：患者诸症减轻，言语不利未再次发作。

原方继服7剂，以巩固疗效。

【按语】

中风先兆多是在内伤积损的基础上，复因劳逸失度、情志不

遂、饮食不节等因素诱发，引起脏腑气血功能失调，血随气逆，内风旋动，夹痰夹火，痰瘀互结，横窜经脉，蒙蔽神窍，从而发生猝然昏仆、喎僻不遂诸症。其主要的病理学基础是脏腑虚损，气血紊乱，痰瘀内蕴。气机紊乱是中风先兆的主要病机。调畅气机是应用具有疏畅气机作用的药物治疗脏腑经络气机紊乱的一种治法。脏腑经络运行失常，应"疏其血气，令其条达，而致和平"。调畅气机之法又可分行气、理气、益气三法，行气可使滞气得以运行，理气可使逆乱之气得以条达疏畅，益气则使缓行之气得以快速流动，进而使经络通畅，三者各司其职，相得益彰。正如张介宾所云："凡人之气血，犹源泉也，盛则流畅，少则瘀滞，故气血不虚则不滞，虚则无有不滞者。"气为血之帅，血为气之母，气行则血行，气滞则血瘀，在气与血的关系中，气始终处于主导地位。故治疗方面应首当调气。

第六批全国老中医药专家学术经验继承医案记录（跟师□　独立☑）

患者姓名： 向某　**性　别：** 男

出生日期： 1952年11月

就诊日期： 2018年4月20日初诊

发病节气： 春分

主　诉： 头昏沉不适半年余。

现病史： 患者半年前因劳逸失调，出现头晕头昏沉，乏力体倦，腰膝酸软，反复门诊就诊于泰城多家医院。行颅脑MRI示多发性脑梗死，颈部血管彩超示双侧颈内动脉可见低回声斑块。口服"通脉胶囊、阿司匹林肠溶片"等药物治疗，患者症状无明显缓解，故来诊。现症见头昏头沉，精神萎靡，容易疲劳，乏力体倦，腰膝酸软，纳眠尚可，小便可，大便可，舌质红，苔薄白，脉沉细。

既 往 史：有"2型糖尿病病史"10余年，平素以胰岛素控制血糖，血糖控制尚可。

过 敏 史：否认有药物及食物过敏史。

体格检查：血压130/90mmHg，记忆力减退，四肢肌力、肌张力可。

辅助检查：颅脑 MRI示多发性脑梗死，颈部血管彩超示双侧颈内动脉可见低回声斑块。

中医诊断：中风先兆

证候诊断：肾虚血瘀痰阻证

西医诊断：慢性脑动脉供血不足

治 法：补肾活血化痰

处 方：

制首乌20g	酒萸肉15g	山药10g	麦冬10g
当归30g	川芎30g	茯苓20g	肉苁蓉15g
菖蒲10g	郁金10g	葛根30g	益母草30g
黄芪30g	太子参15g	白术15g	三七6g
龟甲20g	三棱15g	莪术15g	全虫10g
海藻30g	昆布30g		

10剂，水煎服，日1剂。

2018年4月20日复诊：患者服用药物后头昏沉等症状减轻，仍乏力，易疲劳，舌质红，苔薄白，脉沉细。

原方加仙鹤草30g以益气补血，扶正补虚。

继服10水煎服，日1剂。

2018年4月22日复诊：患者头昏沉不适基本消失，原方做膏方以巩固疗效。

【按语】

临床中存在大量长期头晕头胀患者，多诊断为慢性脑动脉供血不足，从发病机制讲仍属中医中风先兆病。久病多虚，其本为肾气亏虚，其标为痰瘀阻窍。此患者伴随症状为精神萎靡，容易疲劳，乏力体倦，腰膝酸软，均为肾虚之像。故治疗中予以地黄饮子加减以补肾活血化痰。此患者辅助检查颈部血管彩超示双侧颈内动脉可见低回声斑块。老师时常教导，一定要将传统中医病机与现代病理结合，传统中药功效与现代药理结合。患者肾虚导致痰浊、瘀血内生，两者不仅是病理产物，在病情的进一步发展中还起着推动病情发展的作用；而粥样斑块可以理解为痰瘀互结导致的病理产物。故治疗中加三棱、莪术、海藻、昆布以软坚散结，以当归、川芎、全蝎以活血化瘀。斑块不稳定可理解为瘀毒内盛，可酌情加用山慈菇等药物。此类患者中药可以制膏方口服，一可以避免中草药汤剂对胃肠道刺激，二可以达到缓慢持久发挥作用的目的。

第六批全国老中医药专家学术经验继承医案记录（跟师□ 独立☑）

患者姓名：白某 **性 别：**女

出生日期：1969年7月

就诊日期：2018年5月8日初诊、复诊

发病节气：立夏

主 诉：头痛2年余。

现病史：患者2年前因情志不节出现头痛不适，疼痛呈紧束样，痛势幽幽，时轻时重，每因情志不节及劳累诱发并加重上述症

状，伴心烦口苦，脘腹胀满。多方治疗效果欠佳，故于今日来诊。现症见头痛不适，按之则舒，头昏沉感，表情抑郁，心烦口苦，脘腹胀满。纳差，眠尚可，二便调，舌质红，苔黄腻，脉弦细。

既 往 史： 体健。

过 敏 史： 否认有药物及食物过敏史。

体格检查： 血压130/90mmHg，颈软，四肢肌力、肌张力可。

辅助检查： 颅脑 MRI未见明显异常。

中医诊断： 头痛病

证候诊断： 血虚肝旺，肝脾失调证

西医诊断： 紧张性头痛

治　　法： 养血柔肝，调和肝脾

处　　方：

旋复花15g	代赭石15g	生石膏30g	川芎10g
当归10g	生地10g	香附10g	白芍30g
木瓜30g	炙甘草10g		

10剂，水煎服，日1剂。

2018年5月18日复诊： 患者服用药物后头痛势减，自诉睡眠后神清气爽，头痛畅然若失，但在午后仍头痛头昏，脘腹胀满，舌质红，苔白，脉弦细。

原方加全蝎10g、地龙15g、僵蚕20g以活血通络，加枳壳15g以理气除满。

继服10水煎服，日1剂。

2018年5月28日复诊： 患者头痛不适基本消失。

原方继服10剂，口服养血清脑颗粒以善后。

【按语】

此方由老师所教授的头痛2号方化裁而来。方中旋覆花功善下

行，能行水化痰、消痞降逆；代赭石善于清火平肝，又能凉血泄热。旋覆花以宣为主，代赭石以降为主，两药相伍，一宣一降，起到下气消痞、涤痰开胸、平肝潜降的作用。生石膏辛甘大寒，主入阳明经，善清阳明郁火。《药性赋》云："石膏治头痛，解肌而消烦渴"。临床使用生石膏，不论实热、虚热皆可使用，只要患者苔黄即可为指征。方中重用白芍，白芍为血分药，一可以养血敛阴柔肝，补益不足之阴液，平抑肝阳；二可以活血行气祛风；三是其本身就有很好的缓急止痛作用。另外，白芍与炙甘草合用，能酸甘化阴，濡养筋脉，取《伤寒论》芍药甘草汤柔筋缓急止痛之方义。当归为补血圣药，《本草纲目》谓其能"治头痛，心腹诸痛，润肠胃、筋骨、皮肤"。生地黄养阴清热又凉血；川芎活血行气，为血中之气药，善于上行头目，治头目之疾。上四味组成的药方能够养血熄风、活血化瘀、柔肝平肝，后加全蝎、地龙、僵蚕辛咸通络、搜剔络道止痛。

第六批全国老中医药专家学术经验继承医案记录（跟师□ 独立☑）

患者姓名：赵某 **性 别：**男
出生日期：1955年10月
就诊日期：2018年5月16日初诊
发病节气：立夏
主 诉：耳鸣耳闷3个月。
现病史：患者3个月前因感冒后出现耳鸣耳闷，听力下降，耳鸣入夜加重，伴头晕胸闷，心烦心慌，口苦咽干，时汗出，且心烦易躁，左胁及后背不舒，凡劳倦或情志不畅时作痛。曾就诊于多家医院，静脉滴注血栓通、长春西汀等药物，效果欠佳，故于今日来诊。现症见耳鸣耳闷，表情抑郁，心烦易躁，左胁及后背不舒，纳差，睡眠差，小便色黄，大便干，舌质红，苔薄黄，脉弦。

既 往 史："2型糖尿病"病史10年，以胰岛素、二甲双胍控制血糖，血糖控制良好。"脑梗死"病史3年，常服阿司匹林肠溶片等药物维持治疗。

过 敏 史：否认有药物及食物过敏史。

体格检查：血压130/90mmHg，颈软，四肢肌力肌张力可。

辅助检查：颅脑MRI示多发性脑软化灶。

中医诊断：耳鸣病

证候诊断：肝郁化火

西医诊断：神经性耳鸣

治　　法：和解少阳，内清郁火

处　　方：

柴胡15g	黄芩12g	党参12g	半夏9g
郁金12g	川楝子6g	延胡索15g	茵陈15g
茯苓15g	葛根30g	蝉蜕30g	磁石20g
杏仁10g	生甘草5g		

7剂，水煎服，日1剂。

2018年5月23日复诊：患者服用药物后耳鸣耳闷减轻，仍偶有心烦，舌质红，苔薄黄，脉弦。

原方加葛根至60g以活血通络，加龙胆草12g以清肝泻热。

继服10剂，水煎服，日1剂。

2018年5月28日复诊：患者耳鸣耳闷不适基本消失。

原方继服10剂以善后。

【按语】

"有汗不解，非风则湿"。患者感冒后虽无明显余邪留滞之象，但从其时冒热汗出则可知必有风或湿流连未尽。因机体在动态变化中，时时平调阴阳，若有余邪束表，当体内阳气蓄积至盛时，驱邪外出，势必冒热而汗出。外邪未尽，营卫不和，肺气困郁而耳闭。《景岳全书·耳证篇》有云："邪闭者，因外感风寒乱其营卫，解其邪而闭自开。"不仅指明耳闭之因，且点出治闭之法。胁下为少阳经脉所过之处，邪结少阳经脉，则胁下不舒或隐痛，脉弦、心烦、耳鸣皆为少阳胆火为患。《内经》曰："一阳独啸，少阳厥也"。治宜和解少阳，内清郁火，方选小柴胡汤，小柴胡汤有和解少阳枢机之功，能调达上下，宣通内外，清泄胆火，加茯苓、杏仁、茵陈利膈化湿。葛根甘、辛，凉，归脾、胃经。本品甘辛性凉，轻扬升散，取其升阳之力以利祛邪开窍。现代研究表明，葛根黄酮有扩张脑及内耳血管的作用，改善内耳循环，促进耳聋的治愈。

第六批全国老中医药专家学术经验继承医案记录（跟师□　独立☑）

患者姓名： 朱某　　**性　别：** 女

出生日期： 1951年3月

就诊日期： 2018年6月5日初诊、复诊

发病节气： 小满

主　　诉： 双手麻木不适6个月。

现病史： 患者6个多月前，因用凉水洗衣服而导致双手麻木不适，以手指末端明显，伴有双手发凉感，周身困倦，时自汗出，面

色无华。曾口服甲钴胺、维生素B₁效果欠佳，为求中医诊治来诊。现症见双手麻木不适，伴有发凉感，面色不华，舌体胖，边有齿痕，舌质淡，苔薄白，脉沉细。

既 往 史：体健。

过 敏 史：否认有药物及食物过敏史。

体格检查：血压130/90mmHg，四肢肌力肌张力可，双手末梢型针刺觉减退。

辅助检查：颅脑 MRI未见明显异常。

中医诊断：血痹

证候诊断：气血不足，经脉痹阻

西医诊断：多发性周围神经病

治　　法：温阳和营，散寒除痹。

处　　方：

黄芪20g	桂枝15g	白芍20g	生姜10g
大枣10g	片姜黄15g	桑枝15g	丝瓜络30g
鸡血藤30g			

7剂，水煎服，日1剂。

2018年6月12日复诊：患者服用药物后麻木减轻，但自觉双手发胀感，舌质淡，苔薄白，脉细。

原方加地龙15g，威灵仙15g以活血通络。

继服7剂，水煎服，日1剂。

2018年6月19日复诊：患者双手麻木基本消失，原方继服10剂以善后。

【心得体会】

血痹的主证是"外证身体不仁，如风痹状。"正虚邪袭，营卫运行失常是其基本病机。故临床以此为基础，广泛应用于气虚血滞的多种疾病。气虚血痹，营卫失和产生的症状十分复杂，诸如肢体无力、麻木、肌肉萎缩、汗出异常、肢体发凉等。多发性周围神经病变、急性感染性多发性神经根炎、糖尿病性周围神经病变、神经根型颈椎病、桡神经损伤等疾病皆可用营卫病变加以归纳。黄芪桂枝五物汤补益气血、温通卫阳，散寒除痹，故可以随证用于这些疾病的治疗。

第六批全国老中医药专家学术经验 继承医案记录（跟师☑ 独立☐）

患者姓名： 宋某　　**性　别：** 男

出生日期： 1949年5月

就诊日期： 2019年4月9日复诊

发病节气： 清明

主　　诉： 左侧肢体活动不利3个月，伴肢体痉挛疼痛20天。

现 病 史： 患者3个月前无明显诱因出现左侧肢体活动不利，不能行走，就诊于当地医院，行颅脑相应检查诊断为脑梗死，经治疗后好转出院，出院后坚持口服阿司匹林肠溶片、瑞舒伐他汀等药物维持治疗，并配合肢体康复、针灸等治疗。近20天患者肢体痉挛疼痛明显，伴有轻度肢体肿胀。来诊时症见：左侧肢体活动不利，左侧肢体痉挛疼痛伴有轻微肿胀，舌质暗红，少苔，脉沉细。

既 往 史： 高血压病病史10年。

过 敏 史： 否认有药物及食物过敏史。

体格检查： 血压150/60mmHg，左侧上肢肌力2级，左侧下肢肌力4+级，左侧肢体肌张力高，腱反射活跃，左侧巴宾斯基征阳性。

辅助检查： 颅脑CT示右侧基底节区脑软化灶。

中医诊断： 中风病恢复期

证候诊断：肾虚血瘀痰阻证

西医诊断：脑梗死恢复期（肩手综合征）

治　　法：补肾活血化痰

处　　方：

熟地24g	山萸肉15g	山药15g	麦冬15g
石斛15g	五味子5g	云苓15g	菖蒲10g
郁金10g	葛根30g	肉苁蓉15g	三七10g
益母草30g	全蝎10g	半夏12g	天麻15g
蜈蚣2条			

10剂，水煎服，日1剂。

10日后复诊，患者肢体疼痛减轻，仍有肢体轻度水肿，原方益母草加至45g，继服15剂。

15日后复诊，患者肢体疼痛肿胀明显好转，继服10剂调理善后。

【心得体会】

患者肌张力高可以视为肌肉痉挛，而止痉散可以缓急止痛。止痉散组成为全蝎、蜈蚣、天麻、半夏。全蝎味辛，性平，有小毒，归肝经。全蝎辛性善走窜，有良好的熄风止痉作用，为治肝风抽搐之要药。《本草经疏》："蝎，辛多甘，少气温，入足厥阴经，诸风掉眩属肝木，风客是经，非辛温走散之性则不能祛风逐邪，兼引诸风药直达病所也。"本品有良好的通络止痛功效，用治风湿痹痛、关节拘挛，病情较重者，可在祛风通络药中加全蝎。蜈蚣为虫类药物，味辛，性温，有毒，归肝经。其性善走窜，能通达内外，疏风定搐之力甚强，同为熄风止痉的要药。正如张锡纯《医学衷中参西录》言："蜈蛤走窜之力最速，内而脏腑，外而经络，凡气血凝聚之处皆能开之。"熄风止痉与疏风通络之效比全蝎更强。配伍半夏以祛风痰而解痉止痛。对于风痰壅盛、惊风癫痫尤为适宜。以天麻息风止痉，祛风通路。天麻入肝经，功能息风止痉，且甘润不烈，作用平和，对于各种肝风内动，惊痫抽搐，不论寒热虚实，皆可配伍使用。

第六批全国老中医药专家学术经验继承医案记录（跟师☑　独立□）

患者姓名：常某　　**性　别**：女

出生日期：1939年5月

就诊日期：2019年4月12日复诊

发病节气：清明

主　　诉：头昏头沉双下肢无力感3个月。

现 病 史：患者3个月前无明显诱因出现头昏头沉，头胀不适，耳聋、腰膝酸软，精神萎靡，易困，健忘，就诊于当地医院，行颅脑相应检查诊断为"多发性腔隙性脑梗死"，经治疗后略有好转出院，出院后坚持口服抗血小板等药物维持治疗，但仍头昏头蒙，头部不清爽，腰膝酸软。来诊时症见头昏头沉，头胀不适，耳聋、腰膝酸软，精神萎靡，易困，健忘，舌质淡，少苔，脉沉细。

既 往 史：高血压病病史30年。

过 敏 史：否认有药物及食物过敏史。

体格检查：血压140/60mmHg，四肢肌力肌张力可。

辅助检查：颅脑CT示多发性腔隙性脑梗死。

中医诊断：中风先兆病

证候诊断：肾虚血瘀痰阻证

西医诊断：脑动脉硬化症

治　　法：补肾活血化痰

处　　方：

制首乌20g	酒萸肉15g	山药10g	麦冬10g
当归30g	川芎30g	茯苓20g	肉苁蓉15g
菖蒲10g	郁金10g	葛根30g	益母草30g
黄芪30g	太子参15g	白术15g	三七粉6g
龟甲20g	三棱15g	莪术15g	全虫10g
海藻30g	昆布30g		

上方10剂制膏方，早晚各一勺。

2月后复诊，患者头昏头胀明显减轻，双下肢较前有力。

【心得体会】

当机体在致病因素的作用下出现脏腑机能失调、气血运行障碍时，可导致津行不畅，津停生痰，痰气交阻，气滞血瘀，痰浊与瘀血胶着凝滞，而成症瘕积聚。痰瘀致病，病机复杂，当形成痰瘀互结时，致病因子与病理产物互为因果，纠合缠绵，非软坚散结无以破解凝滞。《医述·瘀血》："若素有郁痰，后因血滞，与痰相聚，名曰痰夹瘀血。……消痰破血二者兼治。"痰瘀可以互相渗透，互结转化。对于较为顽固的动脉硬化，可以应用软坚散结法治疗，且软坚散结药物多以膏方缓图以达到最佳疗效。

第六批全国老中医药专家学术经验继承医案记录（跟师☑　独立□）

患者姓名： 戚某　　**性　别：** 男

出生日期： 1967年2月

就诊日期： 2019年5月9日初诊

发病节气： 立夏

主　　诉：头痛不适10余年近3天再发。

现 病 史：患者10余年前无明显诱因出现头痛不适，以前额部为主，头痛呈搏动性，伴有恶心呕吐，畏光畏声，就诊于当地医院，经检查诊断为"偏头痛"。此后头痛反复发作，间断服用布洛芬、对乙酰氨基酚、路盖克、龙胆泻肝丸等药物，症状时轻时重，发作频率为1月2次至数月1次不等。近3天来患者头痛再次发作，故来诊。来诊时症见头痛，颧红，潮热，盗汗，五心烦热，烦躁失眠，精神抑郁，舌红而干，少苔或无苔，脉弦细。

既 往 史：体健。

过 敏 史：否认有药物及食物过敏史。

体格检查：颈软，四肢肌力肌张力可。

辅助检查：颅脑CT未见异常。

中医诊断：头痛病

证候诊断：肝肾亏虚证

西医诊断：偏头痛

治　　法：补肾阴，清虚热

处　　方：

知母10g	黄柏10g	熟地20g	山萸肉10g
茯苓15g	牡丹皮10g	山药10g	泽泻10g
菖蒲10g	郁金10g	白芷10g	石膏10g
细辛5g			

10剂带回，水煎服，日1剂。

10日后复诊，患者头痛，颧红，潮热，盗汗，五心烦热，烦躁失眠等症状减轻，仍有精神萎靡不振，原方去石膏加细辛至10g以通阳止痛。继服10剂。

10日后复诊，患者诸症明显好转，继服10剂调理善后。随访两个月，未再次发作。

【按语】

此患者病史达10年之久，期间间断口服多种药物效果欠佳，且久服苦寒泻热之品，阳气受损，导致肾阴亏虚于下，虚阳亢盛于上。故以知柏地黄汤补肾阴，清虚火。此方以一派滋阴降火药物中加以细辛配伍白芷通达阳气，方能取得较好的疗效。

第六批全国老中医药专家学术经验继承医案记录（跟师☑ 独立□）

患者姓名： 蔡某　　**性　别：** 女

出生日期： 1969年11月

就诊日期： 2019年5月16日初诊

发病节气： 立夏

主　　诉： 入睡困难2个月余。

现 病 史： 患者平素急躁易怒，近2个月来出现入睡困难，急躁易怒，就诊于他院心理咨询科，诊断为"焦虑症"，口服米氮平等药物，效果欠佳，故来诊。来诊时症见入睡困难，急躁易怒，气短，手心汗出，纳食可，舌体胖大，质稍暗，苔薄黄，脉弦。

既 往 史： 体健。

过 敏 史： 否认有药物及食物过敏史。

体格检查： 颈软，四肢肌力肌张力可。

辅助检查： 焦虑量表示：中度焦虑

中医诊断： 不寐

证候诊断： 肝气郁结，火热内生

西医诊断： 失眠症

治　　法： 疏肝健脾，清热养血

处　方：

丹皮10g　　　栀子15g　　　当归10g　　　柴胡10g

白芍10g　　　麸炒白术10g　炙甘草5g　　　龙骨30g

牡蛎30g　　　酸枣仁30g　　夜交藤30g　　夏枯草30g

　　　　　　　　　　　　　　　10剂，水煎服，日1剂。

10日后复诊，患者药后手心出汗消失，烦躁减轻，自觉咽中有异物感，上方加厚朴15g，紫苏叶10g，半夏10g，继服10剂。

10日后复诊，患者诸症明显好转，继服10剂调理善后。

【按语】

肝主疏泄，喜条达而恶抑郁，若肝气失于条畅，使气机郁滞，"气有余便为火"，肝火上炎烦扰心神，阳盛不能入于阴则致夜寐不宁；火盛可以伤阴，阴血不足则肝魂无以藏，亦可致心烦不寐。方中柴胡疏肝解郁，当归、白芍养血平肝，白术益气健脾；丹皮、栀子清热凉血，夏枯草专清肝火，共除其火热；患者失眠日久，酸枣仁、夜交藤合用以加强宁心安神之功；"治火先治气"，后患者出现咽部异物感，以厚朴、紫苏叶合法半夏取"半夏厚朴汤"之"辛开苦降、痰气并治"之用。纵观全方，肝脾并调，气血并治，共奏疏肝健脾、清热安神之功。

第六批全国老中医药专家学术经验继承医案记录（跟师☑　独立□）

患者姓名：蔡某　　**性　别：**女

出生日期：1976年11月

就诊日期：2019年6月8日初诊

发病节气：芒种

主　　诉：恶心偶伴有呕吐1周。

现 病 史：患者1周前宿醉后出现恶心不适，日夜不休，心烦口苦，时有呕吐，呕吐物为胃内容物，表情痛苦。自服颠茄片、胃复安等药物效果欠佳，故来诊。刻证见恶心不适，心烦口苦，舌质红，苔黄腻，脉滑数。

既 往 史：体健。

过 敏 史：否认有药物及食物过敏史。

体格检查：颈软，四肢肌力、肌张力可。

辅助检查：胃镜示浅表性胃炎。

中医诊断：呕吐

证候诊断：湿热内蕴，胃气上逆

西医诊断：浅表性胃炎

治　　法：清利湿热，和胃降逆

处　　方：

苏叶9g，黄连9g

1剂，煮开后，令其频频呷服。服药后症状明显减轻，呕吐发作间隔时间变长，效不更方，续服药3剂，症状基本消失。以"猴头健胃灵"口服以调理善后。

【按语】

苏叶黄连汤为薛生白所创。薛氏在《湿热病篇》中称：肺胃不和，最易致呕。盖胃热移肺，肺不受邪，还归于胃。必用川连以清湿热，苏叶以通肺胃。肺胃之气，非苏叶不能通，分数轻者，以轻剂恰治上焦之病。本方药少、量轻，后世许多医家不以为然，殊不知，"诸逆冲上，皆属于火"，而"气有余便是火"。湿热所致的呕吐属湿热之邪扰之，气郁而化火上逆所致，总属气失流通之证，投以重剂，反而药过病所。苏叶黄连汤中，川连不但治湿热，其味苦又可降胃火之上冲；苏叶味甘辛而气芳香，通降顺气，两药相合寒温适调，对症用之取效极速。频频服，药精而效持久。

第六批全国老中医药专家学术经验继承医案记录（跟师☑　独立□）

患者姓名：张某　　**性　别**：女

出生日期：1977年2月

就诊日期：2019年7月20日初诊

发病节气：小暑

主　　诉：咽干咽痛、咽部有异物感3个月。

现 病 史：患者3个月前感冒后出现咳嗽咽痛，遂于当地治疗，静脉滴注相应抗生素。患者症状时有波动，咽干咽痛，咽部异物感，故来诊。现症见咽干灼痛、咽部异物感、干咳少痰，手足发热，情志不舒，舌质发红，脉细数。

既 往 史：体健。

过 敏 史：否认有药物及食物过敏史。

体格检查：咽部充血，扁桃体不大。

辅助检查：暂缺。

中医诊断：喉痹

证候诊断：阴虚火旺，虚火上烁

西医诊断：慢性咽喉炎

治　　法：滋阴降火，散结利咽

处　　方：

乌梅30g	玄参20g	丹参30g	麦冬30g
生地30g	浙贝10g	胆南星10g	片姜黄10g
黄芩10g	桔梗10g	生甘草5g	厚朴10g

半夏10g

10剂带回，水煎服，日1剂。

10日后复诊，患者咽痛缓解，原方减去黄芩，加桃仁10g、僵蚕10g，继服10剂。

10日后复诊，患者诸症明显好转，继服10剂调理善后。

【按语】

慢性咽炎多是由急性咽炎反复发作，积渐而成，是由外感、内伤或其他疾病引起。外感风寒，风热之邪侵犯肺系，循经上扰，郁而化热，邪热塞闭于咽喉，或复感外邪；或嗜食辛辣食物，或环境污染，长期刺激咽喉，故耗伤阴液的同时，可致经脉痹阻而成瘀，无论是热塞咽喉，还是气滞凝结于咽喉，皆致经脉痹阻。中医学认为"久病多瘀"，温病学家叶天士早有"其初在气，其久入络入血"之论。本病病程之长，久治不愈，反复发作必定瘀血凝聚。故瘀血与阴虚两者之间相互作用，相互影响，使病情更加迁延。方中乌梅、生地、麦冬、元参养阴益胃生津，为主药；桃仁、丹参活血化瘀为辅；桔梗、半夏一升一降，宣肺利咽散结；浙贝化痰散结；僵蚕在化痰散结的同时与桔梗、半夏携诸药深入咽络，直达病所，扶正祛邪，综合调整。药理研究表明，桃仁、生地、乌梅、生甘草分别有类皮质激素样作用及抗炎抗过敏、增加机体免疫作用；丹参、桃仁能扩张血管，改善循环，使瘀血得散。药证相符，故取得了较为理想的临床效果。

第六批全国老中医药专家学术经验
继承医案记录（跟师☑ 独立☐）

患者姓名：葛某　　性　别：男

出生日期： 1968年4月

就诊日期： 2019年8月26日初诊

发病节气： 处暑

主　　诉： 周身瘙痒伴有皮疹10天。

现 病 史： 患者10天前下肢出现一块钱币大红色斑疹，继而胸背部、上肢均出现同样形状的红色斑疹。曾经用过抗组胺药、维生素、激素等药物，未见明显效果，故来诊。现症见躯干、四肢广泛性环形、椭圆形斑疹，尤以下肢为甚，皮损色紫红而痒，边界清楚，边缘不甚整齐，表面覆有细薄白色的鳞屑，挠之可见有渗液，伴咽痛不适，苔薄黄，舌质红，脉浮数。

既 往 史： 体健。

过 敏 史： 否认有药物及食物过敏史。

体格检查： 躯干、四肢广泛性环形、椭圆形斑疹。

辅助检查： 暂缺。

中医诊断： 玫瑰糠疹

证候诊断： 风毒侵袭，湿热郁络

治　　法： 祛风解毒，清热祛风

处　　方：

荆芥15g	防风10g	牛子15g	蝉蜕30g
葛根30g	苍术15g	薏苡仁30g	桑白皮15g
地骨皮15g	赤芍30g	黄芩10g	丹皮15g
白鲜皮15g	薄荷10g		

10剂，水煎服，日1剂。

10日后复诊，患者皮疹已退，咽痛缓解，仍稍瘙痒，原方减去白鲜皮，加银柴胡15g、浮萍15g。继服10剂以调理善后。

【按语】

此患者皮疹抓破后渗出水液，苔薄黄，舌质红，脉浮数。故辨证为风毒侵袭，湿热郁络。风毒侵淫而痒，止痒祛除皮疹需要祛风解毒，清热祛风。《外科正宗》消风散需要与《太平惠民和剂局方》中的消风散相区别，《太平惠民和剂局方》消风散以疏风散邪，利气生津为法，临床应用的基本病机为风邪客于腠理，津气不利，故皮疹抓破后不渗出水液，舌质多淡，苔多薄白，多用于治疗风疹，非《外科正宗》消风散所宜。此患者症状典型，辨证准确，故取得了理想的临床效果。

第六批全国老中医药专家学术经验继承医案记录（跟师☑ 独立□）

患者姓名： 张某　　**性　别：** 女

出生日期： 1940年6月

就诊日期： 2019年9月2日初诊

发病节气： 处暑

主　　诉： 双下肢反复指凹性水肿5年。

现 病 史： 患者近5年来出现双下肢反复指凹性水肿，四处求医，近来逐渐加重，每天下午加剧。双踝关节水肿最为明显，自觉肿胀不适，时有心慌，乏力体倦，精神倦怠，腰膝酸软，形寒肢冷，纳一般，睡眠差，小便频，量少，大便尚可，舌质淡，少苔，脉细。

既 往 史： 高血压病病史10年，糖尿病病史15年。

过 敏 史： 否认有药物及食物过敏史。

体格检查： 双下肢膝以下指凹性水肿。

辅助检查： 双下肢静脉血管彩超检查无明显异常。

中医诊断： 水肿

证候诊断：肾气虚衰，阳不化气，水湿下聚

西医诊断：特发性水肿

治　　法：温肾助阳，化气行水

处　　方：

熟地15g　　　山药15g　　　山萸肉15g　　　肉桂10g，

黑顺片10g　　茯苓30g　　　泽兰10g　　　　丹皮10g

车前子30g　　牛膝15g

10剂带回，水煎服，日1剂。

10日后复诊，症状略减轻，原方加丹参30g、三七粉6g（冲）以上方为基础加减治疗3个月症状基本消失。

【按语】

老年性下肢水肿多反复发作，调摄不当，心肺肾功能失调，可发展为全身水肿，胶着难愈。腰膝以下，肾气主之，肾气衰微，阳不化气，水湿下聚，故见腰以下肿甚，按之凹陷不起；水气上凌心脏，故见心悸；腰为肾之府，肾虚故腰膝酸软；命门火衰，不能温养，故畏寒肢冷神疲；舌质淡，少苔，脉细，均为阳气衰微，水湿内盛之侯。济生肾气汤为温补肾阳之剂，肾为水火之脏，缘阴阳互根之理，善补阳者，必以阴中求阳，则生化无穷，故用六味地黄丸滋阴补肾，附子、肉桂温补肾阳，两相配合则温肾之阳气，利水而消肿。辨证准确，故取得了理想的临床效果。

第六批全国老中医药专家学术经验继承医案记录（跟师☑　独立□）

患者姓名：周某　　**性　别**：女

出生日期：1958年7月

就诊日期： 2019年9月16日初诊

发病节气： 处暑

主　　诉： 低热1个月。

现 病 史： 患者近1个月出现低热，体温在37.3～37.8℃之间，咳嗽声低，痰少，色白，质稀，咳出不畅，神疲懒言。于家中自服退热药物（具体不详），并于他院静脉滴注"抗生素"（具体不详）10余天，患者体温未见明显变化，故来诊。现症见低热乏力，倦怠懒言，面虚浮少华，纳少，大便溏薄，脉缓弱，重按无力，舌苔薄白而腻。

既 往 史： 慢性支气管炎病史20年。

过 敏 史： 否认有药物及食物过敏史。

体格检查： 双肺呼吸音稍低，双肺底均可闻及湿啰音。

辅助检查： 胸部CT示双肺纹理增粗、紊乱。

中医诊断： 咳嗽

证候诊断： 肺脾两虚，卫阳不固

西医诊断： 支气管炎

治　　法： 益气扶正兼清虚热

处　　方：

黄芪20g	炒白术15g	陈皮10g	柴胡15g
防风10g	升麻10g	党参15g	黄芩10g
桑白皮10g	地骨皮10g		

10剂，水煎服，日1剂。

10日后复诊，体温渐降至37.2℃。

效不更方，上方加减月余症状基本消失。口服补中益气丸以善后。

【按语】

"火与元气不两立，一胜一负"，这是李东垣《脾胃论》的立论要点，其在治则方面解决了"升阳与泻火"的矛盾，确立了首先以元气为本的见解，即"元气之充足，皆由脾胃元气无所伤，而后能滋养元气，若胃气本弱，饮食自倍，脾胃元气乃伤，而元气也不能充，而诸病之所由生也"，说明脾胃是元气之本，元气是健康之本，元气旺，自然阴气升发而阴火降。脾胃伤则元气伤，元气衰则疾病所由生。老年体弱多病，一遇外感，遂引动旧痰，因此不能见热治热，而应注意扶正，标本同治。人体正气的强弱是提高药物疗效的关键所在，对老年病的治疗尤为重要，故采用补中益气汤而获效。

第六批全国老中医药专家学术经验继承医案记录（跟师☑ 独立□）

患者姓名：邢某 **性 别：**女

出生日期：1954年7月

就诊日期：2019年10月8日初诊

发病节气：寒露

主 诉：胃脘部疼痛不适反复发作2年。

现病史：患者2年前因忧思恼怒，饮食不节，渐出现胃脘部疼痛不适感，时有泛酸，口苦，心中憺憺不宁，失眠，纳一般，睡眠差，小便黄，大便不调，舌红，苔黄腻，脉滑数。

既 往 史：体健。

过 敏 史：否认有药物及食物过敏史。

体格检查：胃脘部轻压痛。

辅助检查：胃镜检查示胃黏膜可见多个糜烂，覆有黄色薄膜。

中医诊断： 胃痛

证候诊断： 肝胆湿热，胃失和降

西医诊断： 反流性胃炎

治　　法： 清肝胆湿热，和胃降逆止痛

处　　方：

茵陈30g	黄芩10g	竹茹10g	半夏10g
茯苓30g	枳壳15g	陈皮10g	柴胡15g
厚朴15g	菖蒲10g	郁金10g	乌贼骨30g
大黄5g			

10剂，水煎服，日1剂。

10日后复诊，泛酸减轻，胃痛缓解，心慌未见明显减轻，原方加三七粉6g（冲），黄连6g。

10日后复诊，诸症减轻，原方减黄连、乌贼骨，加鸡内金15g。

以上方为基础加减治疗2个月症状基本消失。

【按语】

《灵枢·四时气篇》曰："邪在胆，逆在胃，胆液泄则口苦，胃气逆则呕苦。"可见，口苦系邪热在胆的表现。因湿热之邪具阴阳二性，故可出现与湿邪或热邪单纯致病相矛盾的证候。如单纯湿邪致病，往往出现泄泻，正所谓"湿胜则濡泄"。但湿热中阻的患者往往排便不畅。便秘是指大肠传导失常，导致大便秘结，排便周期延长，或周期不长，但粪质干结，排出艰涩，或粪质不硬，虽有便意，但便而不畅，多次排便后仍感有便意，黏滞不爽。湿热中阻致便秘的机制为湿热之邪蕴于中焦，交结不解，阻碍气机运行，气机不畅，故便秘；而热邪致病一般表现为胃脘喜冷怕热，喜冷饮，但脾胃湿热的患者因为有湿邪存在往往临证表现多复杂，有湿重于热，或者是热重于湿，或湿热并重。湿为阴邪，易阻遏阳气，进而

损伤阳气，不同于单纯热证。故湿热致病具有症状矛盾性的特点，而且同时存在伤阴（热邪化燥伤阴）与伤阳（湿邪伤阳）的机制，提示治疗湿热证时，应时时顾护阴津与阳气，所以辨证论治是关键。此患者表现为热重于湿，故临证选用蒿芩清胆汤。蒿芩清胆汤主治少阳胆热偏重，兼有湿热痰浊中阻之证，与本例患者病机相符，药证相符，取得了良好疗效。

第六批全国老中医药专家学术经验继承医案记录（跟师☑ 独立☐）

患者姓名：田某 **性 别：**男

出生日期：1969年10月

就诊日期：2019年10月20日初诊

发病节气：寒露

主 诉：胃脘部胀痛阵作5年加重1周。

现 病 史：患者近5年来出现胃脘胀痛不适阵作，情志欠佳时常诱发并加重，症状表现为胃脘部胀痛连及胁肋，厌食口苦，胸闷烦躁，恶心吐酸。口服多种中西药物效果欠佳，故来诊。刻症见胃脘胀痛不适，胀痛连及胁肋，厌食口苦，胸闷烦躁，恶心吐酸，舌红，舌苔黄腻，脉弦滑数。

既 往 史：体健。

过 敏 史：否认有药物及食物过敏史。

体格检查：胃脘部轻压痛。

辅助检查：胃镜检查示慢性浅表性胃炎。

中医诊断：胃脘痛

证候诊断：肝胃不和，湿热中阻

西医诊断：慢性浅表性胃炎

治　　法：疏肝理气，清热化湿，和胃止痛

处　　方：

半夏10g	厚朴10g	茯苓15g	柴胡10g
苏叶6g	白芍15g	黄连6g	砂仁6g
煅瓦楞30g	生姜15g	蒲公英30g	炙甘草5g

　　　　　　　　　7剂，水煎服，日1剂。

7日后复诊，症状基本消失，继服10剂善后。

【按语】

本例患者虽然病在胃，但实与肝郁气滞相关。肝疏泄失常，横逆犯胃，致胃气失和，水湿不化，郁久化热，郁阻中焦而致胃痛。给予半夏厚朴汤加味治疗，配合柴胡疏肝理气解郁，黄连和白芍疏肝理脾且清热和胃，砂仁化湿行气，煅瓦楞子制酸止痛，蒲公英甘平无毒，可清热健胃，白芍缓急止痛。诸药配合可祛湿清热，肝气条达，胃不受侮，则胃自安和，疼痛缓解而痊愈。

第六批全国老中医药专家学术经验继承医案记录（跟师☑　独立□）

患者姓名：秦某　　**性　别：**男

出生日期：1966年8月

就诊日期：2019年11月5日

发病节气：霜降

主　　诉：颈部及肩臂疼痛2个月。

现　病　史：患者2个月前受凉后出现颈部及肩臂疼痛，疼痛剧烈时颈部难以转侧，伴有手指麻木感，故来诊。现症见颈部及肩臂

疼痛，颈部难以转侧，伴有轻微汗出，纳一般，眠差，小便频，量少，大便尚可，舌质淡，少苔，脉细。

既　往　史： 颈椎病病史10年。

过　敏　史： 否认有药物及食物过敏史。

体格检查： 颈部牵拉试验阳性。

辅助检查： 颈椎X片示退行性变。

中医诊断： 项痹病

证候诊断： 风寒湿邪外袭，经络痹阻

西医诊断： 颈椎病

治　　法： 通行经脉、祛风散寒、活血止痛

处　　方：

葛根30g	桂枝9g	羌活9g	赤白芍各9g
川草乌6g	威灵仙9g	当归9g	川芎6g
土茯苓10g			

7剂，水煎服，日1剂。

7日后复诊，症状明显减轻，原方加川断10g，继服7剂善后。

【按语】

中医认为颈椎病的病机虽主要为肾虚，但症状的产生则多由于风寒湿之邪或瘀血阻滞，使太阳经气运行不畅，筋脉失养，故而发生足太阳经所过之头项、肩胛及与之有经络联系的手太阳经循行之手指、臂、肩、大椎等处部位的强硬、疼痛、麻木；而太阳病项背强证、刚痉的发生也是由于风寒湿邪侵袭，壅阻经络，气血不利，经脉拘急而成。王兴臣老师在张仲景葛根汤的基础上自拟舒筋汤，旨在通行经脉、祛风散寒、活血止痛，达到减轻疼痛，改善颈部功能障碍的目的。葛根汤乃桂枝汤加葛根、麻黄而成，方中桂枝、麻黄为太阳经药，能发散通经，祛风散寒解表。颈椎病病因无表症，

故在口服药中去麻黄用桂枝加川草乌、威灵仙以通经散邪，配合当归、赤芍、川芎以活血通经。葛根乃阳明经药，据《本草纲目》所载，葛根主"诸痹伤寒中风头痛"，善治项、臂、头痛。其治项强之理，重在"解肌"，即葛根不仅能使拘急的经筋舒缓，而且能使受其影响而拘急紧张强硬的肌肉纾解、松弛，再配以白芍、甘草缓急，土茯苓利水消除肿胀。药后颈项逐渐松弛，而颈项肌肉的松弛一定程度地又减轻了对经筋的压迫，使气血运行得以改善。

第六批全国老中医药专家学术经验继承医案记录（跟师☑ 独立☐）

患者姓名：董某　　**性　别：**男

出生日期：1938年9月

就诊日期：2019年11月10日初诊

发病节气：霜降

主　　诉：心悸不宁3年。

现 病 史：患者近3年来出现心悸不安，胸闷气短，动则尤甚，头晕气短。口服多种中西药物效果欠佳，故来诊。刻症见悸不安，胸闷气短，动则尤甚，全身乏力，畏寒肢冷，舌淡胖有齿痕，脉沉迟无力。

既 往 史：冠心病病史10余年。

过 敏 史：否认有药物及食物过敏史。

体格检查：心音低，律齐，心率35次/分～45次/分。

辅助检查：动态心电图示窦性心动过缓伴有短阵房扑。

中医诊断：心悸

证候诊断：心阳不足，阴寒内盛

西医诊断：冠心病、病态窦房结综合征

处　　方：

麻黄10g	细辛5g	黑顺片10g	黄芪15g
太子参20g	川芎10g	丹参30g	当归10g
白芍10g	檀香5g	砂仁5g	炙甘草10g

7剂，水煎服，日1剂。

7日后复诊，症状明显减轻，原方黄芪加至30g，当归加至30g，继服10剂。

10日后复诊，心悸明显减轻，自觉口干乏力，原方加麦冬30g，继服10剂以调理善后。

【按语】

麻黄附子细辛汤出自《伤寒论》，是治疗太阴病之要方。《伤寒论》原文讲："发热、脉沉而细，麻黄附子细辛汤主之"。其病机多由于心肾亏虚、阳气衰微、胸阳不振，"阴乘阳位"，阴寒之邪内侵，致阳气失于疏布所致。因此，用麻黄附子细辛汤加减，其中附子大辛大温，通十二经络，专于补火助阳，抑阴回阳；麻黄破散之力强，具有调节血脉，祛除寒邪之功，助附子发越阳气；细辛性温辛散，在方中用之，既助附子温阳，又助麻黄通阳。古人所谓细辛不过钱，而古人用细辛是将其研末入丸散，而现在多将其全草入药汤剂服，则不必受"不过钱"之束缚。只要辨证准确，细辛可用至5～9g，并无毒副反应出现。

第六批全国老中医药专家学术经验
继承医案记录（跟师☑ 独立□）

患者姓名：吴某　　**性　别：**女

出生日期： 1972年7月

就诊日期： 2019年11月19日

发病节气： 立冬

主　诉： 咽中异物感3个月余。

现病史： 患者近3个月来无明显诱因出现咽中有异物感，吐不出，咽不下，但不影响饮食，平素喉中有黏痰，难以咳出，口咽干燥。曾行喉镜检查未见异常。曾服用中药汤剂"半夏厚朴汤"，效果欠佳，故来诊。现症见咽中哽咽感，面色稍红，二便正常，无潮热盗汗、五心烦热等症状，舌淡，苔白腻，双侧尺脉沉而无力。

既往史： 高血压病病史3年。

过敏史： 否认有药物及食物过敏史。

体格检查： 咽部无充血，扁桃体不大，四肢肌力、肌张力可，腹平软，无压痛反跳痛。

辅助检查： 喉镜检查未见明显异常。

中医诊断： 梅核气

证候诊断： 肾阴不能涵阳，肺胃阴虚证

西医诊断： 焦虑状态

治　法： 壮水敛火，引火归原

处　方：

| 熟地50g | 巴戟天30g | 麦冬30g | 天冬30g |
| 五味子15g | 茯苓15g | | |

7剂，每日1剂，每日2次，水煎服。

7日后复诊咽部哽咽感消失，咽中黏痰及口干的症状减轻。上方调整为沙参麦冬汤7剂以调理善后。

【按语】

患者咽中有异物感，吞之不下，吐之不出的症状为梅核气典型的症状表现。张仲景在《金匮要略·妇人杂病脉证并治》中指出：

"妇人咽中如有炙脔，半夏厚朴汤主之。"但根据患者描述的症状和所查之体征，此梅核气非一贯所认为的肝郁不疏而致气郁痰阻，故不可用半夏厚朴汤治之。综合症、舌、脉，本病的基本病机为肾阴虚不能潜阳，虚阳浮越，故治当以引火汤滋阴补肾，引火下行，方能取效。

第六批全国老中医药专家学术经验继承医案记录（跟师☑ 独立☐）

患者姓名： 沙某　　**性　别：** 男

出生日期： 1956年9月

就诊日期： 2019年11月26日初诊

发病节气： 小雪

主　　诉： 呃逆3天。

现 病 史： 患者1个月前罹患脑梗死，于他院住院治疗半月后好转出院。出院后仍自觉头晕不适，行走欠稳，乏力体倦，腰膝酸软。3天前无明显诱因出现呃逆连连，声音短促，日夜不休，影响睡眠及进食。口服多种中西药物效果欠佳，颇为苦恼，故来诊。刻症见呃逆连连，胸胁满闷，脘腹胀满，动则尤甚，全身乏力，舌淡，脉滑数。

既 往 史： 高血压病病史6余年。

过 敏 史： 否认有药物及食物过敏史。

体格检查： 左侧肢体肌力4级，左侧肢体针刺觉减退。

辅助检查： 颅脑MRI示脑梗死。

中医诊断： 呃逆

证候诊断： 痰瘀阻窍、气机郁滞

西医诊断：脑梗死后呃逆

治　　法：开窍降浊，理气止呃

处　　方：

木香10g	广藿香10g	降香10g	沉香10g
丁香10g	旋覆花15g	代赭石15g	白芍30g

麝香0.05g（舌下含化）

　　　　　　　　　　　　　7剂，水煎服，日1剂。

　　7日后复诊，症状明显减轻，原方调整为旋覆代赭汤10剂以调整善后。

【按语】

　　此患者为卒中后呃逆，老师认为脏腑虚损是中风之本，肾虚导致血瘀、痰阻，痰瘀又导致肾虚，因此因虚致瘀。瘀阻脑络是贯穿（缺血性）中风的基本病机，痰瘀同病在中风的病理变化中居重要地位。脾胃为脏腑气机上下升降的枢纽，痰瘀阻窍引起气机不畅则首先影响脾胃，导致胃气夹痰浊上逆引起呃逆，且频发难复，易成顽疾。故开窍降浊，理气止呃法切中缺血性中风后痰瘀阻窍、气机郁滞型呃逆的病机，既兼顾中风的病机又兼顾呃逆之病机，在临床中亦可作为主方进行辨证治疗。故导师主张五香饮治疗痰瘀阻窍、气机郁滞型中风后呃逆，从而达到开窍降浊，理气降逆止呃效果。

第六批全国老中医药专家学术经验继承医案记录（跟师☑　独立□）

患者姓名：赵某　　**性　别：**女

出生日期：1962年9月

就诊日期：2019年12月3日初诊

发病节气：小雪

主　　诉：双膝关节疼痛2年余。

现病史：患者2年前因受凉后出现双膝关节疼痛不适，曾经中西医多方治疗，效果不显，病情渐加重，双膝关节疼痛，伸屈痛剧，下蹲及行走困难，遇阴雨天则疼痛难忍。刻症见双膝关节疼痛，屈伸不利，遇寒加重，纳可，大便可，面色㿠白，苔白润滑，脉弦紧，重按无力。

既往史：体健。

过敏史：否认有药物及食物过敏史。

体格检查：膝关节压痛明显，活动时有骨擦感。

辅助检查：膝关节X线片示骨质轻度增生。

中医诊断：痹病

证候诊断：脾肾阳虚、寒湿阻络

西医诊断：膝关节骨性关节炎

治　　法：温补脾肾，散寒止痛

处　　方：

桂枝15g	独活30g	生姜3片	白芍30g
熟地15g	炙甘草12g	当归15g	大枣3枚
黑顺片10g（先煎）			

7剂，水煎服，日1剂。

7日后复诊，症状减轻，原方加威灵仙20g，继服10剂以善后。

【按语】

中医将膝关节骨性关节炎列入"膝痹"范畴，认为人到中年，肝肾不足，气血失调，加之外伤、劳损及感受风寒湿邪，脉络不通，筋骨失养而发病。该患者临床表现为感受风寒之邪，营卫不调，脉络不通，筋骨失养而发病。故以桂枝加附子汤祛风散寒、温经通络。方中重用桂枝祛风，温通经络；附子温经扶阳，散寒湿而止痛，助卫阳以固表；白芍、甘草、生姜、大枣辛甘发散，而调和营卫，使风湿之邪得以从外而解；熟地、当归补肝肾、调气血，加独活祛风除湿、通络止痛。临证取得了良好的效果。

第六批全国老中医药专家学术经验继承医案记录（跟师☑ 独立□）

患者姓名：郭某　　**性　别：**男

出生日期：1976年2月

就诊日期：2019年12月3日

发病节气：小雪

主　诉：情绪低落反复发作3年余。

现 病 史：患者3年前因家庭矛盾生气后出现持续性情绪低沉，不愿与人交流，沉默寡言，食欲不振，入睡困难，白天早醒。曾于当地医院住院治疗，诊断为"抑郁症"，服用帕罗西汀、度洛西汀等药物未见明显成效。故来诊。现症见情绪低沉，神疲倦怠，心烦懒言，与人交流减少，夜寐差，易早醒，醒后难再入睡，纳差，大便干，2～3日1行，小便黄，舌质红，苔薄黄，脉弦细。

既 往 史：体健。

过 敏 史：否认有药物及食物过敏史。

体格检查：胃脘部轻压痛。

辅助检查：焦虑抑郁量表示中度抑郁焦虑

中医诊断：郁病

证候诊断：阴虚火旺

西医诊断：抑郁状态

治　　法：滋阴降火，疏肝解郁

处　　方：

天冬15g	生地黄15g	牡丹皮12g	炒栀子9g
知母6g	郁金12g	茯苓15g	香附9g
炒白术6g	合欢皮10g	夜交藤10g	

14剂，水煎服，日1剂。

14日后复诊，睡眠明显改善，神志较前好转，情绪较前稳定。原方加龙骨、牡蛎各10g，继服7剂以善后。

【按语】

郁证多由七情不遂发病，初期多为肝郁气滞，"气有余便是火"，日久气郁化火致热盛津伤，气机升降失调，伤及血分，成为沉疴顽疾，终成抑郁症。若情志失调使肝失疏泄，气机不畅，以致肝气郁结，则表现为精神抑郁，胸闷叹息。此患者生气后气机不得疏泄，导致情绪低沉反复发作，表情淡漠，生活无趣，不愿与人交流。中医理论认为，长期肝气郁结易造成气郁，日久化火，"所欲不遂，郁极火生""郁则生火生痰而成病，病则耗气耗血以致虚"。火热之邪日久必耗伤津液致虚，继而肝肾阴伤，阴虚火旺，甚则焦虑烦躁，坐立不安，阴不制阳则失眠，故患者焦躁不安，入睡困难；肝郁乘脾，脾主运化水谷，如思虑过度，运化失司，则表现为食欲不振，恶心欲呕；肝失疏泄，脾失健运，以致气机升降失常，气血生化之源不足，心神失养，故神疲体倦。抑郁症往往病史较长，肝郁日久，郁而化火，火扰神明导致心神不宁，故心烦。其中舌质红，苔薄黄，脉弦细均为阴虚火旺之征象。热盛阴伤是其重要病机，则清热养阴解郁法为其重要治法，故予以丹栀逍遥散加减。方中牡丹皮、山栀子清肝泄热；生地黄清热养阴生津；郁金、香附疏肝解郁理气；天冬苦泻降火，入肺肾经，益水之上源，下通肾气滋阴润燥；茯苓、白术健脾行气宽中，其中白术甘温味厚，阳中之阴，可升可降，健脾益气为使药，其可防苦寒伤及脾胃，有"见肝之病，知肝传脾，当先实脾"之功；当归、白芍补血养肝；合欢皮、夜交藤解郁养心安神。诸药合用共奏疏肝清热、健脾补血、养心安神之功，使肝气得舒，肝火得泄，脾气得健，心神得养，诸症悉平。

第六批全国老中医药专家学术经验继承医案记录（跟师☑ 独立□）

患者姓名：黄某某 　**性 别：**女

出生日期：1969年11月

就诊日期：2019年12月10日

发病节气：大雪

主 诉：失眠3年。

现 病 史：患者3年前无明显原因出现失眠，于凌晨2～3点时醒，醒后不能入睡。晨起后心悸、头晕，肢体无力，口干口苦。曾于当地医院就诊，诊断为失眠症，给予口服"阿普唑仑"等药物治疗，症状时轻时重，头晕、神疲无力的症状加重，并出现手足发凉、颈腰部拘挛不适感，故来诊。现症见失眠，神疲乏力，患者面色㿠白，舌质红，苔薄白，脉弦滑。

既 往 史：体健。

过 敏 史：否认药物及食物过敏史。

体格检查：四肢肌力肌张力可。

辅助检查：颅脑MRI未见明显异常。

中医诊断：不寐

证候诊断：气机郁闭，寒热错杂

西医诊断：失眠症

治　　法：理气解郁，寒热平调

处　　方：

乌梅45g	黄连6g	黄柏6g	当归9g
干姜9g	人参12g	桂枝12g	附子9g（先煎）
川椒3g	细辛3g		

7剂，水煎服，日1剂。

7日后复诊，睡眠时间延长，早上5～6点之间醒来，晨起后心悸头晕症状明显减轻，手足发凉感觉减轻，自觉口干口苦。上方加柴胡12g，黄芩9g，半夏9g，大枣15g，生甘草6g。继服7剂。

7日后复诊，其余诸症平妥，原方继服7剂以巩固疗效。

【按语】

失眠是因心中有火气，手足发凉乃阳气不温，患者脉弦滑有力，故患者诸症皆是由于体内气机闭阻，阴阳之气不相顺接所致。《伤寒论·辨厥阴病脉证并治第十二》云："厥阴病欲解时，从丑至卯上。"即凌晨1点至早上7点。如果患者的症状发生或加重于这段时间，多可从厥阴病论治。本案围绕患者每于凌晨2～3点醒来不能入睡的特点，可以从厥阴病欲解时病症未解的理论论治。厥阴肝为风木之性，喜条达，肝生于水而生火，一脏而兼水火两性。厥阴生理为阴阳相贯，水火调匀，若人体因忧思、劳倦等因素致厥阴肝气机阻滞，厥阴病则阴阳之气不相顺接，阴阳输布混乱，水火不得相济，表现为心火旺盛导致心烦不寐、头晕；肢体阳气不温而见四肢逆冷。故以乌梅丸治之，方中乌梅重用，取其"味酸平，主下气，除热，烦满，安心"之用，既能泻肝又能补肝，使阳气收敛；并入厥阴肝经以补厥阴之体。附子、细辛、干姜、桂枝、椒目为助阳的辛热之品，温以祛寒；黄连、黄柏以坚其阴，清以泻热，佐以当归、人参之甘，温补脾胃，益气养血。纵观全方，寒热并用，攻补兼施，正对此症。服药7天后复诊，患者出现口干、口苦的症状，根据"少阳之为病，口苦，咽干，目眩也"，说明此时邪气由厥阴转入少阳。晨起腰背不舒系少阳枢机不利所致，诸症的转变符合六经传变之规律，阴极阳复，阴尽而阳生，使邪气从少阳出，则疾病愈。故以小柴胡汤枢转少阳之机，诸症获愈。

第六批全国老中医药专家学术经验继承医案记录（跟师☑ 独立☐）

患者姓名：王某　　**性 别**：女

出生日期：1959年11月

就诊日期：2019年12月26日初诊

发病节气：冬至

主　　诉：双膝关节疼痛2年余。

现 病 史：患者2年前因受凉后出现双膝关节疼痛不适，曾经中西医多方治疗，效果不显，病情渐加重，双膝关节疼痛，伸屈痛剧，下蹲及行走困难，遇阴雨天则疼痛难忍。刻症见双膝关节疼痛，屈伸不利，遇寒加重，纳可，大便可，面色㿠白，苔白润滑，脉弦紧，重按无力。

既 往 史：体健。

过 敏 史：否认有药物及食物过敏史。

体格检查：膝关节压痛明显，活动时有骨擦感。

辅助检查：膝关节X线片示骨质轻度增生。

中医诊断：痹病

证候诊断：脾肾阳虚、寒湿阻络

西医诊断：膝关节骨性关节炎

治　　法：温补脾肾，散寒止痛

处　　方：

桂枝15g　　　白芍30g　　　炙甘草12g　　　独活30g

熟地15g　　　当归15g　　　大枣3枚　　　生姜3片

黑顺片10g（先煎）

7剂，水煎服，日1剂。

7日后复诊，症状减轻，原方加威灵仙20g，继服10剂以善后。

【按语】

中医将膝关节骨性关节炎列入"膝痹"范畴，认为人到中年，肝肾不足，气血失调，加之外伤、劳损及感受风寒湿邪，脉络不通，筋骨失养而发病。该患者临床表现为感受风寒之邪，营卫不调，脉络不通，筋骨失养而发病。故以桂枝加附子汤祛风散寒、温经通络。方中重用桂枝祛风，温通经络；附子温经扶阳，散寒湿而止痛，助卫阳以固表；白芍、甘草、生姜、大枣辛甘发散，而调和营卫，使风湿之邪得以从外而解；熟地、当归补肝肾、调气血，加独活祛风除湿、通络止痛。临证取得了良好的效果。

第六批全国老中医药专家学术经验继承医案记录（跟师☑ 独立□）

患者姓名：戴某　　**性　别：**女

出生日期：1960年10月

就诊日期：2020年1月7日

发病节气：小寒

主　　诉：便秘1年加重3天。

现 病 史：患者平素便秘，平均每3～4日大便1次，曾服用大黄、番泻叶代茶饮和麻子仁丸等效果不明显。近3天来患者因感冒导致便秘加重，于家中休息及口服相应药物后症状无缓解，故来诊。现症见便秘，怕冷，头晕，心情烦躁，食欲差，心中满，舌质暗、苔薄腻，脉弦细、尺脉弱。

既 往 史：体健。

过 敏 史：否认有药物及食物过敏史。

体格检查：腹部软，无压痛反跳痛。

辅助检查：暂缺。

中医诊断：便秘

证候诊断：肝郁气滞，通降失常

西医诊断：便秘

治 法：肝解郁，调畅气机

处 方：

柴胡30g	黄芩15g	蒲公英15g	人参10g
姜半夏10g	生姜10g	炙甘草10g	白蒺藜10g
大枣4枚			

14剂，水煎服，日1剂。

14日后复诊，便秘好转，头晕心烦症状减轻，继服7剂以巩固疗效。

【按语】

此患者感冒未解，属于伤寒在表，便秘且心烦属于表证未解入里化热之象。患者平素易生气，舌质暗，脉弦细，亦属肝郁气滞，气机不调所致。忧郁思虑或少动久坐者，久则气机郁滞，通降失常。患者心中满是少阳胆热不能疏达胃气，浊气壅滞心下，胃宜降则和，食欲差亦属于阳明胃气不得少阳胆气疏泄而壅滞；便秘且脉细亦属经气被遏。故予以小柴胡汤疏肝解郁，调畅气机，疏达三焦，内外宣通。方中柴胡为少阳之专药，其性轻扬升散，疏邪透表，疏解少阳经中的邪热，其可载药上行，且疏利肝胆，调畅气机；黄芩性寒，清泄胆腑之邪热，配合柴胡，柴芩合用，一散一清，使气郁得达；半夏和胃降逆，为佐药；人参、甘草、生姜、大枣益胃气，生津液，和营卫，既扶正以助祛邪，又可实里而防邪入；白蒺藜、蒲公英疏肝解郁，祛风明目。诸药共伍，祛表里邪，气郁疏达，肝胃调和，大便得解，诸证悉除。

第六批全国老中医药专家学术经验继承医案记录（跟师☑　独立□）

患者姓名：韩某　　**性　别：**女

出生日期：1952年10月

就诊日期：2020年1月14日

发病节气：小寒

主　　诉：发作性头晕2个月余。

现 病 史：患者2个月前无明显诱因出现发作性头晕，每次发作时持续约20秒，伴视物旋转，周身困倦，头重如裹，无恶心呕吐。曾就诊于他院行颅脑磁共振及血管成像未见异常，考虑为"良性位置性眩晕"，服用"敏使朗"及耳石复位治疗，效欠佳。故于今日来诊。现症见头昏头沉，倦怠懒言，纳一般，睡眠可，大便稀溏，2～3次/日，小便频数，舌质淡，苔白腻，脉弱。

既 往 史：高血压病5年，平素服用"缬沙坦"控制，血压控制可。

过 敏 史：否认有药物及食物过敏史。

体格检查：BP130/80mmHg，四肢肌力、肌张力可，闭目难立征阳性，双侧后半规管耳石诱发实验阴性。

辅助检查： 颅脑磁共振及血管成像未见异常。

中医诊断： 眩晕病

证候诊断： 脾虚湿困，清阳不升

西医诊断： 良性位置性眩晕待排

治　　法： 健脾祛湿，升清降浊

处　　方：

黄芪20g	人参10g	白术10g	半夏10g
黄连6g	陈皮6g	茯苓10g	泽泻10g
防风10g	羌活10g	独活10g	柴胡6g
白芍10g	炙甘草10g		

7剂，水煎服，日1剂。

7日后复诊头晕、困倦症状明显减轻，大便偏稀，每日1次，小便调，舌淡苔白，脉较前有力。继服7剂以巩固疗效。

【按语】

患者头晕、困倦，皆因脾气虚弱，气血生化乏源，脏腑失荣、清窍失养所致。脾气不足则水湿不运，湿困中阳，清阳不升则头重如裹；水湿下注则便溏；舌淡、苔白腻、脉弱俱为佐证。《景岳全书·眩晕》云："原病之由，有气虚者，乃清气不能上升，或汗多亡阳而致，当升阳补气。"故给予升阳益胃汤，以健脾祛湿，益气升阳。本方虽药味众多，但配伍严谨，药量的把握亦非常重要。老师认为，羌活、独活、防风等风药的应用为本方的独到之处，既能祛湿，亦能助阳气升发，调畅气机。有是证用是药，临床辨证脾胃气虚，清阳不升及因其所致湿邪中阻者，或阴火内生，或肝木克土而致气机郁滞者皆可用之，不可拘泥于某一病症。

第六批全国老中医药专家学术经验继承医案记录（跟师☑ 独立□）

患者姓名：吕某   **性 别：**男

出生日期：1961年3月

就诊日期：2020年6月2日初诊

发病节气：小满

主   诉：阵发性眩晕2年加重伴恶心呕吐半天。

现 病 史：患者近2年来出现阵发性眩晕，头昏头胀，面部哄热，耳鸣耳闷，乏力体倦，腰膝酸软。曾就诊于多家医院，行颅脑MRI示多发性脑软化灶。平素口服"阿司匹林肠溶片""降压药物"以维持治疗。患者近期因情绪波动，再次诱发并加重上述症状，故来诊。现症见眩晕，头昏头胀，面部哄热，耳鸣耳闷，乏力体倦，腰膝酸软，纳差，眠差，小便可，大便尚可，舌质淡，少苔，脉细。

既 往 史：高血压病病史2年，平素未规律服药，血压最高150/90mmHg左右。

过 敏 史：否认有药物及食物过敏史。

体格检查：四肢肌力正常，四肢共济运动无明显异常。

辅助检查：颅脑MRI示多发性脑软化灶

中医诊断：眩晕

证候诊断：水不涵木，肝阳上亢

西医诊断：脑动脉供血不足

治   法：镇肝熄风，滋阴潜阳

处   方：镇肝熄风汤加减

怀牛膝20g   代赭石20g   生龙骨30g   生牡蛎30g

| 生龟板30g | 生白芍20g | 玄参15g | 天冬15g |
| 川楝子10g | 生麦芽20g | 茵陈15g | 甘草5g |

7剂，水煎服，日1剂。

7日后复诊，症状明显减轻，原方继服7剂以巩固疗效。

【按语】

眩晕是高血压病的主要症状之一，多由肝阳上亢，上扰清窍所致。张锡纯创制的镇肝熄风汤主治肝阳上亢、肝风内动之症，症见头目眩晕、目胀耳鸣、脑部哄热或眩晕跌仆、口眼歪斜、脉弦有力。方中重用怀牛膝引血下行以折其亢阳，生赭石、生牡蛎、生龙骨潜阳镇逆，平抑肝阳，龟板、玄参、天冬、白芍滋养阴液，茵陈、川楝子、麦芽清泄肝阳、条达肝郁。心中烦热者可加夏枯草、钩藤以清肝平肝。方中重用生赭石、生龙骨、生牡蛎意在清降肝阳。临床若因高血压病致中风后遗症、脑血栓形成、脑出血、脑动脉供血不足凡具备肝阳上亢、肝风内动、气血逆乱症候均可用该方化裁治疗。

第六批全国老中医药专家学术经验继承医案记录（跟师☑ 独立□）

患者姓名： 高某　　**性　别：** 男

出生日期： 1975年6月

就诊日期： 2020年7月7日初诊

发病节气： 小暑

主　　诉： 发作性眩晕3年，加重7天。

现 病 史： 3年前因情绪不畅后始出现眩晕，视物旋转，恶心，心烦，曾在当地医院住院检查 BP 150/80mmHg，头颅CT平扫未见明显异常，双侧椎动脉加颈动脉超声未见异常，生化全项等检查均未见异常，给予对症治疗好转。后反复发作，7天前眩晕发作，对症治疗无效，故今求中医治疗。刻下症见眩晕，头重如裹，伴恶心，无呕吐，口苦，口中有痰涎，心烦，胸胁满闷不舒，四肢困重，纳差，寐欠安，大便溏，舌淡胖，苔黄滑略腻，脉弦滑。

既 往 史： 体健。

过 敏 史： 否认有药物及食物过敏史。

体格检查： 颈软，四肢肌力正常。

辅助检查： 头颅 CT 平扫未见明显异常

中医诊断： 眩晕

证候诊断： 中焦水泛，清阳不升

西医诊断： 脑动脉供血不足

治　　法： 燥湿化饮，宣畅气机

处　　方： 小柴胡汤、苓桂术甘汤合泽泻汤加减

柴胡15g	黄芩10g	人参10g	半夏10g
茯苓30g	桂枝10g	白术10g	泽泻30g
天麻10g	大枣3枚	炙甘草10g	生姜3片
珍珠母30g（先煎）			

7剂，水煎服，日1剂。

7日后复诊，患者眩晕缓解，恶心、口苦减轻，中仍有痰涎，时有心烦，余症同前。上方加陈皮10g，续加7剂，水煎服。

7日后复诊，眩晕、头重如裹，恶心，口苦消失，痰涎明显减少，偶有胸胁满闷、心烦，纳寐可，大便正常，舌淡胖，苔白滑，脉弦细。初诊方去天麻、珍珠母，泽泻改为10g。续加7剂，水煎服以巩固疗效。后随访6个月未复发。

【按语】

《伤寒论》第67条："伤寒若吐、若下后，心下逆满，气上冲

胸，起则头眩……茯苓桂枝白术甘草汤主之。"病机为饮积心下，兼水气上冲。《金匮要略·痰饮咳嗽病脉证并治》"心下有支饮，其人苦冒眩，泽泻汤主之。"病机为脾虚水停。《伤寒论》第96条："伤寒五六日，中风，往来寒热，胸胁苦满，默默不欲饮食，心烦喜呕……小柴胡汤主之。"病机为郁热为患，气机升降出入障碍，总为正虚邪实之证。本案中年男性，眩晕为主，伴头重如裹，属水湿痰饮，聚于中焦，清阳不展，湿蒙清窍，故眩晕，头重如裹；饮停中焦，脾胃气机不利，故口多痰涎，四肢困重，大便溏，舌体胖，苔滑，脉弦滑，亦是痰饮水湿之象。故用苓桂术甘汤合泽泻汤健脾利水，降逆平冲。患者眩晕因情志不舒诱发，伴见胸胁满闷不舒，口苦，纳差，心烦，恶心，寐欠安为少阳郁热，枢机不利，故用小柴胡汤解郁热，和枢机，达三焦，畅气机。加天麻、珍珠母、陈皮以加强降逆止眩，镇静安神，化痰开窍的功效。纵观全方，方证合拍，故获良效。

第六批全国老中医药专家学术经验继承医案记录（跟师☑ 独立□）

患者姓名：周某　　**性　别：**男

出生日期：1970年2月

就诊日期：2020年7月14日初诊

发病节气：小暑

主　　诉：右侧颜面阵发性疼痛1个月。

现 病 史：患者近1个月来突发右侧颜面阵发性疼痛不适感，夜间为甚，疼痛剧烈时连及眼眶、耳后及鼻窦部。伴有面部肌肉抽动，两耳发堵且痒，烦躁易怒，两胁发胀，口苦口干，溲黄便秘，舌苔薄黄，舌质色红，脉弦数。当地医院诊断为三叉神经痛，口服卡马西平药物效果欠佳，故来诊。现症见右侧颜面阵发性疼痛，伴有面部肌肉抽动，两耳发堵且痒，烦躁易怒，两胁发胀，口苦口干，溲黄便秘，舌苔薄黄，舌质色红，脉弦数。

既 往 史： 体健。

过 敏 史： 否认有药物及食物过敏史。

体格检查： 颈软，双侧鼻唇沟对称，四肢肌力正常。

辅助检查： 颅脑 MRI 未见明显异常。

中医诊断： 颜面痛

证候诊断： 肝火亢盛，风热上攻

西医诊断： 三叉神经痛

治　　法： 清泻肝火，熄风止痛

处　　方： 龙胆泻肝汤合止痉散加减

龙胆草10g	柴胡10g	黄芩10g	栀子10g
生地15g	知母15g	钩藤15g	薄荷10g
蝉蜕30g	泽泻15g	当归10g	赤芍15g
全蝎10g	天麻10g	蜈蚣2条	半夏10g

羚羊粉1.2g冲

7剂，水煎服，日1剂。

7日后复诊，症状减轻，口干咽燥，原方加石膏30g以清气泄热。继服7剂。

7日后复诊，患者头痛明显缓解。口服黄连上清丸以调理善后。

【按语】

头面部居于人之阳位，隶属三阳经络所辖。尤其与少阳与阳明关系密切。风为阳邪，易袭阳位，火热上炎，多攻冲头面。此患者肝胆风火，上扰头面清窍，以至筋脉拘挛收引，故发为颜面部疼痛不适。故以龙胆泻肝汤以直折火势，以止痉散以熄风止痉。药证相符，方能取效。

第六批全国老中医药专家学术经验继承医案记录（跟师☑ 独立□）

患者姓名：孙某 **性 别：**男

出生日期：1932年6月

就诊日期：2020年11月3日复诊

发病节气：霜降

主 诉：双下肢水肿1年伴头晕半月。

现 病 史：患者无明显诱因出现双下肢水肿1年，曾于他院行双下肢血管彩超等相关检查诊断为"下肢静脉瓣功能不良"，曾口服血塞通滴丸、羟苯磺酸钙、草木犀流浸液片等药物治疗，患者病情未见缓解，近半月来加重，伴有头晕头昏沉故来诊。刻症见面身肿，下肢为甚，按之凹陷不起，头晕头昏，胸闷心悸，乏力体倦，腰膝酸软，四肢不温，小便短少，舌淡苔白滑，舌体胖大，脉沉细。

既 往 史：高血压病病史10余年，血压最高180/100mmHg，平素口服缬沙坦，血压控制在140/90mmHg左右。

过 敏 史：否认有药物及食物过敏史。

体格检查：四肢肌力正常，双下肢指凹陷性水肿。

辅助检查：心电图示窦性心动过缓，尿分析正常。

中医诊断：水肿；中风先兆

证候诊断：脾肾阳亏，水饮内停，痰蒙清窍

西医诊断：下肢深静脉瓣膜功能不全

治　　法：温补脾肾，助阳化气，行水利湿

处　　方：

真武汤加减

茯苓30g	白术30g	白芍15g	三七10g
桂枝20g	泽泻30g	丹参30g	陈皮10g
厚朴15g	泽兰15g	制附子15g（先煎）	

7剂，水煎服，日1剂。

服药7剂后复诊，心悸水肿减轻，头晕减轻。上方加车前子30g以加强利水之力。继服上方加减20余剂，头晕水肿等症状基本消失。

【按语】

该患者年老久病劳损，致脾肾阳亏，中阳不振，脾失健运，水邪泛滥，则面身肿，加之肾气虚衰，阳不化气，水湿下聚，故下肢水肿为甚，按之凹陷不起；水气凌心，则胸闷心悸；阳虚不能鼓舞气血，则气短乏力；肾阳虚衰，腰膝失于温养，故腰膝酸软；肾阳不足，温煦失职，阴寒内盛，故四肢不温；阳不化气，水湿不行，故小便短少；舌淡苔白滑，舌体胖大，脉沉细均为脾肾阳亏，水湿内停之征。采用真武汤加味以温补脾肾，助阳化气，行水利湿治之，疗效显著。

第六批全国老中医药专家学术经验继承医案记录（跟师☑　独立□）

患者姓名：葛某　　**性　别**：男

出生日期：1970年2月

就诊日期：2020年11月10日初诊

发病节气：立冬

主　　诉：失眠多梦2个月。

现 病 史：患者近2个月因家庭琐事困扰，出现失眠多梦，头昏头沉，伴心烦口苦，纳少痞闷，周身困倦，情绪低落，时有恶心，时或欲卧，但难以入眠。自行服用镇静药物效果欠佳，故来诊。现症见失眠多梦，头昏头沉，伴有心烦口苦，纳少痞闷，周身困倦，情绪低落；时有恶心，纳眠差，舌质红，苔黄腻，脉弦滑数。

既 往 史：体健。

过 敏 史：否认有药物及食物过敏史。

体格检查：颈软，四肢肌力正常。

辅助检查：暂缺。

中医诊断：不寐

证候诊断：痰热内扰

西医诊断：失眠症

治　　法：化痰清热，养心安神

处　　方：温胆汤加减

黄连10g	陈皮10g	半夏10g	枳实10g
竹茹10g	茯苓15g	陈皮10g	菖蒲10g
远志10g	栀子10g	珍珠母15g	夜交藤30g

7剂，水煎服，日1剂。

7日后复诊，症状大减，自觉耳部轰鸣感，原方加煅磁石30g以潜阳安神聪耳，继服7剂。

7日后复诊，患者症状基本消失，口服安神定志丸以调理善后。

【按语】

黄连温胆汤治疗痰热内扰证，因胆胃不和，痰热内扰，出现心烦，虚烦不寐，恶心，采用半夏、竹茹、陈皮、枳实、茯苓等理气化痰，清胆和胃，再加黄连泻心火。此方体现出形神一体观思想，当先以治形为主，实则泻之，从而使痰浊热邪得去，胆无邪扰，心神亦自宁。

第六批全国老中医药专家学术经验继承医案记录（跟师☑ 独立□）

患者姓名： 蔡某 　　**性　别：** 男

年　　龄： 65岁

初诊日期： 2019年12月2日

主　　诉： 突发右侧肢体活动不利1天。

现病史： 患者今日早晨起床后突发右侧肢体活动不利，言语欠流利，头昏头沉，偏身麻木，口干口臭，便干便秘，咯黄痰，故来就诊。刻症见右侧肢体活动不利，头昏头沉，偏身麻木，口干口臭，言语欠流利，咳嗽，咳黄痰，易于咳出，纳一般，大便干，舌质暗红，苔黄腻，脉弦滑。

既　往　史： 高血压病病史10余年，血压最高200/100mmHg，平素口服尼莫地平、依那普利以控制血压，血压控制不详。

体格检查： 不完全性运动性失语，四肢肌张力可，右侧肢体肌力3+级，左侧肢体肌力5级，右侧肢体针刺觉减退。

辅助检查： 颅脑CT示左侧基底节区脑出血（量约20ml）。

中医诊断： 中风病中经络

证候诊断： 痰热腑实，风痰上扰证

西医诊断： 脑出血

治　　法： 清热化痰，熄风通腑

处　　方： 星蒌承气汤加减

全瓜蒌30g　　胆南星10g　　制首乌20g　　芒硝30g（冲）

丹参20g　　　菖蒲10g　　　郁金10g　　　三七粉3g

羚羊角份0.9g（冲）　　　　　大黄10g（后下）

在常规西药治疗的基础上应用上方3剂，水煎服，日1剂。

服药3剂后患者右侧肢体活动较前好转，仍偏身麻木，头昏头沉，乏力体倦，舌苔黯，苔白腻，脉细。结合症状及舌脉来看，患者目前痰热渐去，肾虚证显，原方调整为补肾活血化痰方加减，整方如下。

制首乌20g　　山芋肉15g　　山药15g　　　麦冬15g

石斛15g　　　五味子5g　　　云苓30g　　　肉苁蓉15g

菖蒲10g　　　郁金10g　　　葛根30g　　　陈皮10g

益母草30g　　三七粉6g（冲）

上方为基本方加减出入1个月后患者右侧肢体恢复至5～级，言语恢复正常。

【按语】

根据老师"脑肾理论"，中风病（脑出血）证型是动态变化的。但基本病机为肾虚血瘀痰阻。早期患者为痰热腑实，风痰上扰证，所以应用清热化痰，熄风通腑，但此时也应顾护肾精，故在星蒌承气汤中加入制首乌以补肾填精。及至痰热渐去，早日加补肾活血化痰方加减以补肾活血化痰。整个疾病的症候变化要整体把握，将补肾思想贯穿于始终。患者脑髓得充，痰浊得化，瘀血得祛，方能取得良好的临床疗效。

第六批全国老中医药专家学术经验继承医案记录（跟师☑　独立□）

患者姓名： 赵某　　　**性　别：** 男

年　　龄：62岁

初诊日期：2020年2月4日

主　　诉：左侧肢体活动不利1个月。

现 病 史：患者1个月前无明显诱因出现左侧肢体活动不利，步态不稳，遂就诊于当地医院，行颅脑MRI示脑梗死，住院治疗10天后出院。出院后仍左侧肢体活动不利，乏力体倦，腰膝酸软，耳闷耳聋，于院外口服相应药物后症状未见缓解，故来诊。现症见左侧肢体活动不利，步态不稳，舌质暗红，乏力体倦，腰膝酸软，耳闷耳聋，苔薄黄或少苔，脉弦细。

既 往 史："高血压病"病史20年，平素服用"硝苯地平"等药物治疗，血压控制不详。

体格检查：血压150/80mmHg，四肢肌张力正常，左侧肢体肌力4-级，右侧肢体记录5级。左侧肢体针刺觉减退，左侧巴宾斯基征阳性。

辅助检查：颅脑MRI示右侧基底节区脑梗死（2019-12-10查于当地医院）。

中医诊断：中风病

证候诊断：肾虚血瘀痰阻证

西医诊断：脑梗死

治　　法：补肾活血化痰

处　　方：益肾通脉方加减

制首乌20g	当归30g	菖蒲10g	山萸肉15g
山药15g	麦冬15g	石斛15g	五味子5g
云苓30g	益母草30g	全蝎10g	川芎30g
肉苁蓉15g	郁金10g	肉苁蓉15g	炙甘草5g

7剂，水煎服，日1剂。

2020年2月18日：患者左侧肢体活动不利好转，仍感乏力体倦，原方加黄芪30g以加强益气之力。

继服14剂，水煎服，日一剂。

2020年3月3日：患者乏力体倦好转，左侧肢体拘挛疼痛不适感，原方加木瓜30g、白芍30g以缓急止痛。

继服14剂，水煎服，日一剂。

后随访患者症状基本消失。

【按语】

老师认为肾虚为中风病的起始因素，肾虚为本，肾虚导致气血运行不畅，留而为瘀，瘀血内阻，痰浊内生，瘀血痰浊阻滞经络，经络不利发为中风病。肾虚血瘀痰阻是中风病的重要病机。补肾活血化痰是急性脑卒中的重要治法。故治疗方面予以地黄饮子为基础方，方中易熟地为制首乌，以制首乌为君药，补肾益精。《本草纲目》云："首乌能养血益肝，固精益肾，健筋骨，乌髭发，为滋补良药。不寒不燥，功在地黄、天门冬诸药之上。"配合当归活血止血、石菖蒲化痰开窍，山药养阴益气，山茱萸补益肝肾，石斛、麦冬、五味子滋养肺肾，云苓、益母草活血化痰利水，全蝎活血化瘀通络，川芎、郁金行气活血，为臣药；辅以肉苁蓉温补肾阳，取"善补阳者，必于阴中求阳，则阳得阴助，而生化无穷；善补阴者，必于阳中求阴，则阴得阳升，而泉源不竭。"之意，为佐药；炙甘草调和诸药。全方共奏补肾活血化痰之力，患者肾气得充，痰浊瘀血得祛，故症状缓解。

第六批全国老中医药专家学术经验
继承医案记录（跟师☑　独立☐）

患者姓名：杨某　　**性　别：**女

年　　龄：32岁

初诊日期：2018年9月10日

主　　诉：头胀痛10余天。

现 病 史：患者10余天前因与他人争吵后出现头部胀痛，以左侧为主，情绪不宁，伴胸闷不舒，头昏头沉，泛恶未呕吐，舌质暗淡，舌苔薄白，脉弦滑。

既 往 史：有"紧张性头痛"病史2年余，每年均有数次发作，曾口服"正天丸、头痛清胶囊"等多种药物治疗，效果欠佳。

体格检查：血压110/60mmHg，颈软，四肢肌力肌张力正常。双侧肢体针刺觉对称存在。

辅助检查：颅脑 CT：未见明显异常（2018-09-10查于本院）。

中医诊断：头痛病

证候诊断：气滞血瘀痰阻证

西医诊断：紧张性头痛

治　　法：行气活血，通络止痛

处　　方：

川芎30g	白芍15g	白芷10g	白芥子10g
柴胡10g	制香附10g	郁李仁6g	生甘草3g
全蝎10g	蜈蚣2条	木瓜30g	升麻5g
地龙15g	葛根15g		

7剂，水煎服，日1剂。

2018年9月17日：患者服用药物后自觉发作频率较前减少，时自汗出，夜间睡眠不佳，原方加牡蛎20g敛汗。

继服7剂，水煎服，日1剂。

2018年9月24日：患者头痛基本消失。

治疗上口服养血清脑颗粒半月善后。

【按语】

本病为常见疾病，多见于女性，发作时很痛苦，常伴有恶心不适，诊断时应排除五官科疾病及颅内疾病。中医认为，"头为诸阳之会，又为脑海所在，五脏六腑之气血上会于此。"故外感内伤都可发生头痛。此患者为肝郁火逆，瘀血阻滞所致。老师常用此方治疗，其来源于陈士铎的《百病辨证录》。此方特点为重用川芎，川芎辛温燥烈，为血中之气药，上行头顶，下至血海，行气活血为君药；白芷辛窜，善行头部，助川芎祛风止痛为臣药；白芍酸敛肝阴、养血柔肝止痛；白芥子、地龙通经络，善行散其全蝎、蜈蚣通络解痉止痛；葛根、升麻、柴胡、香附、郁李仁升举清阳，疏肝达郁为佐使药。临床应用时可酌情加减。